U0140623

吴述诊法研究·脉学

吴雄志　著

辽宁科学技术出版社
·沈阳·

图书在版编目（CIP）数据

吴述诊法研究·脉学 / 吴雄志著. — 沈阳：辽宁
科学技术出版社，2021.12（2024.5 重印）
ISBN 978-7-5591-2149-3

Ⅰ.①吴… Ⅱ.①吴… Ⅲ.①中医诊断学②脉学
Ⅳ.①R241

中国版本图书馆CIP数据核字（2021）第144454号

出版发行：辽宁科学技术出版社
    （地址：沈阳市和平区十一纬路 25 号 邮编：110003）
印 刷 者：辽宁新华印务有限公司
经 销 者：各地新华书店
幅面尺寸：145mm×210mm
印 张：8.375
字 数：220 千字
插 页：12
出版时间：2021 年 12 月第 1 版
印刷时间：2024 年 5 月第 5 次印刷
责任编辑：寿亚荷
封面设计：王艺晓
封面制作：刘冰宇
责任校对：赵淑新

书 号：ISBN 978-7-5591-2149-3
定 价：68.00 元

联系电话：024-23284370，13904057705
邮购热线：024-23284502

序

　　脉之道，首在明理取象。心（心脏收缩的肌力与频率）、血（血液的充盈度与流畅度）、脉（桡动脉的大小与张力）合而成象，明其理，观其象，则豁然开朗。所谓"心中了了，指下不明"，无非以象喻象，隔靴搔痒而已。不明理者，难解其象。

　　理者，机也，不明理者，不知其机。平脉无非治病，知其象而不明其理，虽口若悬河，常见效甚微。故脉之道，又在取象明理。推而广之，医之道，理本一贯，故有四诊合参之说。然明其理者，见微可以知著，一叶可以察秋。

　　呜呼，所谓神乎其技者，非技之神也，实神乎其神也。

吴雄志

庚子年于海天阁镜心斋

目　录

上 篇

第一章　象学概论

脉学难在哪里？难在脉诊要用触觉去成象。其实触觉是人体最奇特的一种感觉，《心经》讲"眼耳鼻舌身意"，这个舌指舌头的舌，就是指人体的触觉。舌头本是用来吃饭的，形成味觉的，所以触觉一般都不包括舌头。触觉成象主要是用3个指头去形成脉学的象，所以本书要把脉学道理讲明白。

学习脉诊，首先要清楚其中的道理。第一个问题，中医诊断的基本原理是什么？第二个问题，脉学成象的基本原理是什么？第三个问题，为什么有很多脉每个人摸出来的都不一样？张三摸出来是这种脉，李四摸出来就是另外一种脉，这是什么原因？第四个问题，你摸到的这些脉象的背后有什么样的机制？是什么原因决定这些脉象的形成？

其实了解了脉象背后的机制和背后的原因，就知道如何去治疗，因为诊断是指导治疗的。

一、中医四诊

中医四诊包括望、闻、问、切，脉诊属于切诊的范畴，这四诊里面，最简单的就是脉诊，但是往往大家觉得它最复杂，其实它是四诊里面最简单的诊疗方法。

张仲景说："上工望而知之，中工问而知之，下工脉而知之。"是指高明的医生，通过察颜观色就能知道病情。水平低下的医生通过诊脉才能知道病情。望诊也有很多种，是中医最复杂的一种诊断方法，而且可以达到相当的程度。怎么个相当的程度？比如，按照中国史书的记载："扁鹊碰到一个老人，老人挺无理的，让扁鹊去服侍他。"后来老人说："看你这人挺好的，我也老了，我传授你一本书，你好好去学。"那个老人叫长桑君，传授给扁鹊一本书，告诉他："你读完这本书，按照这本书的方法去修炼，你就可以知道患者的症结所在，一眼就可以看到患者的五脏六腑。"其实这就是望诊的基本原理。

所以中医的望诊很复杂，复杂就在于内容可深、可浅。脉诊就是一个很简单的事情，所以"下工脉而知之"。如果你脉诊再不会，也要做到中工，"中工问而知之"是指一般的医生，通过问诊就能知道病情。

二、脉诊的理、气、象、数

学习脉诊，要了解理、气、象、数。它主要包括哪些内容？第一，要明白理、气、象、数的一些基本原理。第二，要把理、气、象、数的原理用到脉学上去，然后要抓住十二脉，最后在各个杂病上去运用它。

1. 理

理落实到脉的领域里，是要通过摸脉去把握它的病机，学脉学的诊断。要把自己学成医生，就要了解五脏六腑与脉的关系，要找到脉后面的病机。

2. 气

脉诊是摸桡动脉的搏动，桡动脉的搏动是由心脏的收缩引起的。心脏的收缩导致桡动脉的搏动，也就是气的传导，所以如果没有这个气，人是没有脉搏的。我们说人有形、气、神，形就是人的这个躯壳；神就是人的精神意识；如果没有气，人是没有脉搏的。

大家学脉法，一个要学《伤寒论》中的平脉辨证，一个要学《难经》。《难经》对脉学有很深的讲究，还有《濒湖脉学》和《黄帝内经》，也有脉学的内容。

3. 象

象是指脉象的问题，也就是各种脉的形态。

4. 数

数指至数，是节律的问题，包括脉的节律等。

三、《黄帝内经》象法五篇

《黄帝内经》有关象法的内容有 5 篇，大家要学中医诊断学，需要好好研究。《素问·阴阳应象大论》介绍了象法的总纲，就是如何应象；《灵枢·外揣》介绍了查象，就是如何取象；《素问·六节藏象论》讲的就是藏象的问题，还有两篇讲解了具体的取象方法；《素问·平人气象论》介绍了如何用触觉去取象；《灵枢·五色》篇介绍了如何用视觉去取象。所以，《黄帝内经》整个象法体系就是这 5 篇。《黄帝内经》编写是很规律的，养生有 4 篇，运气有 7 篇，阴阳有 7 篇，象法有 5 篇，只要把纲掌握住，把这 5 篇读懂，基本的诊断学水平就提高了。

四、中医诊断学的核心

1. 审证求因

中医诊断学的核心是审证取象。取象都在哪里取？取象可以在这里取：

病 ←——— 人 ←——— 证　　　查外知内，审证求因
病因 ——→病机——→证候　　　象（脉诊 / 取象）
因　　　　机　　　果
伤寒　　阳气卫外 浮
火体　　数（排除发热）
阳虚　　沉迟（发热数）
（病因—病机—证候）

医生可以从上面的病因、病机判断患者的证候，其证候就是所表现出的症状和体征。体征是什么？患者的脉象就是体征，可以通过查外知内、审证求因，通过证候去倒推患者的病机和病因，因此我们看到的是结果！是用这个结果去推断发病机制和原因，叫病机和病因，要把这个问题弄清楚。

《难经·十四难》讲："人之有尺，譬如树之有根，枝叶虽枯槁，根本将自生。脉有根本，人有元气，故知不死。"所以你在取象的时候，可以把寸、关、尺成象为一个人，尺脉对应人体的天枢穴以下，在下半身；关脉对应人的中间阶段，即从天枢到肚脐旁边；寸脉对着膈上，膈上到关脉，也就是道家讲的中景位置。尺脉再往下对应着什么？对应着腹部的深处靠近生殖器一直到脚。寸脉再往上对应着什么？对应着人体的头面部，就是再把它分得更细而已。也可以把寸、关、尺对应成一棵树，《难经》在这里比象的时候就把人比喻成了树，所以"人之有尺，譬如树之有根"。为什么"脉有根本，人有元气"呢？人的元气，就是指肾间动气，从命门而来，尺脉候元气。

以散脉为例，《濒湖脉学》的散脉是这样描述的："左寸怔忡右寸汗。"它讲的就是：如果你摸到的是散脉，在左寸是心慌，右寸是潮热汗出，就是他容易出汗，因为右寸是肺，肺主皮毛、玄府，所以如果右寸散脉，那么这个人皮毛一定是开的，他就容易出汗、多汗，简单说就是用玉屏风散的使用指征。

还有一个最主要的描述是"散居两尺魂应断"，如果这个散脉在两尺摸到，这个人就要死了。如果你摸着这个尺脉是浮而无根，摸不清楚，隐隐约约地感觉尺脉在跳，轻轻一摸就有，感觉至数不是很明显，再一按没有了，说明这个人要死了，这病是治不好的。为什么？树没有根，他的元气都散了，肾间动气都散了。肾间动气是什么呢？就是肾间有一团气，那一团气，就像煮开水一样，咕嘟咕嘟一直都在冒泡，一部分就成了生气，滋养人的身体，一部分滋养人的元神。所以"少阴之为病，脉微细，但欲寐"。欲寐就是打瞌睡，如果这个肾间动气没有了，这个人是活不了的，叫作"灯枯油竭"。这个肾间动气，当人在打坐的时候把元神往那里一照，一会儿那里就开始冒泡、冒气，就在那里打旋，就像一个太极图在那里打转一样，如果这个东西没有了，这个人是要死的，所以"久病逢之不必医"，就是说他都是要死的人了，不用医治了。

《濒湖脉学》和《难经》讲的其实是一回事，只要把它的道理弄清楚了，明白了《难经》讲的内容，脉诊、望诊、闻诊、切诊都可以打通。一个人的肾气好不好可以通过声音的出处判断。肾气好的人，说话的声音是从腹部发出，说话的时候他腹部在动，他是腹式呼吸。肾气不好的人，你听老年人说话声音特别飘，那说明他肾虚。我给大家讲个例子，大家去听我过去讲"伤寒研究"的讲课录音，然后再与这次课的声音比较一下，那时的声音是飘的，那是胸式呼吸，那时肾气是不足的，这次是因为打坐打了一年，一讲话，腹部随着讲话的声音一收一缩，你听声音会听出区别的，你听出来的这个区别和你摸脉摸出来的这个区别，是一样的。还有你看一个人走路，下半身摇摇晃晃的，特别飘，他就是肾虚。所以望诊、闻诊、切诊得到的东西都是一样的，当这些都贯通之后，最后发现已经用不到脉诊了，因为你的诊断已经出来了。

脉诊在临床上多是配合其他诊法的，尤其是在望诊、闻诊之后，感觉有混淆的地方，这时要用脉诊来区别。比如患者表现舌淡，舌淡说明有阳虚，还有气虚、血虚，那个时候你一摸脉，脉一上手，你马上就知道他到底是阳虚、气虚还是血虚，就可以很简单地区别开，而不需要再问那么多，只有这个时候我们才依靠脉学。所以你明白了这个取象之后，你就知道它是用来干什么了。

《难经》第八难讲："寸口脉平而死者，何谓也？"摸着一个人的寸口脉是好的，尺脉也不散，为什么他还会死掉呢？《难经》说：

"诸十二经脉者，皆系于生气之原。所谓生气之原者，谓十二经之根本也，谓肾间动气也。"就是我们的根本是来自肾间动气，"根绝则茎叶枯矣。寸口脉平而死者，生气独绝于内也"。这种人容易猝死。

2. 儒、释、道、医

儒：物—心—身（社会—心理—生理，相由心生）；

释：因—缘—果（前世—今生—来世）；

道：形—气—神（物质—功能—信息）；

五术：山、医、命、相、卜（生理、位理、命理）。

我想告诉大家的是：决定一个人的生命有3个因素：一个是生理，我们中医生理学讲的内容；一个是位理，阴宅阳宅；还有一个是命理，就是古代说的生辰八字之类的内容。但是做医生，主要是应该研究生理的，也就是说你好好地把这个生理研究明白，埋头治病就可以了。

3. 三种脉学

生理脉学：形、气、神。

位理脉学（不传）：三部九候，阴宅阳宅。

命理脉学（不传）：太素脉学。

我们今天的脉学就和大家讲脉学的生理脉，讲形、气、神对脉学的影响，生理上脉学的表现。《金匮要略》讲男子"脉浮而涩弱者，为精气清冷"，精气清冷者无子，这个浮弱而涩的脉就在艮位上。艮主什么？艮主生育，所以这种情况他一般不能生育。其实《金匮要略》的很多脉象用后天八卦都可以推，它每一个部位都对应着一个卦象，这是命理脉的内容。

第二章　脉学比象

今天补讲脉学的比象问题。大家知道，我们讲过取象，讲血液动力学的物理原理和心血脉的生理原理。十二种脉代表与哪些疾病有关系，代表人体是什么样的生理病理变化？下面就在取象的基础上把比象介绍一下。这个比象的内容其实就已经和医学有一些交叉的含义了，所以大家学完这个比象以后，还要提高自身的修养，要不然容易比出问题来。

如果大家要学这个象法，可以去读《素问·平人气象论》，还要读《素问·营卫生会》。这个《素问·营卫生会》是讲什么呢？讲人体的营气、卫气是怎么形成的，以及形成脉的机制是什么。

一、类比生命树

脉象的一个基本原理是什么？它就是全息对应的原理，局部包含整体的全部信息，脉对应人体的不同部位。其实如果把这个全息对应的原理，把脉象往外拓展，就是位理脉和命理脉，只是说对应的内容不一样而已。当把脉象去对应人体的心、肝、肺、肾、脾，这就是生理脉。

1. 生命树

《难经·十四难》讲："人之有尺，譬如树之有根，枝叶虽枯槁，根本将自生。脉有根本，人有元气，故知不死。"这段话是指，如果你把脉类比成一棵树，你脉上摸到的这棵树，在道家法术体系里面，就是你的元神宫，这不是摸脉，而是另一种方法取象，看到的就是你的元神宫里面的生命树，其实就是你的元神。所以学医一定要把它学明白了，我喜欢中西汇通，讲得更科学一些。

那么这个生命树，"譬如树之有根，枝叶虽枯槁，根本将自生"，根是什么？是尺脉。本是什么？是关脉，就是那个树干。枝叶是什么？就是寸脉。如果你摸尺脉，感觉摸到树根上面有很多乱七八糟的，一节一节的，有很多的结节，你去体会那个尺脉跳起来还有很多的结节，你会发现它是个下焦的病变！比如可能泌尿系统有结石。如果尺脉稍微靠上一点，可能他这个椎体有压迫，就是他身体局部一定长了东西。关脉、寸脉也是一样的道理。

2. 散脉

散脉体状诗

散似杨花散漫飞，去来无定至难齐，
产为生兆胎为堕，久病逢之不必医。

散脉主病诗

左寸怔忡右寸汗，溢饮左关应软散，
右关软散胻胕肿，散居两尺魂应断。

大家再去体会散脉，"散居两尺魂应断""久病逢之不必医"。如果久病摸到了散脉，在两尺，说明肾阴、肾阳都要绝了。右尺应的是肾阳，又叫命门。左尺应的是肾阴。命门是左右肾之间的那个动气，又叫元气，还叫命门。因为命门有两种说法：有的说是右肾，有的说是肾间动气，还有说成其他的，比如瞳孔等，其实都是通的。如果两尺都无根，则它是一个散脉，轻取即得，稍按就不清楚了，至数不明，这个就叫作他的根已经绝了。如果理解这些，就去听听国学院讲的《道德经》，讲的"归根复命"这一段。听过吗？我们讲老子的《道德经》，讲的归根复命，没听过的建议去听听，和《难经》讲的一个意思，但是老子说得更深刻一些，它里面涉及更复杂的内容。《难经》毕竟还是一本医学著作，讲得简单一些。在太湖大学课程里，能更好地理解东方的一些传统思维。

"产为生兆胎为堕"，这是指不是刚堕胎，就是要形成流产，应该是习惯性流产。这是因为尺脉在艮位，艮主生殖。如"男子脉浮弱而涩，为无子，精气清冷"也是指脉浮弱而涩会得不育症，这句"产为生兆胎为堕"，就要求把中医的有限知识发散开。

3. 虚劳诸脉

《金匮要略》讲"劳之为病，其脉浮大""男子脉浮弱而涩，为无子，精气清冷""男子平人，脉虚弱细微者，喜盗汗也"。这3句话在讲"脉贵有根"，这个根指的是尺脉，还需要沉取。只要是沉取无力的脉，这个人就是一个虚体人。劳证有两个表现：一个表现为脉微沉取无力，另一个表现为脉浮大，脉浮大就是沉取无力。不外乎一个是沉取无力，浮取也没有力气。一个是浮取这个脉，显得这个脉很浮、很大，这两个是有区别的，我们说"阳在外，阴之使也；阴在内，阳之守也"。这种浮大的脉，都是阴不敛阳的，都会表现为浮热、汗出、手足烦热。所以桂枝汤证、建中汤证、二加龙牡汤证等，都会表现为这种浮大的脉，而且这个浮大的脉不一定随时都能摸得到，往往是人在发热的时候，他的脉就会变得更浮大，这个发热既可以表现为身体潮热，也可以表现为手足烦热等，还可以表现为自汗。不管他的脉是否浮大，只要沉取无力，这个人就是一个虚体人。这是第一种类型。

第二种类型，《金匮要略》讲："男子平人脉虚弱细微者，喜盗汗也。"单从脉学来说，弱就是沉取没有力气；细就是脉道收缩。如果摸着一个男人的脉虚弱细微，这个人一定是个消瘦的人，然后，如果摸到这个人的脉的生气不够，再去取寸脉，比如取他左手的寸脉，左手的寸脉是什么气？是长气，长气候的是枝叶。如果这个人的寸脉再不够，他的面色是无华的，就像一棵枯老的树。

所谓"虚弱细微"是指，摸着这个人脉管很细，说明这个人就是一个消瘦的人。如果这个人的脉沉取很弱，沉取和尺脉是一样的，这个人的根就很细，他走路很飘忽，看他脚跟不沾地，站也站不稳。有的人往那儿一站，你看那个气场，如泰山压顶，就不是这种样子。如果这个人脉还很微，力量不够，就是长气不够，或者他的寸脉摸着不够，这个人就是"枝叶比较枯槁"，他的面色无华，喜欢盗汗，偏阴虚。其实不光阴虚可以见着，气虚的人也有，建中汤证也可以见着，都是消瘦，表现为形体酸削，疾行则喘咳，站不稳，面色薄。

有个朋友提了个问题，为什么摸着北方人的脉比南方人的脉要壮一些？南方人的脉摸着感觉要细一些、要微一些呢？你看有的北方人长得很壮实，他的脉就是粗啊。南方人多数长得比较文弱，他的脉就显得细一些，微一些。虽然都是汉族，但是有区别的。你摸着他的脉，你就可以知道他的生命树是什么样子的，你也可以知道这个人的形体是什么样子的。

所以，这个比象的问题是有窍门的。再给大家举个例子，《金匮要略》："寸口脉沉而弱，沉即主骨，弱即主筋，沉即为肾，弱即为肝。"大家知道这段话在说什么？沉取候的是肾，主骨。如果这个脉沉取的时候非常无力，说明他肝也虚，即肝肾两虚。"弱即主筋"是什么意思？我们人体的筋就像肌腱一样，这些筋把人体支撑起来。肝弱的人是难以支撑的，因为肝弱则筋弱。举个例子，肝肾两虚的人的腰是塌陷的，背是驼的，如果肝肾有余，腰就直了。假如你们去拜一个武术大师，如果他是塌腰驼背，腰是塌的，走路还是飘的，你别和他学了，他督脉都不通，肾不足，这样的人应该吃金匮肾气丸。

你知道"弱即主筋"指的是什么？脉弱，筋就弱。这个人的筋骨是很弱的，就是我们讲的弱不禁风，他走路飘飘忽忽的。有的人脚跟不沾地、趾高气昂的；还有的人肾虚，他脚跟也不沾地，但是和趾高气扬的脚跟不沾地的气场不一样，看谁都要低人一等。肾虚的人脚不沾地，其实你看着他蛮可怜的。这两种人都是脚不沾地。

现在市场上的脉学图书很多，如果你要当中医，就要学脉学，有几本书是需要学的，首先得学《黄帝内经》《难经》《伤寒论》《濒湖脉学》，核心就是这4本书。把这4本书抓住，中医脉学的核心思想就已经抓住了。如果你连这4本书都没有学好，你是做不好医生的。

这里讲了，"夫男子平人脉大为劳，极虚亦为劳""男子面色薄者，主渴及亡血，主喘悸，脉浮者，里虚也""脉沉小迟，名脱气，其人疾行则喘喝，手足逆寒，腹满，甚则溏泄，食不消化也"。所以人的脉有两种，第一种脉，摸着好像很浮、很大，其实是没有力气的，只要沉取没有力气，就是虚的。第二种脉是沉小迟，就是一种沉取没有力气的脉。

"男子脉虚沉弦，无寒热，短气里急，小便不利，面色白，时目瞑，兼衄，少腹满，此为劳使之然。"男子脉虚沉弦，弦是因为他少腹里急，腹肌紧张。但是你要用意象的时候，摸着一个沉弦的脉，你想到的是什么？你把它比喻成人，那个沉就像是指的肚子里面，那个弦就是紧张，肌肉的紧张。肌肉的紧张和脉管的紧张，张力增加是一样的，这个只是你思维方式有没有形成定式而已，一旦形成这种比象的思维，你摸着脉的手下就像是在摸一个人。这是一个道理，就是取象和比象的问题。但是你不比象也能解释，你不一定解释成沉是肚子，弦是肚子里面肌肉紧张，脉管也紧张。

"劳之为病，其脉浮大，手足烦，春夏剧，秋冬瘥，阴寒精自出，酸削不能行。"为什么"其脉浮大"？手足烦，五心烦热，还潮热，越潮热，他脉越浮大，潮热退了脉浮大就好一些，因为潮热是有时辰的，不是说24小时都潮热。春天、夏天严重一些。为什么？因为春天浮，夏天大，体内代谢快会让人进一步加重气虚，这些症状就都出来了，秋冬瘥。为什么"阴寒精自出"？他这个脉浮大，是沉取没有力气的。

二、天、地、人

1.九九制会

这也是《黄帝内经》的内容："九州九窍，皆通乎天气，故其生五，其气三。三而成天，三而成地，三而成人，三而三之，合则为九，九分为九野，九野为九藏。"脉是什么？"脉分三部九候，以应人身之三节九窍"。以应天地的九州九窍。什么叫作天地的九州九窍呢？九州指的是华夏。这个九州上面有9个窍，九窍是指9个特殊的地方，这是我们华夏民族的龙脉所在。

九州九窍，通乎天气，"其生五"指的是五行，"其气三"指的是所谓的三才。"三而成天，三而成地，三而成人"，为什么是三呢？这个阴阳化生五行是形质，而阴阳交媾就成了三才。一阴一阳一交媾，就是有阴有阳，有阴阳交媾，就成了三才。那么人的脉为什么分了三部九候？三部九候就是这个九候应九州，也应人的三节九窍。

2.三节九窍

三节就是上、中、下。上、中、下三节指的是三焦：上焦、中焦、下焦。九窍就是9个重要的穴位：印堂、膻中、关元、风府、至阳、阳关、祖窍、阴维、龙宫。《黄帝内经》讲的"移光定位，尽在天光"，就是你在不同的时候不同的方向，会有这个天光。天星上有一些这样的光，它会照到你不同的穴位。《针灸甲乙经》和《黄帝内经》上讲的，人的穴位就像天上的星星，那些洞都对应着自然界的一些东西，有几个重要的穴位对应几个重要的地方，也对应着天上重要的地方，它在不同的方向，要按照干支去推，推完以后再定下方向，定下时辰。然后你打坐，其中哪个穴位在哪个时辰是开的，能够接通天气，所谓"皆通乎天气"。九州的九窍通天气，人身上的那9个洞也通天气，所以叫作"移光定位，尽在天光"。

　　脉分三部九候，以应人身之三节九窍，三节指的是上、中、下三焦。《难经·十八难》云："三部者，寸、关、尺也。九候者，浮、中、沉也。上部法天，主胸上至头之有疾也；中部法人，主膈下至脐之有疾也；下部法地，主脐下至足之有疾也。"这是说寸、关、尺和浮、中、沉分别对应着天、地、人；对应着胸，膈下至脐，即天枢穴；还有脐之下；对应着三焦，《难经·十八难》讲的是这些内容是很有用的。

3. 浮、中、沉

　　举个例子，浮脉的描述为"男子面色薄者，主渴及亡血，卒喘悸。脉浮者，里虚也"。说的是浮脉主喘悸？我们说浮脉候上焦，法天，候心肺。所以这个浮大无力的脉首先表现为喘。什么叫喘？你让他搬块砖头他都搬不了，这种男人体力不行，干不成活，然后一饿就心慌，稍微走个五层楼，他也心慌。气上不来，卒喘悸，就是心和肺都候上焦，都表现出浮脉。一个寸脉不够的人，会表现出有气短、乏力，还有心慌，他不仅肺气不够，心阳也不够。《脾胃论》和《医学衷中参西录》中都有介绍。张锡纯《医学衷中参西录》是当医生入门的一本书，书中就讲了大气下陷的人会心慌，这样的人不仅是这个寸脉不够，还出现寸脉的散乱，没有力气。在大气下陷的时候还会出现心脏症状。张锡纯说："中气者，贯心脉而行呼吸。"中气来自脾胃之气。所以我们就说上部法天，候心肺，应该把这些内容联系起来理解。

　　《难经·四难》云："脉有阴阳之法，何谓也，然，呼出心与肺，吸入肾与肝，呼吸之间，脾也其脉在中。浮者阳也，沉者阴也，故曰阴阳也。心肺俱浮，何以别之？然，浮而大散者心也，浮而短涩者肺也。肝肾俱沉，何以别之？然，牢而长者肝也，按之濡，举指来实者肾也。脾者中州，故其脉在中。""浮而短涩"中的短涩就是寸脉不够。寸脉不够，应是中气下陷所致。如果右寸脉摸着不够，那就是肺的问题。如果左寸脉摸着的至数，不像其他的脉一搭手就很清楚，那就是心的问题。这就是张锡纯讲的大气下陷，会出现心脉散乱，心悸。

所以，《难经》也好，《伤寒论》也好，《医学衷中参西录》也好，都是相通的。

4.脉位法

脉位法是由脉位的浮沉来辨五脏的。《伤寒论·平脉法》讲："问曰：脉有三菽，六菽重者。"把脉分了十二菽。"师曰：脉人以指按之，如三菽之重者，肺气也；如六菽之重者，心气也；如九菽之重者，脾气也；如十二菽之重者，肝气也；按之至骨者，肾气也。"脉的浮、中、沉三部：心、肺，轻按，最轻是肺，重一点儿是心；脾脉在中；再重是肝，最后重到骨头是肾。

还有一个办法就是，脉有三菽，菽就是个豆子。把脉分为：轻轻地按是肺，重一点儿按是心，再重一点儿按是脾，再重一点儿按是肝，最重力按是肾。我们本来按浮、中、沉分了三层，《伤寒论·平脉法》把它分了五层。还有人说五层不够啊，就在浮里再分一层，那就对应头顶了。在沉里再分一层，那就对应下肢了。

三、阴阳

《素问·阴阳应象大论》是象法五篇的总纲，这篇内容很重要，一定要背诵下来。

1.《素问·阴阳应象大论》

这篇内容全篇都要背。"天地者，万物之上下也；阴阳者，血气之男女也；左右者，阴阳之道路也；水火者，阴阳之征兆也；阴阳者，万物之能始也"。"天地者，万物之上下也"是指寸脉法天，尺脉法地。"阴阳者，血气之男女也"是指气升水布，火降血下。左手的脉是火降血下，因为它属火，所以它是命门；右手的脉是气生水布。"血气之男女也"就是男、女两人左右手的脉是不一样的。"左右者，阴阳之道路也"，就是阴阳对应男女，男女又对应人的左右，左右也对应着阴阳。"水火者，阴阳之征兆也"。所以我们讲这个气升水布，火降血下。

2.《难经》

《难经·二难》云："脉有尺寸，何谓也？然：尺寸者，脉之大要会也。从关至尺是尺内，阴之所治也；从关至鱼际是寸内，阳之所治也。"说的是寸脉法天，属阳；尺脉法地，属阴。那么尺脉以下呢，还是法地。寸脉以上呢，还是法天。三部九候，你把脉分浮、中、沉；把脉分寸、关、尺。寸之上候头脑，尺之下候腿脚，与把这个浮、中、沉再分是一样的。

《难经·三难》曰："脉有太过，有不及，有阴阳相乘，有覆有溢，有关有格，何谓也？"这句话其实还是在讲阴阳。"关之前者，阳之动也。过者曰太过，减者曰不及。关之后者，阴之动也，过者曰太过，减者曰不及。"就是关脉以后是什么？是尺脉及尺脉以后。关脉之前候什么？候寸脉及寸脉以前。一个为阳，一个为阴。就是在讲我们的阴阳。

《难经·十九难》云："经言脉有逆顺，男女有恒。而反者，何谓也？然：男子生于寅，寅为木，阳也。女子生于申，申为金，阴也。故男脉在关上，女脉在关下。是以男子尺脉恒弱，女子尺脉恒盛，是其常也。反者，男得女脉，女得男脉也。"这是指男子的脉在关上，摸着应该是鼓的。女子的脉在关下，摸着是鼓的，关上也鼓。什么时间关上鼓呢？月经来了，性高潮了，她的关上脉都鼓，过后它就掉下去了。男女有恒，不是指脉恒，恒是常的意思，是指男女的脉是有固定表现的，如果违背这个固定的表现，就叫作反。反是指反常。

为什么说男子尺脉弱？这是拿他的尺脉和他的关脉相比得出的结论，男子的关脉在脉诊时好像能够摸出一个疙瘩来，在尺脉是摸不着的。女子尺脉恒盛，是指女子能摸着的是在尺脉，而男子尺脉恒弱。这是男女相比得出的结果。

四、五行

《难经》讲了一个比较复杂的内容，这个大家摸脉的时候很少有体会。"曰：脉有三部，部有四经，手有太阴、阳明，足有太阳、少阴，为上下部，何谓也？然：手太阴、阳明金也，足少阴、太阳水也。金生水，水流下行而不能上，故在下部也。足厥阴、少阳木也，生手太阳、少阴火，火炎上行而不能下，故为上部。手心主少阴火，生足太阴、阳明土，土主中宫，故在中部也。此皆五行子母更相生养者也。"子母生养又叫五行子母更相生养。中医的五行学说很复杂，这个五行子母更相生养，是大家需要知道的。五行子母更相生养还不完全是生克制化的问题，还有一个就是五行旺相，休死旺相因，那个就是我们说的五行立极等。相关教材中这个五行学说的基本主体内容没有讲全，只是讲了一个金、木、水、火、土的生克乘侮。

下面简单地介绍一下五行子母更相生养，它是把六经与五行结合在一起了，六经与五行分的是什么？分的是表里两经，就表里两经而言，比如手太阴（太阴阳明），它和足少阴、太阳水（少阴、太阳）是金生水的关系。水流下行而不能上，故在下部也，所以这个足少阴、太阳水是下部，从下起。这个足厥阴肝经少阳木，生手太阳、少阴火，为厥阴和太阴之像，火炎上行而不能下，故为上部。这个上部，足厥阴肝少阳木为什么生手太阳、少阴火呢？因为它是木生火。又讲了手心主少阴火，生足太阴、阳明土，土主中宫，故在中部也。这就是《难经》讲的五行子母更相生养的内容。

五行子母更相生养这个问题很难讲清楚，但是在脉学上用不了这么多。在脉学上用的是五行脉法。右手的气生水布：主气主水，土生金，金生水，是右手的寸、关、尺。左手的火降血下：水生木，木生火。左手就是一个水生木、木生火的关系；右手就是一个土生金、金生水的关系。为什么是金生水呢？升已而降！为什么左手是水生木、木生火呢？沿冲脉而上，这个左手的脉候的是冲脉，你摸着左手的脉就可以想到人体的中部，这是道家讲的中脉，是指中间的这根脉。中间指的身体正中间有一根脉，下面是肾，上面是肝，再上面是心，心肾交泰就指这个脉的气血在上面，上上下下，冲气以为和。《道德经》讲的就是这根脉。

这根脉就是人体的冲脉，"冲脉天地之精气绝""天地之精气绝"出自《素问·上古天真论》。"天一生水，地六承之"，是指上面是天癸，下面作用于胞宫。"天地之精气绝"就是告诉人们"七七""八八"之后不能生子了！女不过"七七"，男不过"八八"说的就是这个冲脉，上面连着天癸，下面连着胞宫，这个胞宫是受天癸的影响，到了"精气绝"的时候，女子就没有月经了，男子就不能射精了。看一个人是否强壮，可以看他的冲脉，如果感觉他所有的气息都是从他的尺脉发出来的，你从脉象去感觉他的这个气息从尺脉往上冲，他说话的声音都是从肚脐往上冲的，就是丹田嘛，他说话时你明显感觉到他腹部一张一弛地收缩，这种人是强壮的，有内功的。再看他的外形，往那儿一站，这人就像生根一样立在那儿，推都推不动。如果一个人走路飘飘忽忽、勾腰驼背、哆哆嗦嗦的，说明这个人很弱。

冲脉你们体会过没有？我的老师以前教我练气的时候，就是让我去体会冲脉，我们是要练内功，练站桩，一站在那儿就是要去守这个冲脉。冲脉下面似有一根锤子，就是在会阴穴里往下掉，然后把整个人的重心，放在会阴穴的下面，大概30厘米长的地方。要学站桩，站马步，还有混圆桩之类的，然后再感受这个气的运行，把手贴在人的背部脊柱督脉上，不要动，随着呼吸一吸一提气，"哗"这个气就冲上来了，就会从手掌心往上冲，然后气又往下一冲，让人去感受气的运行。元气是中医的一个基本学说,如何感觉这个元气?可以看那些练太极的人,他的这个气往前一走就像鼓个球往前走,然后气收,又像一个球在往回走,这"气"是看得见的。

五、三焦

说到这个比象,我们讲过人迎脉、寸口脉、少阴脉,今天就单说寸口脉,寸口脉的浮、中、沉,寸、关、尺去比人体的上焦、中焦、下焦;寸脉上焦,关脉中焦,尺脉下焦,还可以比天、地、人。

《难经·八难》云:"曰:寸口脉平而死者,何谓也?然:诸十二经脉者,皆系于生气之原。所谓生气之原者,谓十二经之根本也,谓肾间动气也。此五脏六腑之本,十二经脉之根,呼吸之门,三焦之原。一名守邪之神。故气者,人之根本也,根绝则茎叶枯矣。寸口脉平而死者,生气独绝于内也。"人的元气的根本是从哪里出来?肾间动气。肾间动气出现生气,生气就是我们的关脉,是生命树的树干!生气再往上面是长气,长气是我们的寸脉,叫作枝叶。元气是我们树的根儿,生气是我们树的本,长气是我们树的枝叶、树冠,我们叫作冠。大家知道树冠吗?树上长很多枝枝杈杈,遮着那个树的就叫作树冠。

所以《难经·三十八难》云:"曰:脏唯有五,腑独有六者,何也?然:所以腑有六者,谓三焦也。有原气之别焉,主持诸气,有名而无形,其经属手少阳。此外腑也,故言腑有六焉。""三焦者,元气之别使,主持诸气有名无形",就是说人的元气、生气、长气是在三焦里面运行的。

《灵枢·营卫生会》篇云:"上焦如雾,中焦如沤,下焦如渎。"上焦如雾指的心肺;中焦如沤指的肝脾;下焦如渎指人体的两肾,肾与命门,就是说这个精气到了上焦,宣发之后通过心肺,遇到冷空气又再降下来,下面的元气一烤又上去,这个道理就来自《灵枢·营卫生会》篇，因此，《灵枢·营卫生会》篇也是很经典的。

1.上焦如雾

《灵枢·营卫生会》篇云："人受气于谷，谷入于胃，以传与肺，五脏六腑，皆以受气，其清者为营，浊者为卫，营在脉中，卫在脉外，营周不休，五十而复大会，阴阳相贯，如环无端。卫气行于阴二十五度，行于阳二十五度，分为昼夜，故气至而阳起，至阴而止。"为什么叫"气至而阳起"呢？就是说人体的少阳，在太阳升起之前，人的阳气就开始出表，从瞳孔出来周行全身，然后到了黄昏，在太阴开始主令的时候，它就从瞳孔进去到心，再下降到肾，这个过程先从肾升到心，心肾相交，水生木，木生火。太阳升起来了，人的卫气出来了，眼睛睁开，开始活动了，然后太阳下山，这个卫气从瞳孔进去，又到心，往床上一躺，降到肾，人就入睡了，又等着第二天出太阳，就是这么一个过程。

《难经·三十二难》云："五脏俱等，而心肺独在鬲上者，何也？然：心者血，肺者气。血为荣，气为卫，相随上下，谓之荣卫。通行经络，营周于外，故令心肺独在鬲上也。"

《伤寒杂病论》云："太阳病，发热汗出者，此为荣弱卫强，故使汗出，欲救邪风者，宜桂枝汤。"那么"此为荣弱卫强，故使汗出，欲救邪风者，宜桂枝汤""右寸浮"表现为卫强。"左寸弱"表现为荣弱，它就是个桂枝汤证。一个人没感冒的时候左寸就弱，感冒了之后，如果他感受的是风邪，就是桂枝汤证。如果他感受的是阴邪，就是桂枝加龙骨牡蛎汤证。"寸口脉动而弱，动则为惊，弱则为悸"，说明是一个平时心阳虚、心悸的人，就是个桂枝甘草汤证。桂枝甘草汤证的人，比如在月黑风高、雷雨交加的夜晚，出去约会，又要走过几片大坟地，感觉他约会的这个人没有脚，回家就吓着了，他的脉就动，应用桂枝甘草龙骨牡蛎汤。如果出现严重的惊狂不安怎么办？可用桂枝去芍药加蜀漆牡蛎龙骨救逆汤，就是说被吓得太厉害了，这种寸脉弱的人，"月黑风高不宜出门"。如果感冒了之后，这种人的右寸就浮。前面已经讲了"心者血，肺者气，血为荣，气为卫"，就是指荣弱卫强故使汗出，欲救邪风者宜桂枝汤。这是心和肺之间的关系，前面还讲过"男子面色薄者，主渴及亡血，卒喘悸，脉浮者，里虚也"。

2. 中焦如沤

中焦就是指肝脾，管消化的，就像人的水渠一样，所以要了解中焦。我教给大家一个最基本的概念：慢性肝病要治脾，慢性消化病、脾病要治肝。如果遇到肝病，若治肝不见效，要先想想需不需要治脾。比如一个肝病患者，你开了小柴胡汤不见效，怎么办？他既然是慢性肝炎就一定有热，只是热轻、热重的问题，用6克栀子、6克丹皮清一下血分，可以去病毒。如果热象不足，就把栀子炒一炒，那就是丹栀逍遥散。但是既然左手寸弱，要想到水生木、木生火，要加地黄，就是黑逍遥散。这才是治慢性肝病的一个基本的架构，所以你看肝硬化的人都阳痿了。可以补补肾，就是加一点儿地黄，加10克、30克或60克，看情况而定，如果消化不好，先来15克，以后慢慢加。加了地黄，如果消化再不好，用砂仁焙一焙，肯定要炮制一下，这就是用水去生木。慢性肝炎反复发作就说明有炎症，有伏火，应该加点儿栀子、丹皮。为什么要加丹皮？因为火从血分来，这是个伏邪，由血分到气分，如何透热转气？因为有白术、茯苓这些补气的药在丹栀逍遥散里面，患者吃了这些药，他的免疫力一提高，这个热就出来啦，也就是叶天士讲的透热转气。如果觉得白术、茯苓健脾补气作用不够，可以加点儿黄芪、太子参，先从加太子参开始，力量比较轻一点，慢慢可以再加党参，"气有余就是火"，木生火，病毒遇到扶正的药就容易活跃，会往外透。怎么办？从血分到气分，那就用丹皮、栀子。其实没有必要去背这些方子，要把这个脉学吃到骨子里。如何判断丹栀逍遥散需不需要加地黄？可以通过摸尺脉来判断，当摸到左手的关脉，应首先想到寸脉怎么样、尺脉怎么样？若是脾胃病、消化道疾病老治不好，应首先看看他有没有肝胆疾病，"脾病治肝"，这是消化科最常规的套路。

《难经·七十七难》云："经言，上工治未病，中工治已病者，何谓也？所谓治未病者，见肝之病，则知肝当传之与脾，故先实其脾气，无令得受肝之邪，故曰治未病焉。中工者，见肝之病，不晓相传，但一心治肝，故曰治已病也。"这些内容除了《难经》里边有，《金匮要略》里面也有。不管是从《黄帝内经》的治未病，还是《金匮要略》和《难经》讲的治未病，都指的是"先安未受邪之地"，讲的是疾病的传变，而不是给没有病的人吃药。

3. 下焦如渎

对应肾与命门，在治下焦的病时，两只手的脉都要摸，以达到"阴中求阳，阳中求阴"。

《难经·三十六难》云："脏各有一耳，肾独有两者，何也？然：肾两者，非皆肾也。其左者为肾，右者为命门。命门者，诸神精之所舍，原气之所系也；男子以藏精，女子以系胞。故知肾有一也。"这就是我们讲的在扶阳里要特别注意的，下面有关寸、关、尺的描述，左右两肾都得去关照它，就是两只手的尺脉。

寸：浮，上焦，法天，属阳，为枝叶，如雾（天雨）。

关：中，中焦，法人，阴阳交媾，为茎，如沤（渠）。

尺：沉，下焦，法地，属阴，为根，如渎（地水）。

下面总结一下比象的问题，寸、关、尺；浮、中、沉；上焦、中焦、下焦；法天、法地、法人；属阳、阴阳交媾、属阴；为枝叶、为茎、为根；如雾、如沤、如渎。雾是什么？雾是无根之水，从天上掉下来的，天雨不浇无根草。渎是什么？渎是地上的水。沤是什么？沤是各个沟渠交合的地方，就是相当于各种交合的通道了，就是让大家去比这个。也可以把三部九候比喻成人的三焦——上、中、下三段，也可以比喻成大自然的天、地、人。还可以去理解我们这个阴阳，更多的比喻成什么？生命树！生命树有什么特征呢？需要去悟，去思考。

有朋友问到太阴、太阳和少阴的问题，这个在《黄帝内经》中有，《难经》中也有："故曰日中而阳陇，为重阳，夜半而阴陇为重阴。故太阴主内，太阳主外，各行二十五度分为昼夜。夜半为阴陇，夜半后而为阴衰，平旦阴尽而阳受气矣。日中为阳陇，日西而阳衰，日入阳尽而阴受气矣。夜半而大会，万民皆卧，命曰合阴，平旦阴尽而阳受气，如是无已，与天地同纪。"这段话？先是讲这个六经，太阳和少阴为什么主形呢？因为太阳、少阴主的是肾精，肾精化生少阴心火，水生木、木生火——冲脉。然后这个心火出于瞳孔周行全身，就是卫气。卫气就是太阳，就是说这个肾精化生心火——水生木、木生火，心火出于瞳孔，就《黄帝内经》讲的命门，周行全身为卫气，这个是太阳。所以太阳、少阴依赖于什么？依赖于肾精，而这个肾精决定了我们的形质。你看肾虚的人腰也塌，背也驼，走路也摇摇晃晃的。

太阴和阳明为什么主气？因为脾主气，女子阳明脉衰，它主气血衰，开始于 35 岁。

少阳和厥阴主的是什么？主的是神。就是说人的形神分离就是从厥阴经去走，就是你不要这个房子（形体）了，你的神就从厥阴经走了，人就死了。那如果别人占了你的房子（形体）怎么办？你也可以从厥阴经把它赶出去。

所以女性练气，练的是太阴。太阴指的什么？月亮！男子练形，练的什么？练的是太阳。太阳是什么？"阳气者，若天与日"，指天上的太阳。女性是太阴体，所以女子练气守的是膻中穴！男性是太阳体，男子练形，练的是太阳经，他最后练的是阳气，"阳气者，若天与日"。男子守下丹田，大部分流派是守下丹田，女性守的是中丹田；一个练气，一个练形，练肾精嘛！最后都要练到上丹田，那个叫"炼精化气""炼气还神""炼神还虚""粉碎虚空"，都要到上丹田。

太阳：太阳经，小肠，膀胱；日：白天，男人。

太阴：太阴经，肺，脾，月亮，晚上，女人。

这些都是可以对应上的，所以六经里面的太阳经指的是什么？就是太阳，天上的太阳，你要对比自然，六经里面的太阴经指的是什么？就是月亮，天上的月亮，当然太阴历都是月历。所以它就告诉你"夜半而大会"。什么叫大会？就是"心肾相交"，这个日月交汇和阴阳交媾都是一样的。太阴、太阳大会，日月相交，人的心肾相交，人的阴阳交媾都是这个。"万民皆卧，命曰合阴"，然后到了平旦，就是开始要出太阳了，阳受气，少阳又出来了，"如是无已，与天地同纪"，所以万民皆卧你独行，这就有问题，子时之后就应该睡觉了。你独行，这就不对，到点儿就要睡觉啊！

第三章　脉学原理

脉学原理主要介绍脉的形成机制，从生理上来讲，中医的脉学原理主要有两个：一是生物原理，二是物理原理。

一、生物原理

(一) 九九制会，全息对应

《黄帝内经》讲过"九九制会"，就是说人体对应着自然环境。它是如何对应的？本质上是全息对应理论，就是局部反映整体，人体的任何一个局部都可以反映整体，所以针耳朵、针头皮、针骨头、针脚都能治全身的疾病。那它的原理是什么？就是局部反映整体的一个关联，因为局部包含整体的全部信息。举个例子，胎儿的发育先是一个受精卵，受精卵开始分裂成 4 个细胞，然后形成 8 个细胞的胚体，开始发育，可以看到它的发育是从一个单细胞生物到低等生物，再到高等生物的过程，比如早期的胎儿还长尾巴、长鳃，就像一条鱼。这就是把我们整个生命演化的过程信息——由低等生物到高等生物演化的基本信息都保留在 DNA 中，从生物界来讲，人是一个个体，所以局部可以反映整体。虽然人是一个个体，可是在整个生物界里面就是一块很小的碎片，是芸芸众生中的一块碎片，每个人的胚胎发育都是这样的，每一个人在生命界里都是一粒沙子，它都包含着整个生命演化的基本信息，这就是全息的理论，局部反映整体，也是脉学的第一个原理——生物原理。

生物原理就是全息对应，寸、关、尺对应着心、肝、肾，还对应着肺、脾、肾，或者说右尺对应右肾也就是对应命门。这就是全息对应，其实它不单可以对应着心、肝、肾。卫气营血、三焦、六经都可以和脉学对应，寸脉对应上焦，尺脉对应下焦，卫气营血也好对应，浮脉对应卫分，大脉对应气分，心和肝对应营分和血分。

中医的各种诊断方法都强调全息的意义，就是局部包含整体的全部信息。寸口脉就对应着人体的不同部位，这是中医诊断的一个最基本的原理。

（二）察外知内

生物原理比较简单，就是大家去定位，寸、关、尺三部九候定下来，其核心是察外知内——察其外而知其内，外是外在表象，内是内在病机，通过外在表象来推测疾病的内在病机，叫作察外知内，这是东方人的一个独特的思维，也是没有走向西方现代科学之路的重要原因之一。

我们说脉象，脉是什么？脉是一个象。象有3种，一是取象，二是比象，三是意象。

取象，你取的是浮、中、沉，取的是脉浮还是脉沉，脉大还是脉细，这就是取象，取的28脉。

比象，你要怎么去比？浮脉像天，沉脉像地，这是一个比象，把脉象和自然界现象相比较得出一些规律，它本质是一个类比。你可以把脉比成上、中、下三焦；还可以把脉比成天、地、人，寸脉法天，尺脉法地，关脉法人。因为中医的理论是人天同构。这样一对比，就很清楚了。如果把脉比喻成大阴天，摸着寸脉至数不明，就像天上太阳被云遮住了，看不清楚，然后去摸着脉，至数不明，说明心阳不够。如果把脉比喻成天、地、人，就会感觉这天灰蒙蒙的，心阳不够，就可用桂枝甘草汤。

意象，意象就是说能否具体地去成象，这个成象是内成象。成象有两种方法，一种方法是内成象，是在大脑里成象；另一种方法是外成象，外成象就是我们讲的圆光术，它能够让旁人看见，外成象需要借助一些工具。我们讲脉学那是内成象，摸脉者在自己的大脑成象，旁边的人是不知道的，这是一个意象的问题。

《素问·阴阳应象大论》是《黄帝内经》象法五篇之一，介绍了取象的总纲。《黄帝内经》象法有5篇，第一篇叫"阴阳应象大论"，第二篇叫"外揣"，第三篇叫"六节藏象论"，第四篇叫"平人气象论"，第五篇叫"五色"，这5篇要仔细阅读。

"外揣"这一篇就讲得比较深，讲到了意象的问题，讲到了外圆光和内圆光，讲了调动人的元神的方法和很多取象内容。

如果对诊断学感兴趣，就去读《黄帝内经》的象法5篇，可以自己去琢磨。其中《素问·阴阳应象大论》一定要背诵，要深刻理解。

在介绍人天同构的时候，一定要注意，我们在比象的时候，有的东西可以比象，有的东西是不可以比象的。比如人和老鼠，人和老鼠同源性是很强的，人和老鼠的性状90%多都是相同的，不同的只有4%~5%，就是人和老鼠基本性状都是相同的，所以你完全可以去类比。但是你要记住人和老鼠有不能类比的地方，重量就不能去类比，类比比的是共同之处。人也可以比成鸟，麻雀虽小，五脏俱全，但是人没有翅膀，就不能比飞翔。所以这个比象方法一定要记住，有些不同的性状是不能比的。比象一定是比共同的象，生物进化论共同的性状是占主要的，人和老鼠相差那么多，但是百分之九十多的性状都是相同的，不同的只有那百分之几，往往人们关注的就是那百分之几。比如这个女人漂亮，那个女人不漂亮，她们共同的性状呢？我们没有统计数据，但肯定是超过99.99%。心、肝、脾、肺、肾都一样吧，只不过脸蛋长得有点不一样，但是我们喜欢的就是那张脸蛋，只是那一点点不同，就去抓住它。所以比象的时候不能去比那一点点不同，否则你会得出错误的结论。

（三）从易学到医学

其实脉学反映了一个规律，就是从易学到医学的一个过程。中华文化的起源来自易学，不管武术、宗教、医学、艺术，它们的根源都来自易学，易学包含《连山易》《归藏易》和《周易》。《连山易》《归藏易》都失传了，只有《周易》传到今天。《周易》又包括《易经》《易传》和《易统》。易学主要包含4个领域：理、气、象、数。中医主要摘取了它的理的部分，构成其核心学术思想——理、法、方、药，换句话说主要是阴阳五行的思想衍生出中医的理、法、方、药。气也有，它是从元气去探讨宇宙，以致用全息探讨人。比如黄元御，有很多人喜欢黄元御这一派的，讲得很通畅。这是理和气的内容。

还有象和数的问题，中医实际是把象和数的内容剥离了，比如望诊，中医有面诊，面诊看的是病，不是命。再一个就是数，我们中医也用，主要体现在《素问》七篇大论，又比如子午流注，它里面的五运六气就是数的范畴。标本法主要涉及中医数的问题，但不涉及命数，只讲人的生理。脉象就涉及象的问题，究竟是取象、比象还是意象，我们仅在医学的范畴里讲脉学。

（四）九九制会

【九州九窍，皆通乎天气，故其生五，其气三。三而成天，三而成地，三而成人。三而三之，合则为九，九分为九野，九野为九藏。

脉分三部九候，以应人身之三节九窍。

三节：上、中、下三焦。

九窍：印堂、膻中、关元，风府、至阳、阳关、祖窍、阴维、龙宫。】

第一个生物原理，就是《黄帝内经》讲的九九制会，具体内容为："九州九窍，皆通乎天气，故其生五，其气三。三而成天，三而成地，三而成人。"就是三才，"三而三之，合则为九，九分为九野，九野为九藏"。就是讲为什么古代把中国又叫九州？神州又叫九州，把古代的中国分为九大块，分为天、地、人三块，每一块又分为三块，就成了九。

"脉分三部九候，以应人身之三节九窍。"脉分三部九候，三部指寸、关、尺，三候指浮、中、沉，三乘以三就等于九，人身分三节九窍，三节指的是上、中、下三节，人被划分成上面一节、中间一节、下面一节，就是人体的上焦、中焦、下焦。

九窍是指9个重要的位置，在医学上指的9个穴位：印堂穴、膻中穴、关元穴、风府穴、至阳穴、阳关穴、祖窍穴、阴维穴和龙宫穴。龙宫穴其实是道家的穴，也就是会阴穴，因为平脉法有些内容涉及道家医学，直接用会阴穴比较好懂。

人分为3节，9个重要穴位，每个穴位都有不同的中药相对应，可以用中药推动气血在这9个穴位之间流转，发挥和针灸一样的效果。其实针灸和中药的作用是一样的，只是手段不同而已。若发了汗以后没有好怎么办？再发汗又害怕发汗多了，那也要发啊！张仲景就想了个办法，"先刺风池、风府，却与桂枝汤则愈，"就是告诉你先刺风池、风府穴，我们讲风府穴定在麻黄证，就是用针灸风府穴代替麻黄的作用，因为已经发过汗了，不宜再发汗；还因为古代和现在不一样，汗出多了之后体力减少，他没有输液手段，那么就是快速针灸，用针灸来刺风池、风府穴；"却与桂枝汤则愈"，就是再用桂枝汤则痊愈，这是一个典型的针药结合方法。张仲景书里有很多这样的例子，用中药也可以推动气血在穴位里流行。

所以，九九制会讲的是什么？是全息对应的原理，是局部包含整体的全部信息，脉也对应人体的不同部位。只有把这些说清楚了，才能说清为什么寸、关、尺能够对应人体的不同部位。大家一定要通过摸脉学会取象和比象，要通过寸口脉去类比这个人的全身。比如用寸脉去类比人的心肺，寸之上类比人的头部，尺脉类比人的肾，尺之下类比人的生殖器，类比人的膝关节，再往下类比人的脚后跟。

（五）《难经》脉学

《难经·十八难》比象比得更远。"此皆五行子母更相生养者也。脉有三部九候，各何主之？然：三部者，寸、关、尺也。九候者，浮、中、沉也。上部法天，主胸上至头之有疾也；中部法人，主膈以下至脐之有疾也；下部法地，主脐以下至足之有疾也。审而刺之者也。"为什么是脐呢？脐两边就是天枢穴。"下部法地，主脐下至足之有疾也。"这就是一个很简单的对人的比象，当然也是对自然界的比象，也是对人的上半身、中半身、下半身的比象。所以这是一个基本的思想，这一点在学脉学的时候一定要注意，学会了这个比象的办法，就会成象了。

《难经·二难》云："曰：脉有尺寸，何谓也？然：尺寸者，脉之大要会也。从关至尺是尺内，阴之所治也；从关至鱼际是寸内，阳之所治也。"这个就是《伤寒论》的阴阳脉法。关以上是阳，关以下是阴，阴阳相交。三分法就是天、地、人，二分法就是阴和阳，它都是通的，《难经》《黄帝内经》《伤寒论》都是通的。大家应该多读《难经》，《难经》的内容特别有意思。我老师考研究生的时候，主考的老师就问他《难经·十四难》的内容，让他背一下，解释一下。我老师说："还好，侥幸我背了。"其实《难经》他都会背的。所以，学中医要背诵《难经》，这个基本功还是要有的。

《难经·三难》云："脉有太过，有不及，有阴阳相乘，有覆有溢，有关有格，何谓也？然：关之前者，阳之动也，脉当见九分而浮。过者，法曰太过；减者，法曰不及……关之后者，阴之动也，脉当见一寸而沉。过者，法曰太过；减者，法曰不及。""关之前，阳之动也，关之后，阴之动也"说明关之前还有脉，关之后还有脉，"过者，法曰太过；减者，法曰不及。"

二、物理原理

物理原理就是决定每一种脉为什么形成的基本原理，影响桡动脉搏动的因素就这些。我们学中医的人一般不清楚这个物理原理，但是弄明白它的物理原理，就会对脉的形成机制很清晰。脉的物理原理代表它的病机，是从它的象到它的理，到它的机，什么样的脉象就对应着什么样的物理原理，它背后就对应什么样的病机，这才是所有脉学课的最核心内容。这里是告诉大家，你通过明白它的机制才会去取象，你取完象立刻知它的机制是什么，你就知道怎么看病，脉学不重在实践，脉学重在明理。你明白了它的道理，经过临床实践就弄懂了，这才是核心。

脉学物理原理（彩图1）就是血液动力学的改变，影响人体桡动脉搏动的因素主要有6个，其中有3个因素是血管因素，3个因素是血流因素。

先看血管的因素，第一个因素是血管的张力，就是你指下摸到的血管张力是增加还是减退；第二个因素是血管的位置，血管的位置是更靠近体表，还是远离体表；第三个因素是血管的搏动次数，就是血管的跳动次数，是一分钟跳90次，还是一分钟跳60次，就是我们讲的数脉、迟脉。血管的搏动次数和心率是一样的，因为血管的搏动是由心脏引起的。我们摸脉一定要知道桡动脉搏动有桡动脉血管自己的因素，但是它的搏动和它里面的血流受心脏影响，心脏、血液、血管三者共同影响了我们的脉搏，心脏是发动机，是桡动脉搏动的动力，血管里流动的是血液，我们摸到的是血管，所以心脏、血管、血液三者共同构成影响脉搏的因素。

再看血流的因素，第一个因素是血管的充盈程度，就是血管里的血液是不是减少了，血管够不够充盈，这是血管的充盈程度。决定血管充盈程度的是血流，水多了它就充满了，水少了它就瘪了。第二个因素是血液的流畅度，就是这个血液是干净的水，还是泥浆水，如果这个血液是泥浆水，它就流得不顺畅，如果这个血液是油，脉搏就跳得不快，这是血液的流畅度。第三个因素是脉搏的强度，就是血液在血管里流的速度，即血流的速度，就是脉搏的强度，而不是脉搏搏动的速度；脉搏的强度受心脏影响。心脏射出的血液越多，脉搏就越强。

（一）血液动力学

1.概述

首先我们给大家讲脉学的原理。脉学实际上就是一个物理现象，是由于心脏的收缩导致了桡动脉的搏动。心脏是一个泵，提供能量，因为它在收缩，提供动能，这个动能沿着一根弹性管传递。这个弹性管就是我们的血管。这个弹性管传递到外周的血管，就是弹性管的末梢，这个动脉的末梢，就是桡动脉。因为桡动脉是外周动脉，其实就像一个人提着鞭子在抖，大家见过抖鞭子吗？那个提着鞭子的手就是我们的心脏，那个鞭子就是我们的弹性管，弹性管的末端就是桡动脉。

（1）脉搏的强度和节律：心脏搏动的强度，就是心脏的输出量。心脏的这个动能传递到外周，所以如果脉搏一点力气都没有的人，说明心输出量是减低的，心阳是虚的，心脏收缩功能是减退的。如果脉搏很有力的人，说明心脏射血的功能很强。心脏收缩的节律就是心率，心率就是脉率，除非有房颤、室颤等因素，极个别的情况下心率不等于脉率。其余情况下，心率就是脉率，所以脉搏数了多少次，他心跳就有多少次。

（2）血管的位置、张力和阻力：血管的位置是表浅还是比较深，血管的管壁是粗还是比较细，管壁的张力是强还是弱？这些就是物理学讲的弹性管的一些基本参数。

如果这个血管管壁的张力很强，我们说这个是脉弦；如果脉弦得特别有力，我们叫作脉紧；如果这个血管管壁没有张力，摸着这个脉特别软，位置比较表浅，我们说是脉浮；血管管壁的位置特别沉，我们说是脉沉；血管比较粗，我们说是大脉；血管比较细，我们说是细脉。

（3）血液的流畅度：人体的脉搏是由心脏搏动产生的，脉是血液流动引起的，受流体力学的影响，血液的成分和它的流畅度会影响我们指下的感觉。

把心、血、脉这 3 个因素合成，就是二十八脉。

诊脉时可以了解到心脏的很多情况。我看心电图和诊脉是一样的，心电图的波峰就是脉搏跳动次数，如果一个人的心电图 QRS 波很大、很高，说明他的心脏收缩力很强，摸到的就是洪脉。如果这个 QRS 波很低、很平，他这个脉就没有力气，因为他心脏的收缩功能减退了。所以在心电图上看到的信息和诊脉摸到的信息有一部分是重叠的，有一部分不重叠。因为摸脉反映的是心、血、脉三者的信息，而看心电图，看不出血管和血液，摸脉就多了血管和血液的因素。所以一些基本的脉象，我们看心电图都能看出来，心电图上面跳的那个节律就是你们摸脉摸出来的一些特征。但是还有一些特征，心电图没有，即没有血管和血液的特征。

所以要牢牢地抓住脉的物理原理，就是心、血、脉 3 个因素的综合。

2. 血液动力学三因素

影响脉学最核心的原因是血液动力学，不是血液流变学。记住，血液动力学是影响脉学的核心。

血液动力学其实就包括 3 个因素：血管、血液与心脏，就是这 3 个因素影响桡动脉的搏动。

血管是有着无数分支的弹性管。

血液是含有大量固体成分的悬浮黏液，固体成分包括红细胞、白细胞、血小板。血液又是黏性很强的，是有阻力的。血液中的固体成分除了血细胞，还含有颗粒，如蛋白质、脂类、代谢废物等。心脏是我们血液运行的泵，是原动力。心脏受神经 - 体液因素控制，是一个结构复杂的泵。

（1）心脏的射血功能与频率：血液动力学的影响体现在物理学

上，就是心脏的射血功能与频率。这个频率叫作心率，这个心脏的射血功能叫作心输出量。

（2）血液的容量及血液的黏度：血液的容量，就是血液的多少，如果你喝了很多的水，你的血容量就增加了，所以你就得排尿，不排尿血压要高的。还有血液的黏滞度，比如你的血脂很高，里面都是油，血液黏度就增加。如果一个人天天吃油大的食物，那么血液里都是油。

（3）血管壁的弹性压力和阻尼：也就是血管壁的弹力和阻力。按照弹性管理论，这个震动的物体，它的震动会越来越弱。因为心脏收缩、震动，从主动脉一直到桡动脉，它整个血管的阻力会让这个收缩活动变得越来越弱。如果没有这个阻力，那就太好了，人用肉眼都看得到，桡动脉咚嗒咚嗒地跳。由于受到阻力，人的搏动太弱了，肉眼根本看不见。所以就只有靠触觉去成象，就是这个原因。

心、血、脉这3个因素怎么去综合？彩图2这个血液循环模式图可以解释这个问题，这上面没有桡动脉，是个体循环的图，这应该在图外再画个手出来，因为体循环都不画手。其实图中有一些小的动脉，这些小动脉里面有一个很小的动脉，我们叫桡动脉，人体的脉搏就是桡动脉的搏动。

按照中医理论，全息的原理就是它还有一个位理，位理可以指三部九候。这就是说其实可以离开寸口脉，在寸口脉之外，可以在很多地方摸脉，只要有动脉搏动就可以摸。但是因为它输出的位置不一样，你获取的信息也不一样。有的位置偏上，更适合取头面部的信息；有的位置偏下，更适合取下半身的信息；有的位置，如小指头代表肾，所以它更多地是代表生殖系统的信息。

我说过《素问·阴阳应象大论》是要背诵的，背诵完之后就要去悟，就会取象和比象。如果想要意象，就要背诵《素问·外揣》，还有"阴阳大论"，这个很可能是《黄帝外经》中的内容。陈士铎写过一本书叫《外经微言》，这本书可能指的就是"阴阳大论"。

（二）血液流动参数

1. 血流量

血流量是血的容量和流速，也就是说这个脉体是粗还是细，脉率（流速）是快还是慢，这两者决定了血的流量。脉管越粗大，血流得越快，流量就越多，了解了这些，对理解脉学很有帮助。

2. 血容量

血容量取决于脉管的粗细，脉管越粗，血容量就越大；脉管越细，血容量就越少。

3. 流速

血液的流速取决于脉搏的迟和速，脉率决定流速。

4. 压力

在这个弹性管里面，弹性管的压力受心脏输出量的影响。心脏输出量越强，压力就越大；心脏输出量越弱，压力就越小，就是这个泵的作用，因为这个泵在推动。这个弹性管的压力取决于心输出量。

5. 流态

血液的流态是滑，是涩，还是从容，正常脉是从容的，流态不好的脉是涩的，还有可能是滑的。

6. 黏度

血管的黏度，决定了脉是涩脉，是芤脉或者是革脉。当血液黏度很高的时候，脉就是涩的，血流也表现出来不畅感，血中的黏度是增加的。

芤脉是什么原因？芤脉是由血液黏度降低导致的。芤脉可以理解为血管里面的固形物也就是细胞减少了，血管里面装的都是液体。这个脉搏摸着是正常的，但再一按就空了。

为什么再一按会空？软的管子里面装的都是液体，一压就扁了。如果血管中的血细胞多，再一按的时候，血细胞有阻力，这个血管还保持相当的阻力，所以重按比轻取稍微减一点儿力量，但是不会感觉是空的。如果血管里多是液体，一按下面就扁了，指下就觉得没有着力点了，这就是我们讲的芤脉。

中医认为，芤脉的人血虚，患有肿瘤的人做化疗时，化疗可使白细胞减少，血液中的固形物减少了，故表现为芤脉，中医多用补气养血的药来调整，"营行脉内，卫行脉外"，营卫都是从血来的。首先变化为赤，然后再营行脉内，卫行脉外。实际上化疗后白细胞减少，是气虚，要补气养血，要填精。

彩图3是血液流动示意图，正常的红细胞是在中间流动的，它形成层流；左边流得很乱的叫作湍流，也就是不稳定的血流；右边细胞很少，我们叫作芤脉。革脉是血管的张力再增加，比芤脉血管张力还强。

这些就是我们血液的流体动力学的基本参数。比如瘀血，这个瘀血反映了人体中全血或者血浆的黏度增加，红细胞的聚集性增加，血小板聚集性增加。换言之，瘀血的本质是浓（红细胞压积增加）、黏（全血/血浆黏度增加）、凝（凝血、抗凝与纤溶异常）、聚（红细胞聚集性增加，血小板聚集性增加），血细胞可发生叠连和聚集。

浓、黏、凝、聚在这里不讲那么多，大家去听我们"活血化瘀"的课，就讲这个红细胞的聚集性增加的内容。例如，红细胞平时在血管里面是一个一个的，在血里面排成一排往前流动，因为它是层流。但是一旦它的聚集性增加，红细胞会在血管里成团往前流，使摩擦力增加。摩擦力增加，它流动就不畅了，我们摸到的脉就是往来艰涩，如轻刀刮竹，这就是涩脉。

为什么精血亏虚，脉也会涩呢？精血亏虚的涩脉，一定是细涩。由于他精血亏虚，血管里面的体液减少，固形成分相对增加，还是导致他的黏度增加，摩擦力增加，阻力增加，故摸着的脉往来艰涩。

所以涩脉一种见于精血亏虚，那个是细涩，脉一定细；一种见于瘀血。

我们还要注意观察血液黏度，液体的黏度来源于液体内部颗粒间的摩擦，我们叫内摩擦。血液和血管壁之间发生的摩擦，我们叫外摩擦。

由于血管内血液黏度的增加，外摩擦和内摩擦都增加。那么摸脉摸到的往来艰涩，是哪个摩擦力增加了？那是外摩擦，血液和血管壁之间的摩擦力增加。如果把水的黏度定为 1，正常人血液的黏度为 4 ~ 5，因为它有细胞，有固形物，是个混悬液，这个血液黏度是正常的。血浆的相对黏度为 1.6 ~ 2.4（温度为 37℃时）。全血的黏度主要取决于血细胞比容的高低，全血的黏度还受血流切率的影响，比如高脂血症、高凝状态，血液黏度增加了。血浆的黏度主要取决于血浆蛋白的含量。

7. 外周阻力

外周阻力就是这个血管的张力,弹性管的张力,就是所谓的弦脉、软脉、紧脉。一般感觉到外周阻力增加应该就是弦脉；如果这个阻力增加，张力特别强，这是一个紧脉；如果这个血管很软，说明其血管外周阻力是减少的。

（三）血液流动的特点

1. 层流

【层流,指流体的层状流动。流体在管内低速流动时呈现为层流,其质点沿着与管轴平行的方向做平滑直线运动。流体流速在管中心处最大，近壁处最小。黏性流体的层状运动，流体微团的轨迹没有明显的不规则脉动。

动脉血流为层流，在弯曲和分叉处会伴随二次流动，速度抛物线的偏移会产生低壁面剪切力小区域（彩图 4）】。

正常动脉血的流动是层流。一定要记住，我们的血液在血管里面的流动是层流，所谓层流是分层流动，所有的细胞排成一排，进行规律的分子运动，层流的中心流速最快，层流的边缘流速最慢，血液在血管里不是匀速的。彩图5是血管流动示意图，血管中央的血液流得是最快的，血管边缘的血液流得是最慢的。一般认为血液在血管里流动肯定是匀速的，其实不是。所有的层流都不是匀速的，比如河水，很平静的河水的流动也是层流，所以你往下潜水的时候，水的流速是增加的，下面的水流速比上面的水流速要快得多。

层流就是流体层状运动，流体在管腔内低速流动时表现为层流，其质点沿着与管壁平行的方向做平滑直线运动，质点是里面的水、红细胞、血小板等，质点是做匀速的线性运动，流体的流速在血管的中央最大，在血管的周边最小，所以这就是我们正常的血流。

层流也是指一个流体在没有扰动的情况下所做的运动，扰动是指漩涡，如果没有漩涡，在一个湖里面，没有风吹，没有浪打，这个水就是层流。所有的水分子，它是平滑地往前流动，而在湖的最中心，它的流速是最快的，周边流速慢，周边不包括湖面；而人体血管里边也是做层流，一层一层流动，中间流速快，周边流速慢。

2. 湍流

因为层流受扰动开始向不规则的湍流过渡，同时运动阻力急速增大，当流速很小的时候为层流，我们叫稳流，又叫片流。如果流速增加，它的流体流线开始出现波浪状的摆动。摆动的频率及振幅，随着水流流速的增加而增加，那么这种情况叫作过渡流。当流速进一步增加，流线不再清晰可辨，流场中有许多小漩涡，层流就被破坏了，这个就叫作湍流，又叫乱流、扰流、紊流。

请看彩图6，右边这个是湍流，它的流向一会儿向上，一会儿向下，一会儿向下移位再向上，这就不是"临兵斗者，皆阵列前行"，这是道家抱朴子写的，就是指层流。排兵打仗走的那个方队，也是层流（彩图6左边）。这种排兵打仗到了野外，不可能再以小方队的形式，一个炸弹，就全被炸死了，就变成湍流了。

这种湍流形成的脉就是滑脉。"如珠走盘"，就是在血管里面有一个一个小漩涡，形成湍流，血液在血管里打旋儿，一会儿起来一会儿下去。不断打旋儿，冲击管壁，像漩涡一样，我们摸着"如珠走盘"，就是这滑脉，大部分滑脉见于数脉。没有数脉，也可以形成滑脉，但是在有数脉的情况下，是最容易形成湍流的。流速越大，越容易形成湍流，所以十个滑脉八个数，就是这个原因。当然，如果脉搏流速不快，形成滑脉，说明扰动的因素很强，比如有痰、有高脂血症，它就会形成滑脉，滑脉如珠，如过油水，很滑。

再去看《伤寒论》，阳明病（洪大/滑数）："服桂枝汤，大汗出后，大烦渴不解，脉洪大者，白虎加人参汤主之。""阳明病，谵语，发潮热，脉滑而疾者，小承气汤主之。"

第一个白虎汤证是阳明在经，第二个承气汤证是阳明在腑，可从脉学上去研究这两条，有很多值得研究的地方。第一个白虎汤证是大热、大渴、大汗、脉洪大，洪和大其实是完全不必区分的，如果一个脉大而有力，就是洪脉；脉大而无力，那就是个虚证。所以脉浮大是虚证，是小建中汤证。洪和大的区别，洪也是脉搏大，只不过说是他心输出量增加，高动力循环，大而有力，所以把它放在一起讲。"阳明病，谵语，发潮热，脉滑而疾者，小承气汤主之"，就是指脉滑数，数因为人体有热，数脉最容易形成滑脉，因为人有燥屎，也阻碍他的脉道，使气血运行不畅，不容易形成层流。所以要用小承气汤下之，而且这个脉滑而疾者，还可以表现为偏沉。

小　结

我们说脉象形成的物理原理主要有 6 个因素，这 6 个因素分为 3 方面就是血管、血流和心脏。血管的因素包括血管的张力（管壁是不是有力，是不是紧张）和血管的位置（血管的位置是靠近体表，还是远离体表）。血流的因素包括血管的充盈程度（血管里血流的量，血液够不够）和血液流畅度（血流畅不畅，是不是泥浆水，其水流

的流畅程度决定血液的流畅度）。心脏的因素包括血管的搏动次数
和血管的搏动强度。因为它们都受心脏的影响，心率（心脏搏动的
次数）决定了脉搏的次数、心脏的射血分数，即心脏射血的多少或
者说射出血液的量决定了脉搏的强度，也就是说血管搏动次数和脉
搏强度是受心脏的心率和心脏的射血分数影响，西医讲的射血分数
由心输出量决定。这6个因素的组合构成了28脉，而这6个因素的
组合就代表了人体基本的病理、生理改变。

（一）血管张力

血管张力太高，脉弦、紧；血管张力不及，脉濡、软。

血管的张力主要受血管紧张素的影响，机体有个系统叫肾素－
血管紧张素－醛固酮系统，它是决定脉管张力的核心因素，也就是
我们这个弹性管的弹力与阻力，取决于肾素－血管紧张素－醛固酮
系统。

为什么血管张力要和醛固酮系统联系起来？因为醛固酮系统是
由血液里的水控制的。血容量受醛固酮控制，因为醛固酮控制尿，
尿少了，我们血里的水就多了；尿多了，我们血里的水就少了。醛
固酮在调控血液里液体的含量，而血管紧张素在控制管壁的张力，
它们共同构成人体心、血、脉三者之间的相互影响。

一定要记住，心、血、脉是相互影响的，就是血管的张力、血
液的容量和心脏的输出量是相互搭配的。举一个例子，当外周血管
张力很强时，心脏的输出量就要减少。外周阻力增加，心脏输出量
就会减少，心脏收缩的力量也会减少，因为如果外周血管阻力增加，
心脏输出量不减少，这个人一定是高血压。生理情况下是相互适应的，
如果这个相互适应被打破了以后，他就会生病，需要治。

1. 张力太高和不及

（1）张力太高：肾素－血管紧张素－醛固酮系统控制血管的张力，
如果血管张力增加，张力太高，摸到是弦脉，比弦脉张力还要强时，

我们叫紧脉。

所以紧脉和弦脉，你如何区别它？"端直以长"。例如，你用力一按这个寸、关、尺了，是会按断开的，指腹之间是断续的，没有连起来，因为你前面用力按时阻断血流了。如果按下去，寸、关、尺之间没有缝隙，整个血管是连成一根的，你摸着管壁还很连续，这就是弦脉。寸、关、尺按下去，用力的时候，中间血管应该是断续的，指间没有接受力量，指间的力量就分出寸、关、尺了。如果你按下去寸、关、尺是一根管子，这就是弦脉。如果这根管子力量还很强，就像拽绳子一样，那就是紧脉。

比如有痰饮的人为什么脉弦？有痰饮的人小便利不利？不利。有痰饮的人小便少，那肾上腺素分泌就增加，肾上腺素分泌增加，血管紧张素分泌就增加，血管的张力就高，表现为弦脉。有痰饮的人，小便不利，他肾脏的泌尿减少，首先就是肾上腺素分泌增加，引起血管紧张素分泌增加，血管的张力就增加，它表现的就是弦脉。大家知不知道肾素－血管紧张素系统受谁的影响？它的代谢如何？是肝脏，由肝脏导致肾素－血管紧张素系统活性增高，因为它的灭活在肝脏，所以它表现为少阳病脉弦。

（2）张力不及：如果血管张力不及，摸到就是濡软的脉。

2. 阻尼

（1）阻尼：阻尼是任何振动系统在振动中，由于外界作用或系统本身固有的原因引起的振动幅度逐渐下降的特性。阻尼的物理意义是力的衰减，或物体在运动中的能量耗散。

血管的张力也有阻尼，任何振动系统（桡动脉是振动系统，因为它在搏动）由于外界作用或系统本身固有的原因使得振动幅度逐渐下降。就像我们抖鞭子一样，其振幅是越来越小的，这个力量就叫阻尼，阻尼就是力的衰退，也就是物体在运动中能量消耗，就像抖鞭子，力度逐渐衰退，导致振动越来越小。所以阻碍物体运动的这个力就叫阻尼力，又叫减震力，还叫抗震力。这个理论在我们地震学很有用，如果这个抗震力设计不好，房子就会倒塌，所以弹性管表现为很强的阻力。

（2）阻尼系数：阻尼系数是当物体受到外力作用而振动时，会产生一种使外力衰减的反力，称为阻尼力（或减震力）。它和作用力的比被称为阻尼系数，阻尼系数越大，减震效果越好。

3. 肾素－血管紧张素－醛固酮系统（RAAS）

体液调节系统既存在于循环系统中，也存在于血管壁、心脏等组织中。肾素－血管紧张素－醛固酮系统（RAAS）就是形成我们桡动脉的阻尼力的一个关键系统，这个肾素－血管紧张素－醛固酮系统存在于循环系统中，心脏上也有它的受体，血管壁上也有它的受体。最主要的是心脏、血管都有它的受体。

RAAS对心血管系统的正常发育、心血管功能稳态、电解质和体液平衡的维持以及血压的调节均有重要作用。它能调节心脏功能，调节体液平衡，调节血压，就是调节我们的心、血、脉。为什么它能同时调节心、血、脉？因为只有三者相协调，才能保持血压稳定。如果一个人脉又弦，心跳又很有力，一定是高血压，这是肝风内动的人。如果他是高血压，他的脉除了弦还有力，说明他的这个搏动还可以往下传，即寸脉过寸，寸脉之前还能摸着脉，这是镇肝熄风汤证。

（二）血管充盈度

【大脉：高动力循环。

细脉：阴虚，充盈不够，血管收缩；寒凝，血管收缩。

芤脉：血虚，充盈不够，血管没有收缩。】

血管的充盈度可反映脉是洪大还是细小，是洪大脉还是细芤脉。

血管的充盈强度反映虚实，重在这个人的形质，比如大脉、细脉、芤脉，其中细脉、芤脉往往都有形质损伤。

脉搏的强度定虚实往往反映他的气化功能，比如洪脉、微脉，就是指心脏收缩的这个力是强还是弱。

1. 大脉

（1）高动力循环——感染：脉为什么大？大脉是血管充盈度增加、血管扩张引起的，代表高动力循环。准确来讲应该是洪脉，就是这个脉，又大又有力。脉大是外周血管扩张，脉洪代表心脏收缩，心输出量增加，所以这里的大脉准确来讲，就是大而有力，就是洪脉，那就是高动力循环，外周血管扩张，心脏大量地将血射到外周，主要见于感染，感染的时候阳明病脉洪大。因为它要把大量的血液运行到感染的区域，然后再从感染的区域带走代谢的废物，把白细胞带过去，把细菌杀灭，把杀灭细菌的白细胞又带走，它使血液快速地在体循环里面运行，是为了抗感染，所以说感染部位的红、肿、热、痛的红是局部血液增加所致。

因为心脏强力地收缩输出血液，血管就表现为一个大脉。症状为大热，大渴，大汗，脉洪大，这是阳明在经，白虎汤证。所以一个患者发烧，你一摸他的脉，是大脉，应用石膏；你再一摸他的脉，尺脉不够，应加附子。比如白虎汤还可以治盗汗，一个人晚上出汗，脉大，也给他用石膏。为什么他天天晚上出汗，白天不出汗？因为他肾阳不够，尺脉不够加附子，有些顽固的汗出也可以用。把这个机制想明白了，医生的处理就简单了。正常情况下大脉是什么？白虎汤证的大脉是什么？是全身炎症反应综合征。由于表现为局部红、肿、热、痛，炎症反应介质进入血管刺激机体体温中枢导致体温升高，使脉搏的次数增加，心脏输出量增加。因为心脏的改变一个是心率增加，也就是脉搏次数增加；另一个是收缩的力量增强，排出的血液增多，那就是脉搏变大，呈现了大脉、大热、大渴、大汗，西医叫作全身炎症反应综合征，所以见到这个脉，就应知道，这个是阳明在经，它是一个高动力循环，有热。

（2）神经系统兴奋性增加：当神经系统兴奋性增加时，这个时候会表现一个洪大的脉，因为要对抗外界的反应。比如两个人在激烈争吵时，神经系统高度兴奋，此时脉搏是洪大有力的。因为两人在争吵，都想打败对方。

比如人在性兴奋的时候，在性高潮的时候，他的脉是洪大的，因为外周血管扩张，神经兴奋性增强。

2. 芤脉

芤脉第一个原因是血管里的固形物减少（血虚），第二个原因在于充盈不够，反映在血管床扩张了，血管床扩张之后，血管中没有足够的血液，就出现芤脉。比如贫血、失血的患者血管是充盈不够，但是由于贫血、失血，血管没有收缩反而保持正常的血管床，因为这时血管不能收缩，血管再收缩组织供血不够，就需要输血、输液。

3. 细脉

血管的充盈不够，表现为细脉和芤脉。细脉是指阴虚的人，血液减少，血容量不够，血管收缩，表现为脉细。正常人的血液容量是 5 升，如果说只有 4.5 升或 4.8 升，血管就要收缩，血管收缩就表现成细脉。当然细脉不见得都是阴虚，如果受到寒凝的时候也会成为细脉，因为血管受寒性的刺激之后，也会表现为血管收缩，出现细脉。大家都知道，人的手如果伸到冰里面，再拿出来颜色变白了，因为血管收缩了，手上的血供减少，所以手不能长期放在冰里面，那会冻坏，因缺血而坏死，所以寒凝也会导致血管收缩。正常情况下，细脉一般是阴虚，寒凝导致血管收缩是个别情况。

举个例子，人在冰天雪地走一会儿，一摸手冰凉，这是因为寒冷刺激导致血管收缩，所以阴虚和阳虚都可以见到细脉，但是正常情况下细脉多见于阴虚。

所以芤脉和细脉的区别说明芤脉是血虚，血虚代表组织供氧不够，这时血管床不是收缩的，反而是扩张的，因为机体需要更多的血液来供应。而细脉是当血液充盈不够的时候血管收缩，当然受寒的时候血管也会收缩出现细脉。所以血管的充盈程度主要表现为大脉、细脉、芤脉。

浮、大、芤这3个脉，大家需要注意一下。

浮脉轻取即得；大脉指的是浮大无力。浮大无力的脉，阳气外越，需要收敛，可用小建中汤，还有当归建中汤、十味建中汤，请参考《吴述伤寒杂病论研究》《吴述重订伤寒杂病论》《吴述伤寒汇通》中有关内容及一路健康App博士班"吴门验方"课程。

浮大无力的脉怎么和芤脉相鉴别呢？有没有必要相鉴别？理论上讲浮大无力脉和芤脉是有区别的，芤脉是浮取即得，然后重按，一按就空了。所以芤脉属于浮脉，浮而中空的脉，而浮大脉是浮大无力的脉。首先浮大的脉与芤脉从脉形上讲是没有办法去鉴别的，因为芤脉有大、有细，芤脉有细的，又细又芤的脉，我们后面讲。但是浮大无力的脉，用力按它还是空的，因为患者没有力气。

再看芤脉，人体缺血之后，会出现血管床扩张，血容量不足，那么血管床扩张的结果是什么？就是大，"浮大中空谓之芤"，芤脉不外乎是浮大中空，而且我们前面讲了浮大无力，无力指的是什么？心脏输出量减少，这个脉搏摸到没有力气，浮取、中取、重取都没有力气。芤脉就是这个脉搏按着才感觉到没有力气，中间是空的。浮大无力，就是我们讲的太阴虚劳的脉，《金匮要略》太阴虚劳里提到的"浮大无力"就是我们讲的芤脉。浮大无力，用小建中汤；浮大中空，用当归建中汤。

黄连阿胶汤证的脉和当归建中汤证的脉是不一样的，一个大细胞性贫血，一个小细胞性贫血；一个脉是细数脉，当归建中汤的脉可以见到浮大中空，就是芤脉。如果出现浮大无力的脉，用黄芪建中汤、小建中汤都可以，如果判断不清，可用归芪建中汤。所以在临床上，是不需要区别浮大无力和浮大中空的。黄连阿胶汤治的细数脉，是我们讲的大细胞性贫血，小细胞性贫血可用当归建中汤。

中医讲的阳虚的人，基础代谢量降低，心输出量降低，表现为微脉；如果血管收缩，表现为细脉。"少阴之为病，脉微细。"阳虚的脉有两种，一种为少阴之为病脉微，一种为细脉，所以细脉既可以是阴虚，又可以是阳虚。阳虚既可以是微脉，又可以是细脉。都是细脉，如何判断他是阳虚，还是阴虚呢？脉上的表现一个细而无力，一个细而快。如果阴虚有热，就是一个细数脉；阳虚的脉，因为他心输出量降低，他在细脉的基础上力气不够，即"少阴之为病，脉微细"。

所以，少阴的脉表现为微、细、沉、迟这4种，《伤寒论》说："凡脉大、浮、数、动、滑，此名阳也，脉沉、涩、弱、弦微，此名阴也。"这里的弦指的是厥阴病，弦微的弦，这是阴脉。

（三）血液流畅度

血液的流畅程度可以判断是滑脉还是涩脉。

滑脉：流畅度增加，形成边流，如高脂血症。

涩脉：轻刀刮竹，有虚有实。

（1）高凝状态：血液运行不畅（瘀血）。

（2）虚损血液浓缩：阻力增加。

1. 滑脉

当血液的流畅度很高的时候，它就表现为滑脉，这是因为血液的流畅度增加，形成边流（边流其实指的是湍流，形成湍流，它就可以形成滑脉），摸到的脉就如珠转盘，正常的血流是一条直线，在指下的感觉是很正常地沿着血管扩张往前走，不形成边流和湍流。它正常是不能形成边流打旋，当它形成了边流，就出现滑脉，比如高脂血症，水在油里过，它就形成边流，你摸着脉就感觉在那里打旋。

滑脉形成湍流，主要有两个原因，第一个原因是流体的流速增加，流得越快越容易形成滑脉；第二个原因就是有扰动，扰动导致它流畅，比如高脂血症，油过水，高脂血症油过水就可以形成扰动。

2. 涩脉

涩脉即"轻刀刮竹"，就像用刀子去刮竹子一样，摸着这个脉不流畅，不通畅，不像正常的血流一样往前走，主要见于两种情况：

（1）高凝状态：血液处于高凝状态，血液凝固性增加，导致血液在血管里流得不畅，西医讲流畅度降低，红细胞成团，阻力增加。

（2）虚损血液浓缩：虚损的人，血液浓缩，阻力增加，固形物增加。血液浓缩后，血液中的水分少，红细胞压积相对增加，阻力增加，它就流得不畅。这种虚损就是抓独歌诀讲的"细涩夜热与失精"，就是说细涩脉可以见于阴虚，晚上发热的人，正是因为阴虚发热，导致血液的浓缩，血液浓缩之后，阻力增加，就是虚损的人也可以见到涩脉。例如，《金匮要略》有个干血劳，就是血液浓缩导致血液的黏稠度增加，表现出瘀血的征象。这种干血劳要用活血的方法治疗，不能去补。我们治过一个晚期卵巢癌患者，就表现为干血劳，我们用大黄䗪虫丸去攻它，以攻代补，结果那个患者后来说挂不上号，别的老中医说怎么用大黄䗪虫丸治虚劳？干血劳患者皮肤干、瘦，虚劳就应用十全大补汤，吃了 2 个月，腹大如鼓，肿瘤长到十几厘米，去世了。她那个虚是因实致虚，因实致虚的干血劳是不能用十全大补汤补的，一补肿瘤就快速生长。那因实致虚怎么去区别呢？我们有抓独法，抓独法针对两眼暗黑——熊猫眼，肌肤甲错，她腿伸出来皮肤和鱼鳞一样，应用大黄䗪虫丸；这种因实致虚的人是不能用补法的。虚劳，你一会儿因实致虚，一会儿因虚致实，她形体瘦弱，面容干枯，感觉她是虚证，再看她肌肤甲错，两目暗黑，那就是因实致虚，就用大黄䗪虫丸，这是张仲景的原文，只是我们学到后来把这些条文都学忘了，学得越多忘得越多，最后自己分辨不了了，不知道该攻还是该补了。所以说血液的流畅决定了是有滑脉还是涩脉，滑脉是有痰还是有湿，妊娠当然是另当别论。

"涩缘血少或伤精，反胃亡阳汗雨淋"，这句话来自《濒湖脉学》，学脉学不背《濒湖脉学》是不行的。现在大家都喜欢学《太素脉学》不喜欢学《濒湖脉学》，因为学《太素脉学》可以算命，学《濒湖脉学》只能看病，其实当医生学习《濒湖脉学》是很重要的。

总之，涩脉主要是高凝状态和虚损，导致血液浓缩，一个是实证，一个是虚证。

（四）脉搏强度

脉搏的强度就是洪脉与微脉。

洪脉、微脉：心输出量决定脉搏强度，心输出量取决于阳气（参附汤）。

三阴：太阴、少阴、厥阴递进。

《金匮要略》："脉沉小迟名脱气。""其人疾行则喘喝，手足逆寒，腹满，甚则溏泄，食不消化也。"气虚，手足逆寒，少阴，阳虚。

心输出量大小的表现是什么？中医分为三级：太阴、少阴、厥阴。他的脉搏强度都是降低的，三阴是一个递进关系。心输出量不够，所以表现为一个沉、小、迟的脉。"其人疾行则喘喝，手足逆寒，腹满，甚则溏泄，食不消化也"，它表现为腹满、溏泄、食不消化，这是太阴的病。

手足逆冷，说明疾病容易到少阴，是一个递进关系。

所以脉搏的强度取决于心输出量。太阴病的心输出量会降低，太阴脾主肌肉，心脏要收缩，依赖于心脏的肌肉，所以气虚的人脉搏也没有力气。如果进一步心阳虚，脉搏就更加没有力气，到少阴了，所以参附汤用人参配附子。气虚的人脉搏没有力气，那么阳虚的人，心阳虚的脉搏就微了；厥阴就脉细欲绝，都摸不清楚了，最后脉就散了。

先表现出一个没有力气的脉，是太阴气虚，然后表现出一个微脉就到了少阴阳虚，再然后是微细欲绝的脉到了厥阴，最后摸到一个浮散无根的脉，就是人生该散场了，尺脉浮散，无根就散了，就是这么个规律。

1. 洪脉、微脉

脉搏的强度取决于心输出量，心脏射血多，脉搏就强，表现为洪脉，而心输出量取决于阳气，可用一个强心的汤叫参附汤。阳气一般就理解为阳，实际阳和气是两种东西，虽然它们的功能相互影响，温阳靠的是附子，补气靠的是人参。如果症状为疲劳，怕冷，用了附子之后效果不好，可加几克人参，这些症状就显著地改善了。再比如阴血，阴和血有相同的地方，也有不同的地方。阳气主要是影响功能，阴血影响形质。

2. 六经脉

六经病的脉其实是最简单的，大多数中医都喜欢脏腑辨证，认为脏腑辨证好学，应用灵活，而不喜欢六经辨证，认为六经辨证不好学，不好辨，不清楚什么是太阳，什么是少阳，什么是阳明，我就去治心、肝、脾、肺、肾。其实脏腑辨证比六经辨证还复杂，而且六经辨证的方见效是最快的。例如，诊出一个浮脉，这是太阳病，太阳脉浮；如果这个血管很长，寸、关、尺按下去都不断，应该是弦脉，说明是少阳病；如果这个脉指下的感觉很宽，粗细近一指，那就是大脉，"伤寒三日，阳明脉大"，这是阳明病。也就是血管的长、宽、高，对应六经病的太阳、少阳、阳明，这是三阳病。六经辨证很简单，比脏腑辨证简单多了。

下面讲三阴，三阴更简单。例如，三阴寒化，摸到一个脉没有力气，那是在太阴，因为太阴走气；然后摸到一个脉，它是一个微脉，那是在少阴，"少阴之为病，脉微细，但欲寐"，这个是寒化证；如果指下都摸不清了，指下的指感很不清晰，那是在厥阴；三阴经的脉，一个比一个没有力气，而少阴摸着至数感觉是很清楚的，厥阴是不清楚的，太阴是没有力气的。因为除了厥阴寒化证，还有热化证，厥阴还有弦而有力的脉，总体上表现为这么一个规律。其实六经辨证是非常简单的，很容易学。三阴是个递进关系，所以它的脉法一个比一个没有力气，你可以看到《金匮要略》对这些脉的描述。《金匮要略》讲："脉沉小迟名脱气"，沉、小、迟为心输出量不够；"其人疾行则喘喝，手足逆寒，腹满，甚则溏泄，食不消化也"，"腹满，甚则溏泄，食不消化"，这是太阴气虚。"手足逆寒"，在少阴，阳虚。

3. 以脉定虚实

血管的充盈度反映虚实，重在形质——大、细、芤；脉搏的强度定虚实，重在气化——洪、微。其中，血管的充盈程度反映形质的虚实，表现为大脉、细脉、芤脉。为什么叫作形质？因为大脉、细脉、芤脉是反映流到血管中血液的多少，而血流属于有形之物，所以它是反映形质的。如果摸到细脉和芤脉，此人是有阴虚、血虚的，而阴虚、血虚是属于形质受损的范畴，而脉搏的强度定虚实重在气化——洪脉和微脉，洪脉用白虎汤，用石膏；微脉是附子证，这两种脉都表现在气化。所谓形质，比如血管的充盈程度不够的细脉，阴虚的人，表现的形质瘦（阴虚的人消瘦的多）。

4. 阳气外越的脉

浮、大、芤——浮大无力脉（如芤脉），为阳气外越，需用收敛的药，如小建中汤、黄连阿胶汤。《金匮要略》讲"脉大为劳"，浮大无力是太阴虚劳，小建中汤重用芍药。

如果是芤脉，芤脉轻取即得，重按少减，就说明它的血管床是扩张的，容量不足，说明缺血，也应加芍药收敛，黄连阿胶汤也有芍药。因为组织供血减少，机体希望能够代偿增加组织供血，那么在补血的基础上要用芍药去收敛血管，芤脉就能消失。

虚阳外越，小建中汤证也会出现浮脉、大脉，伤寒手足自温的是在太阴，《金匮要略》讲的脉大为劳，还是要用芍药去收敛它，摸着这个脉，知道这个脉形成的机制，开药的时候，要加一味芍药进去，所以一定要弄清脉象形成后面的机制。比如这个脉大，要用石膏，这属于高动力循环；如果摸着这个脉很微，心输出量不足，要用附子强心。如果大便稀溏，用四逆汤；如果还有水饮，用真武汤。假如有水饮的症状，他又患有肿瘤，应用瓜蒌瞿麦丸，这处方自然就出来了，不需要再去辨证。

如果患者吃不下东西来医院说："大夫，我消化不好。"消化不好为脾虚，表现为没有力气的脉，那就用四君子汤，但是，诊脉感觉是浮的，应再加上芍药收敛，那得开小建中汤、黄芪建中汤。四逆汤证是不能见到这种大脉、浮脉的。大脉有两个，如果脉大没有力气的，那是小建中汤证，用芍药去收敛；如果脉大又很有力气的，那是阳明在经：大热、大渴、大汗、脉洪大，是高动力循环，有炎症了，应用石膏。

所以，摸着患者的脉，医生自然就会把各种脉象组合进去了，一组合进去它背后的机制就出来了，处方也就出来了。否则，患者说："大夫，我不吃东西，消化也不好，精力不好，我又比较消瘦。"而且患者面色㿠白，那就是四君子汤证。如果摸的这个脉不仅没有力气，反而还大或浮，就要加芍药收敛，那就是小建中汤证。

5. 阳虚之人的脉

阳虚的人，基础代谢低，心输出量低。

阳虚的人怕冷，手脚冰凉。因为他基础代谢低，所以他的心输出量也低，代谢低了，需要的血液少，他就表现为微脉。如果这个血管再收缩，就表现为一个细脉（受了寒凉，血管收缩也表现为细脉），所以"少阴之为病，脉微细，但欲寐"，少阴脉有两层意思，少阴有寒化证，有热化证，微是阳微，心输出量不够；细是阴细，血管充盈不够。一个要用四逆汤温阳强心增加心输出量，一个要用黄连阿胶汤养阴养血增加血容量。当然，脉细不一定是阴虚，人受了寒凉或把手放到冰里面脉也变细，具体情况要具体分析。芍药具有双向调节作用，不仅使脉大的能收敛，脉细还能扩张，还能解痉，所以如果摸到一个很细的脉，也可以用芍药。如果这个人受了寒凉，就用芍药、当归、桂枝，因为当归是一个强烈的疏通血管的药物，四妙勇安汤就用它，当归有扩血管的作用。四妙勇安汤治脱疽就用当归，然后用桂枝通经，芍药可以解除全身多处的血管痉挛，了解了它背后的作用机制，根据脉象就可以选药。

少阴的脉表现为微、细、沉、迟。《伤寒论》说："凡脉大、浮、数、动、滑，此名阳也；脉沉、涩、弱、弦、微，此名阴也。"这是《伤寒论》的阴阳脉法，所以大、浮、数、动、滑都是阳病的脉，沉、涩、弱、弦、微都是阴病的脉。大家说弦为阴，那少阳病不是脉弦的吗？弦怎么是三阴呢？他这里指的是弦微、弦而无力的脉，是厥阴。在平脉法讲了，弦而无力是厥阴，弦而有力是少阳。这里讲的是三阴的脉，脉沉、涩、弱、弦、微都是三阴的脉，脉大、浮、数、动、滑都是三阳的脉，唯有弦，指的是弦而无力，弦微的脉，它是三阴，这是《伤寒论》的阴阳脉法的内容。

（五）脉搏次数

体现脉搏次数最常见的脉象为迟脉和数脉，实际上也可把缓脉、细脉加进去，一扩展就是28脉了。

迟脉、数脉代表寒热，寒证的人脉搏是迟的，热证的人脉搏是数的。影响脉搏次数主要有两个因素，一个是体温，体温增加1℃，脉搏增加10次，另一个是神经系统兴奋性，就是我们讲的肾上腺素，因为肾上腺素代表阳气，代表了神经系统的兴奋性，能够提高心率。主要就是这两个因素影响脉搏，脉迟为寒，脉数为热。人在紧张时，心跳就加快，肾上腺素分泌增加，就会出现脉数。

当然这是一般情况下，还有特殊情况，例如因为肿瘤压迫脉道也可以表现为迟脉，这种特殊的情况还要特殊分析，不能用普遍的规律去套那个极端的特殊情况，那会套出问题的。

1. 肾上腺素对脉的影响

我们一旦知道了肾上腺素的作用，就知道肾上腺素会影响哪些脉搏或者说哪些脉搏会受到肾上腺素的影响？第一为脉位，脉位表浅是肾上腺素的作用；第二为脉力，肾上腺素导致脉搏更有力气；第三为至数，肾上腺素导致脉搏次数增加。

（1）脉位：肾上腺素引起脉位表浅。感冒以后出现浮脉，这是肾上腺素分泌增加；而阳虚的沉脉，是肾上腺素分泌减少。

发热以后机体的肾上腺素就分泌增加，肾上腺素分泌增加可以使体表的浅动脉位置更加表浅，更加靠近皮肤。为什么肾上腺素让脉搏更表浅？因为随后要散热，汗出而解，散热时，血管肯定要往皮肤靠，动脉血管离皮肤越近，越容易带走人体的体温。病毒感染以后，比如太阳病证后，因为要发烧，发烧能带走体温，汗出而解，那么在这个过程中就是病毒感染以后，动脉血管就更靠近皮肤，为了方便后面的退烧出汗，出汗时通过皮肤带走体温，而这个体温是从血管里来的，把血管里的血流温度降下来，所以肾上腺素分泌增加，血管更靠近皮肤，就表现出动脉更表浅，那就是浮脉。感冒以后出现浮脉就是这个原因，这是脉的第一个机制。如果感冒脉不浮怎么办？说明患者肾上腺素分泌是不够的，他是一个阳虚的人，用麻黄附子甘草汤——太少两感证。弄清它的道理，处方自然而然地就会想出来了。

（2）脉力：肾上腺素是个强心的药，它的第一个作用能使脉搏变得有力，阳虚的人脉搏无力。肾上腺素的第二个作用是强心的作用，它能够增强心脏的输出量，所以当人体肾上腺素分泌不够的时候，第一个表现为脉搏变沉，第二个表现为脉搏变微，因为心输出量减少了，他的脉搏就表现为微脉，这是阳虚，可用附子；沉脉也是阳虚，也用附子。但沉脉还有阳明腑实证，诊到沉而有力的脉要用大黄，要用大承气汤、小承气汤。

（3）至数：肾上腺素使人体的心率增快，可以治疗缓慢性心律失常，使脉搏变数。

肾上腺素还能增强心率，使心脏的跳动次数增加，所以肾上腺素水平低的人表现为迟脉，沉、微、迟这3个脉经常合并出现。微脉往往脉沉，脉跳的次数慢，这是由肾上腺素水平低引起的，可用附子增强肾上腺素的分泌，这样，沉、微、迟脉都缓解了。

所以，一个典型的阳虚的脉是沉、迟、微。其实也没必要去区别它。只要能诊断出阳虚，然后能对证治疗就可以了。

2. 数则为热

永远记住一条：数则为热。只要这个人的脉数，这个人就有热。"数则为热"，这是《伤寒论》原文，只要脉数这个人就有热。

第一种：热体人，实热（白虎汤证），虚热（知柏地黄丸证）。热体人的热分实热、虚热，白虎汤证是不是有热？知柏地黄丸证是不是有热？所以知柏地黄丸证有细数脉，那么六味地黄丸证呢？六味地黄丸证就是个细脉。阴虚有热，只要有热，脉就数。

第二种：寒体人，发热（麻黄汤证），虚热（建中汤证）。寒体人有热，麻黄汤证出现脉数，因为发烧。建中汤证为什么有热？"手足烦热"嘛。

所以要记住这一条，数则有热。要真正去理会其中的意思，不是说这个人脉数就要用石膏，要弄清实热、虚热。

《难经》中有"曰：何以别知脏腑之病耶？然：数者腑也，迟者脏也。数则为热，迟则为寒。诸阳为热，诸阴为寒。"这里讲到了数则为热。这个热有虚热、实热，这个热还包括体温和神经系统兴奋性增加所导致的热，所以麻黄汤也能解热。

再看《濒湖脉学》如何讲数则为热。

数脉主病诗

数脉为阳热可知，只将君相火来医，

实宜凉泻虚温补，肺病秋深却畏之。

寸数咽喉口舌疮，吐红咳嗽肺生疡，

当关胃火并肝火，尺属滋阴降火汤。

"数脉为阳热可知，只将君相火来医；实宜凉泻虚温补，肺病秋深却畏之。"这句主病诗说的是数则为热。"肺病秋深却畏之"，因为火克金，慢性肺脏疾病在深秋急性发作是畏惧这个持续的数脉的。

"寸数咽喉口舌疮"，说的是肺位于上焦，脉在寸脉靠前。

"吐红咳嗽肺生疡"，指脉在寸脉里边。

"当关胃火并肝火"，关脉对应的是胃火、肝火。

"尺属滋阴降火汤"，指这个尺脉下面还能摸到脉说明生殖系统有感染，应用知柏地黄丸或柴妙饮。

寸脉摸到一个数脉，说明口舌生疮，咳嗽，肺上有病。实际上口舌生疮和肺上有病，脉位是不一样的。口舌生疮的脉位比寸位还要稍微靠前一点儿。然后摸着这个关（脉），一边判断脾胃，一边判断肝胆；如果尺脉数，说明这个人阴虚，应滋阴降火，该用知柏地黄丸。实际上这个尺脉数还包括两种，一个在尺脉，一个在尺脉稍微靠下一点儿，说明可能下焦有湿热，比如有淋病、梅毒、软下疳等，用柴妙饮（编者按：请参考《吴述伤寒杂病论研究》有关内容或一路健康 App 博士班"吴门验方"课程）。

（六）脉学基本原理

1. 脉形

所谓脉形反映了血管的充盈程度，叫作大细定虚实，就是从血管充盈程度来确定虚实，查看人体的形质是偏虚还是偏实。换句话说就是从这个脉管是大，还是细，可以去定它是个实证，还是个虚证。

形有余的人，像很壮实的东北大汉，他的脉是大脉，这种人感冒往往都要用麻黄汤。如果是细脉，往往是形质不足的人，阴血亏虚、偏消瘦等。

2. 脉管的张力

"弦软定阴阳"，就是血管的张力是定阴阳的。摸到一个弦脉，弦而无力是厥阴，弦而有力是少阳，这里定阴阳指的是厥阴和少阳。很多人厥阴和少阳分不开，其实摸他的脉就知道了。

3. 脉流

脉管中血液的流畅度，表现为滑脉和涩脉。"滑涩定气血"，滑脉是气分有痰，涩脉是血分有瘀。当然，涩脉除了有瘀血还可以是虚劳，虚劳导致人体的血液浓缩，血容量不足，可以表现为涩脉。

4. 脉搏次数

迟数定寒热，就是脉搏的次数，脉搏跳得快的是热，跳得慢的是寒。但这不是绝对的，要去判断他的寒和热。比如"数则为热"，不是要用石膏的问题，而是要去理解他的寒热。

5. 脉搏强度

洪微定气化的虚实，如果是洪脉，说明是高动力循环，这种人有热。如果是微脉，说明心脏输出量不足，这种人阳虚。所以，大细定形质，定的是阴血的盈亏；洪微定气化，定的是阳气的盈亏。

脉管大，是不是就一定是实证呢？不见得，还有洪微定虚实。大而有力才是个实证，就是从脉形上用大细可以判断虚实，但是还要结合脉搏的强度，也就是脉搏的洪和微。

大细定形质，阴血够不够；洪微定气化，阳气够不够。基本上可以从大细来定这个人的形质有没有问题。如果是一个大而有力的人，他没有外感这些情况，这个人长得高大壮硕，他是形质有余的人。在生理情况下，如果摸到一个大而有力脉的人，不是白虎汤证，这个人一定是一个形质有余的人。如果在生理情况下摸着这个脉是很细的，他可能是缺水，如果这个人偏消瘦，属于形体不是很足的人，可能太阳晒了几天，脱水了。

（七）弦脉与滑脉

可以从西医的角度去理解弦脉和滑脉。

心输出量减低，外周阻力增加，就表现为弦脉。那么弦脉是不是一定要心输出量减少呢？不是。一个正常人，就是个木型人，如果他血压不高，他会表现为弦脉。木型人如果血压不高，他的心输出量一定减少，因为如果他脉又弦，心输出量若增高，他一定患有高血压。他的外周阻力增加，但是血压又要保持正常，心输出量就要减少。如果这个平衡被打破了，他就是一个高血压。

滑脉，表现为心输出量增加，血液流畅度增加，他的外周阻力通常是降低的。如果这个外周阻力不降低，他也患了高血压。弦滑有力的脉，也会有高血压。中医叫痰瘀风动，风痰上扰。所以滑脉，它一般是不见弦的。如果这个脉又弦又滑，他也患有高血压。

所以，大家去读文献资料的时候，会读不懂，弦脉怎么会心输出量减少呢？滑脉怎么会是外周阻力降低引起的呢？其实事实就是这样的，不是说一定要降低。而是在做实验的时候，实验中造的就是这个模型。

（八）十二脉法

中医的12个基本的脉象，机制都在这里了：①洪细：左心室总泵力、有效泵力和大循环容量、动脉压力梯度容量。②弦软：动脉壁的体积弹性模量和动脉内的容量和压力。③长短：心脏泵力、流量及其所造成的动脉内容量及压力。④滑涩：心肌收缩功量、动脉弹性模量及终端阻抗。⑤迟数：神经体液机制。⑥浮沉：沉脉组的压力梯度容量及动脉壁张力大于浮脉组，与血液的分流及局部解剖结构有关。

第四章 十二脉法

我们把这 28 脉给大家总结成为 12 脉，即总结成为十二脉法。

一、十二脉诀

浮沉定表里（脉位），大细定虚实（脉形）；
长短定升降（脉体），弦软定阴阳（脉力）；
滑涩定气血（脉流），迟数定寒热（脉率）。

（一）十二脉解

这 12 个脉临床就够用了，而且它的机制，也已经讲过。

"浮沉定表里"，指脉位浮主表，沉主里，浮脉和沉脉是由肾上腺素的水平决定的。如果人在感冒以后出现脉浮，应给他开拟肾上腺素类药物，比如麻黄碱，让他汗出而解。如果感冒以后出现脉沉，当浮不浮，说明肾上腺素水平低，可用附子，比如麻黄附子细辛汤。如果患者反复出现过敏性鼻炎，就是有太阳表证，但常见脉不浮反沉，脉沉加附子，可选用麻黄附子细辛汤或麻黄附子甘草汤。用药思路自然就从脑子里跳出来了。

但是，脉浮能不能主里呢？如果脉浮而无力，是太阴虚劳，所以还要排除这种特定的情况，来定"浮主表，沉主里"。沉主里，有虚和实。少阴阳虚的脉表现为沉、迟、微。那么沉脉又主实证，主要是阳明病，有大便，有痰，还有瘀，肿瘤也可表现为一个沉脉，因为肿瘤压迫脉道。浮脉可主虚证，还可主实证。浮脉的实证是浮紧脉，可用麻黄汤，浮缓脉可用桂枝汤。

"大细定虚实"指脉形（彩图 7），是说这个脉是大的还是细的，脉大的人很壮实，脉细的人阴血不足。大脉是实证，因为高动力循环，他的脉就大，也就是血管床会增大。是不是大脉就一定是实证呢？大而无力的脉是个虚证，细脉就是个虚证。细脉代表阴虚，精血不足，血管收缩，但是，细脉又不一定都是阴虚，寒性收引，寒证也可以表现为脉细。

"长短定升降"指脉长还是脉短。如果寸脉过寸，说明了什么？气机上升！要用镇肝息风或者说息风潜降的药，如镇肝熄风汤之类处方。寸脉不及寸，说明什么？是中气下陷，要用升提的药，如补中益气汤之类的处方。尺脉不及尺是肾精亏虚，要补肾填精，用熟地、牛膝等补肾的药，如六味地黄丸。尺脉过尺，是湿热下注，要用清热除湿升提的药，升阳可以除湿，比如柴妙饮之类处方。所以，长短定升降，定的是寸脉和尺脉，来看气机是往上还是往下。

"弦软定阴阳"，弦软定的是脉管张力，是增强还是减弱。弦而有力是少阳，比如小柴胡汤证。弦而无力是厥阴，比如乌梅丸证。

"滑涩定气血"，滑脉是气分有痰，需化痰；涩脉是血分有瘀，需活血。其实一定要注意，滑脉还有更大的意义，并不一定只是有痰，如果我们说得更广泛一点，滑有更大的意义，说明他身体里面有外来物。大便停滞，脉滑，小承气汤证就是脉滑数；饮食停滞，脉滑；怀孕了，脉滑；外来入侵物停留在人的呼吸道，脉滑。这个脉滑是说明有外邪入侵。还有如果睡眠不宁，心神不宁，做乱七八糟的梦，也是脉滑；神志昏聩，表现为神经兮兮的，也是脉滑。同样，涩脉不仅是有瘀血，阴精亏虚或者说精血亏虚的人，导致血液浓缩也会出现脉涩。其实机制都是血液处于高凝状态，一个是实证，血液处于高凝状态，中医讲的是瘀血；一个是虚证，血液浓缩，还是处于高凝状态，导致脉流不通畅，就像轻刀刮竹。

"迟数定寒热"，是通过脉率来定寒热。迟脉有寒，数脉有热。那么迟脉是不是一定有寒呢？热闭了，热在里面闭着，也可以表现为迟脉。举个例子：休克的患者，到了厥热胜复的时候就表现为迟脉，实际上是个大热的人。数脉是不是一定有热？不要以为休克的患者，表现为迟脉，就没有寒了，他一定有寒，手脚冰凉，要不他怎么休克呢？数脉的人就一定有热！不外乎是实热，是虚热，本热、标热而已。例如，阳明病可以表现为迟脉，脉搏跳的迟，叫作里热外厥。他这个迟脉代表有寒，代表他外厥，就是有寒，不外乎是本热标寒，标寒也是寒，麻黄汤证的脉可以表现为浮、紧、数的，只要他脉数，他就一定有热，不过要分清这个人是虚热还是实热，是真热还是假热而已。只要他脉迟就一定有寒，不过是真寒还是假寒而已。

这12个脉，已经囊括了人体的基本病机。这是我们讲的第一个部分——临床常用的十二脉诀。

十二脉诀，最主要的是要体会脉象后面的机制。首先，要把浮和沉区别出来，这是最基本的内容。然后，象的后面是理，导致脉偏浮、偏沉的理是什么？就是血管的位置——脉位的高低或深浅。理的背后是病机，什么样的病机导致血管偏浮、偏沉。明白这些后，一旦摸到浮脉或沉脉，这个脉该浮该沉，该浮又不浮，该沉又不沉，你就知道怎么去处理了。摸到脉浮，浮而无力，这是虚阳外越，可加芍药收敛；摸到脉沉，沉而无力，是肾上腺素分泌不足，要用附子；沉而有力是阳明腑实证，要用下法。当你觉得脉沉而有力但还不敢确定是否用下法，那就再摸一下患者的手心，手心都是汗，"手足濈濈然汗出"；你再问他几天没大便了？一个星期了，这就是阳明腑实证。你可以用各种诊法来佐证，实际上哪一条都可以区别。阳明腑实证还可以通过叩诊判断。大便如果停留在乙状结肠，是阳明腑实证，因为大便最后的水分吸收是在乙状结肠，在乙状结肠水分吸收过多就会形成燥屎，就是疙瘩屎，是大承气汤证。如果大便在降结肠，水分没有完全吸收，但是又不好解，那是小承气汤证。如果在左边升结肠，因为升结肠要往上运动，需要阳气，那是大黄附子汤证。横结肠横在胃下面，如果叩诊感觉大便停于此，常见于附子泻心汤证之心下痞。痞证怎么会用大黄去下呢？中医生理学认为结肠右曲偏阳虚；横结肠寒热错杂，治疗需寒热并用；结肠左曲偏热，到乙状结肠，如果水分吸收过多直接形成燥屎。所以，叩诊得出的结论和其他诊法得出的结论是一样的，望、闻、问、切是不矛盾的，哪一种诊法学明白了都可以治病。所以说很多时候不需要四诊合参，但有时候为了相互印证，比如舌诊，舌淡的原因很多，可以通过脉诊来相互印证。

（二）心主血脉

心主血脉是中医理论中的一个功能。那心、血、脉三者之间是什么关系呢？血指的是血液；脉指的是脉管；心指的是心脏。心在这里主要起一个泵的作用，把血液射出去，射到脉里。脉是一个闭环，是一个全身封闭的脉管系统，分为动脉与静脉。动脉，血管可以收缩，所以叫动脉；静脉，管壁不能收缩，所以叫静脉。由心脏把血射到动脉里，经过微循环交换（即毛细血管，也就是中医讲的络脉），最后由静脉回到心脏，在这个封闭的脉管里面不停地循环，流到全身的叫大循环，流到肺的叫小循环。所以，脉是管腔，血是内容物，心是泵，是发动机、原动力，这是我们讲的心主血脉。因此，心主血脉包括心的主血和主脉两个功能。

我们的十二脉法，寸口脉摸出来的既有心，又有血，还有脉。

1. 脉力（心）

脉力微洪。脉力即脉搏的力量，取决于心输出量。心脏这个泵不停地往外周血管射血，就像一个波一样，心脏是波的源头，越传越慢，越传越弱，到寸口脉已经接近波尾了，再往下是络脉，寸口脉相对还是偏大的血管。从源头向下传导的波动我们能摸出来，脉有力、无力，取决于心输出量，取决于心率，所以有洪脉和微脉、有力的脉和无力的脉。

2. 脉率（心）

脉率迟、数。脉率取决于心率，正常人的脉率和心率是一样的，如果心率 80 次 / 分钟，摸到桡动脉搏动就是 80 次 / 分钟，因为是心脏搏动的波传导到桡动脉，所以波头搏动一次，波尾也搏动一次，脉率其实就是心率。因此我们的脉力、脉率摸的是心力、心率，就是微脉、洪脉、迟脉、数脉。

3. 脉床（血）

脉床大、细。还可以摸脉床，脉床可以摸脉大还是脉细，这取决于脉管里面的血容量。你摸到的脉床本来是血管的大小，但这个血管的大小最终取决于里面的血容量，血容量增加，血多了，摸到的就是一个大脉；血容量减少，血少了，血管收缩，摸到的就是一个细脉。比如阳明病表现为大热、大渴、大汗、脉洪大，那是高动力循环，心脏射出的血多，所以脉搏就变大。这就是我们讲的大脉和细脉。当然，受寒后血管收缩，脉也表现为细脉。如果脉管床没有收缩，血容量不足就是芤脉。

4. 脉流（血）

脉流滑、涩。脉流指的是血管里的血液流动的畅快与否，血液流动畅快形成边流那是滑脉，血液流动不畅是涩脉。

5. 脉管

脉管弦、软。还可以摸到脉管的张力，管壁的张力增加是弦脉，张力不够是软脉。

6. 脉位

脉位浮、沉。血管位置高的是浮脉，位置低的是沉脉。

在十二脉法中，脉力、脉率诊的是心力、心率，即微脉、洪脉、迟脉、数脉。脉床、脉流诊的是血液充足与否，血液流动的畅快与否，即大脉、细脉、滑脉、涩脉。脉管的张力和位置，可以判断弦脉、软脉、浮脉、沉脉。

所以，心主血脉，在寸口脉摸到的有3个内容，一摸心，二摸血，三摸脉，这就构成了中医脉诊的主要内容。比如肾阳虚的人，肾上腺素水平低，所以脉搏变沉，表现为沉脉。因为肾上腺素可以提高心率，肾上腺素水平低，他的心率减慢，表现为迟脉；肾上腺素水平低，他的心脏收缩力减弱，表现为微脉。所以肾阳虚的人，脉象经常表现为沉、迟、微，这3种脉象可以兼并在一起。一个典型肾阳虚的人，你摸他的脉又沉、又迟、又微。所以，中医老师说，这是沉脉，阳虚；换一个中医老师说，这是迟脉，才跳50次；再换一个中医说这脉没有力气，是微脉。实际上沉、迟、微背后的规律，对肾阳虚而言都是肾上腺素水平低，当然这是它的核心规律。因为肾阳虚的机制比较复杂，涉及多方面，肾上腺素水平低是它的核心规律，导致他的脉搏变沉、变迟、变微。如果想深入研究，可以去区别沉、迟、微以及它们是怎样合并出现的，脉诊大概摸一下，能感觉出来这是个肾阳虚的人。

（三）以脉定药

浮沉定表里，这是说脉位；大细定虚实，这是说脉形；长短定升降，这是说脉体；弦软定阴阳，这是说脉力；迟数定寒热，这是说脉率；滑涩定气血，这是说脉流。下面介绍通过诊这些脉如何去确定用药的方法（彩图8）。

1. 浮沉定表里（脉位）

浮沉定表里，这是讲脉位，也就是通过桡动脉的位置来判断脉象。桡动脉位置高的，是浮脉，用麻黄；桡动脉位置低的，是沉脉，用大黄。当然，还可以根据细节来变化。因为浮脉中浮紧用麻黄，浮缓用桂枝。沉脉中沉而有力用大黄，沉而无力用附子；一个是阳明腑实，一个是阳虚。但是大的原则是实证中浮脉用麻黄，沉脉用大黄，麻黄主表，大黄主里，都是攻邪的药。虚证中浮缓脉用桂枝，太阳中风是个虚证。脾虚的人感冒后才容易患太阳中风，所以太阴病也用桂枝。沉脉用附子，温阳。

综上所述，实证——浮脉麻黄，沉脉大黄；虚证——浮脉桂枝，沉脉附子，虚实有别。浮沉定表里，可以确定是表病还是里病。所以，主要就是考虑麻黄和大黄，当然，如果你学得越多，考虑的问题也就更多一些。

2. 弦软定阴阳（脉力）

弦软定阴阳，这是讲脉力。如果脉是弦而有力的，那是少阳病，柴胡证，用柴胡；脉弦而无力的，那是厥阴病，用乌梅。

3. 大细定虚实（脉形）

大细定虚实，就是脉形。如果脉管很大的，是个实证，用石膏；脉管很细的，是个虚证，用地黄。什么是脉管很大？脉管很大是感染以后高动力循环，心脏的强力收缩，血液输出增加。因为感染以后，为了拮抗病原微生物，需要运输大量的免疫细胞和抗体到感染的局部，所以表现为脉大，高动力循环。细脉是血管的充盈不足，就是血容量少，血管收缩，表现为细脉，常见于阴虚的人。大脉是实证，细脉是虚证；大脉用石膏，细脉用地黄；大脉清热，细脉养阴。所以大细可以定虚实，当然也不绝对。那个桂枝汤证脉不大吗？桂枝汤证就可以是个大脉，大而无力，要用芍药去收敛。黄连阿胶汤证也可以是个大脉，大而无力，是个虚证的脉，也要用芍药去收敛。细脉一定用地黄吗？不一定。那个厥阴病，当归四逆汤要用细辛，因为有寒邪，寒性收引，血管受寒收缩导致脉管变细，要用细辛去宣通，不是说细脉一定得用地黄。但是从大的原则讲，大脉实证用石膏，虚证用芍药；细脉实证用细辛散寒，虚证用地黄补虚。其实每一个脉象，都有虚实两端。

4. 滑涩定气血（脉流）

滑涩定气血，这是讲脉流，指血液在血管中流动的通畅度和血液的黏稠度。如果血液很滑，那是有痰，可用天南星化痰。血液运行很涩，就是血液处于高凝状态，可用当归去活血。血液处于高凝状态，可以选当归，还可以选土鳖虫、桃仁等活血药来活血。为什么血液运行涩就选当归呢？因为当归既活血又养血。而涩脉有两种情况，第一种是血液处于高凝状态，血液黏稠，运行不畅，所以如"轻刀刮竹，往来艰涩"，需要活血。第二种是精血不足，血液里的成分少，运行艰涩，此时就要填养精血，当归配熟地可补养精血。因为当归既可以配土鳖虫活血，又可以配熟地填精，精血不足者也可以用，所以涩脉选当归。

5. 长短定升降（脉体）

长短定升降，这是讲脉体。如果你摸到寸脉长，肝阳上亢，用牡蛎潜降。除了牡蛎还可以合用牛膝，牛膝引血下行。你摸到寸脉短，中气下陷，用升麻去升提。其实除了升麻，还可以用桔梗，桔梗也载药上行。

6. 迟数定寒热（脉率）

迟数定寒热，迟脉用附子温阳，因为有寒。数脉用黄连清热，能降低心率。迟脉也有实证，比如肿瘤压迫脉道，就可以表现为迟脉；阳明腑实证也可以表现为迟脉。数脉是不是就一定用黄连呢？不一定。如果是细数脉，可以用黄连阿胶汤，不一定单用黄连。如果这个脉，虽然偏数，但是一点力气都没有，即数而无力的脉，而且手心都是汗，那就可以用桂枝甘草龙骨牡蛎汤，桂枝温阳，龙骨、牡蛎潜降。寒热错杂就用黄连汤，黄连配桂枝。

小　结

"浮沉分表里"，实证，浮用麻黄，沉用大黄；虚证，浮用桂枝，沉用附子。"弦软定阴阳"，弦而有力是少阳，柴胡；弦而无力是厥阴，乌梅。"大细定虚实"，脉大用石膏，大热、大渴、大汗、脉洪大，是个实证；脉细用地黄。"少阴之为病，脉微细，但欲寐也"，脉细是阴虚，用地黄。当然如果大而无力的脉，是虚劳，用芍药收敛；

细脉如果是因寒性收引，要用细辛宣通。"滑涩定气血"，滑有痰，用天南星。当然，也有可能是怀孕。涩，有瘀，用当归，当归配土鳖虫活血，如果精血亏虚导致的涩脉，当归配地黄。"长短定升降"，寸脉短，用升麻提气，也可加桔梗；寸脉长，用牡蛎潜降，还可加牛膝引火、引血下行。"迟数定寒热"，迟，有寒，用附子；数，有热，用黄连。当然，迟也不一定是寒证，数也不见得都是热证，但是基本原则是这样，特殊情况再特殊处理。这就是我们讲的十二脉诀，以脉定药。依据这 12 个脉，我们就能够把基本的药给定出来。

（四）以脉定气血阴阳

1. 微、洪（气：输出量）

微脉指脉搏没有力气，洪脉指脉跳得很有力气，洪脉和大脉相近。脉搏跳的是否有力气，取决于心输出量，取决于心脏的收缩。因为心脏收缩导致脉搏的波从心脏一直传递，传递到外周的桡动脉，就是摸到的脉搏，所以正常情况下脉搏的次数就是心率的次数。脉搏的有力与无力，取决于心输出量，即心脏收缩的有力、无力。如果是一个微脉，没有力气的脉，心脏的输出量不够，用人参补气，增强心脏的收缩。如果是一个洪大的脉，说明心脏的输出量增加，心脏收缩力太强。比如炎症引起高动力循环，属于阳明在经，用石膏。你看心脏收缩功能是强大还是不足，就可以把人参和石膏给定出来。当然了，心脏输出量减少，导致脉搏没有力气，用人参；如果这个脉搏没有力气已经到了微脉的程度，加附子，就是参附汤，这是病情传到少阴去了。这是第一个，通过脉的有力和无力来决定使用人参或石膏。

2. 迟、数（阳：兴奋性）

脉搏的次数与心脏的兴奋性或神经系统的兴奋性有关。从功能上讲，心脏的兴奋性增加，叫作阳；抑制，叫作阴。心脏的兴奋性增加，就是心跳的频率增加。因为心脏有一定的收缩频率，也就是脉率；

还有一定的收缩强度，就是脉力。如果脉率增加，兴奋性增加，有热，阳有余，用黄连；如果脉率降低，兴奋性不足，用附子。轻度的脉率降低，60～70次/分钟，是个缓脉，缓脉可以用人参或者桂枝补气，脉率就会增加。如果脉率低于60次/分钟，属于脉迟，可用附子。由此可知，通过脉力和脉率都可以定人参或附子。

3. 细、大（阴：血容量）

通过脉的大和细，来判断机体血容量。如果脉细，血容量不足，用地黄去填，不光用地黄，其他很多种药也可以去选；脉大，如果是血管床扩张，用芍药去收敛。

4. 芤、实（血：血细胞）

通过脉的芤和实，来判断人体的血细胞。如果患者失血，脉管中血细胞丢失，机体要维持血容量，血液中水分就增加，红细胞的压积降低，所以这个脉管不任重按，一按就扁了，这就是芤脉，芤脉主失血，用点儿阿胶。如果这个脉很实，有力，是个实证，可以用大黄去下它。如果是个沉实脉，在气分，用承气汤；在血分，用抵挡汤、下瘀血汤。

所以脉法有一个特点就是：以脉定药，以药定方。基本上可以通过摸脉确定用什么药，要把这些内容学得灵活，了解一个大体的基本规律就可以了。

摸脉，不外乎就是摸心、血、脉这3个方面。

心有两个因素，一个是跳的有力、无力，一个是跳得快、慢。跳的没有力气用人参，跳的有力用石膏，如果一点儿力气都没有，就用人参加附子。跳得快，有热，用黄连清心，如果有湿热的可以加苦参。跳得慢，出现缓脉，用人参、桂枝补气；如果跳得很慢，出现迟脉，用附子。

血有两个因素：①血液是否黏稠，血液运行是否通畅。如果血液流畅度增加，形成滑脉，需化痰；如果血不流畅，那是有瘀血，需活血。当然，精血亏虚也可以导致血液不流畅。②血容量足不足，如果失血，血细胞丢失，脉不任重按，那就是芤脉；如果血容量很充足，单纯的一个实证，就是实脉。一个实证的实脉，可以用大黄、石膏这些药。在经用石膏，脉洪大；在腑用大黄，有瘀血也可以用大黄；气分用承气汤，血分用下瘀血汤、抵当汤。

脉也是两个因素：①脉管位置的高低，浮的是表证，沉的是里证。当然，浮也有虚证，沉也可以有虚证，"沉而无力用附子，沉而有力用大黄"。浮脉，实证可以用麻黄；太阴病也可以浮，太阴虚劳脉浮大无力，可以用小建中汤，重用芍药收敛。②脉管的张力，如果脉管的张力增加，那是少阳病，用柴胡；脉管张力降低，弦而无力，那是厥阴病，用乌梅。

所以，摸脉就是摸心、血、脉。脉包括脉位的高低和脉力的有无，血包括血液运行的流畅度和血容量的多少，心包括心输出量的多少和心率的快慢。摸脉就摸这 6 个因素，构成了十二脉诀。了解这 6 个因素，就可以用药去对脉。脉诊，先是摸脉的象，象后面是理，理后面是药，你摸着脉，弄清楚脉象后面的理，明白理就可以知道什么样的药能够纠正它，药一出来，方就出来了。

（五）脉的胃神根（形气神）

我们摸脉，摸象，脉象是取象，包括我们十二脉法都是取象。首先你要会摸这 28 脉，或者我们讲的十二脉法，第一步要取象，但是取象你要明理，明理才能知道每个脉象背后对应什么样的生理、病理变化，这些取象是个过程，我们叫作不住于相，就是不要执着于这些象，比如我们今天讲的胃神根，如何摸一个人的生气，人由生到死就是一个生气逐步增加、最后死气逐步增加的过程，人最壮的时候，生气是最强的。《难经》说："人之有尺，譬如树之有根，枝叶虽枯槁，根本将自生。"生气的根在尺脉，是生气外在的象。寸脉就相当于树枝的枝叶，关脉相当于树枝的干，尺脉相当于树枝的根，这脉立起来就像是一棵树，所以它讲如何通过脉搏去体会人的生气，他生气怎么逐步减少，死气怎么逐步增加？这就从象的范围，从28脉具体脉的取象上，又提升了一个层次。

中医脉学对正常人的脉有一个基本的判断，叫作脉贵有胃、有神、有根。我们可以有一个简单判断患者脉的胃、神、根的办法。

1. 脉贵有神

脉贵有神（彩图9），"得神者昌，失神者亡"。一般认为脉要具和缓之象，具冲和之气，这个说法其实是比较难以领会的。我给大家一个最简单的办法，你去摸他左手的寸脉，如果左手的寸脉轻取具冲和之气，那就是有神。冲，脉搏跳动，搏动你的手指是有力的；和，脉搏跳动，搏动你的手指又是很和缓的。这种情况，他的脉有神，他的精神状态比较好。

例如，"寸口脉动而弱，动则为惊，弱则为悸"。脉搏跳动冲击你手指的时候，这个脉是寸脉一部独滑，我们叫作动脉，它搏动你手指的时候就不具备冲和之气。"脉动而弱"，弱就是没有力气的脉，不见和象。正常寸脉的搏动，应该是搏动你的手指有力，但是这个有力是和缓的，所以正常人的寸脉不见动脉，不见弱脉。寸口脉的寸脉，候神时要轻取，轻轻按上去感觉脉搏跳动的情况，这样就可以判断神的问题。这个人的精神状态好不好、容不容易受惊吓等，好多情况都可以判断出来。

因为"少阴之为病，脉微细，但欲寐也"，我们摸寸口脉摸的是桡动脉的搏动，桡动脉的搏动最有力的是关脉，到了寸脉搏动力量就弱了。把人分成上、中、下三焦，左手寸脉是候人体的上半部分，候上焦，候心和大脑，通过摸寸脉就可以感觉到人的精神状态（彩图10）。如果寸脉不足，这个人精神就很萎靡。比如寸脉陷下去的人，天天头重不举、多卧少起、浑浑噩噩、但欲寐，这是神光不满，神不足。总是疲乏，困顿，容易受惊，容易害怕，这些都是寸脉不足的表现。

这是第一个，轻取寸脉去摸他的神。

2. 脉贵有胃

脉贵有胃就是脉贵有胃气（彩图11），有胃气的脉是脉来和缓，这个也不好解释，神不就是脉来和缓嘛，怎么又是有胃呢？有胃气的脉是脉来和缓有力，关键在关脉有力，因为脉搏最有力的位置就是在关脉。如果一个人的关脉有力，说明他的代谢水平好，气化功能很好，因为脉搏的力量取决于心脏的收缩力。所以，关脉中取有力，这种人气化功能很好，代谢水平比较高，但这个有力也要见和缓之象。如果这个有力不见和缓之象，太有力了，那就是阳明病大热、大渴、大汗、脉洪大，这是处于高动力循环，有炎症了，是太过之象。而关脉没有力，为不及，说明他的代谢水平低，消化吸收功能不好。所以，摸脉时中取关脉就可以知道此人的脉有没有胃气，代谢水平、气化功能怎么样。简单地说，一个人的气化功能好，代谢水平高，体力很好，就可以去做体力劳动。有的人就不行，让他爬五楼都气喘吁吁。

3. 脉贵有根

脉贵有根就是脉要有根（彩图12），根指的是沉取有力，有根指的是左手的尺脉，重按的时候跳动是非常清晰的，而不是重按时脉来细而附骨，还摸着非常有力，那是下焦有疾病。这就叫作脉贵有根。

所谓的脉贵有胃、有神、有根，其实就是我们把左手的脉浮取、中取、沉取去看他的寸、关、尺。寸脉浮取见冲和之象，这个人有神。关脉中取和缓有力，这个人有胃，就是气化好。尺脉沉取，跳得很清晰，这个人有根，有根是指肾精充足，形质好。肾精充足的人皮肤洁白、细腻，整个人形体看着很舒服，所以说他肾精很充沛。实际上就是我们讲的形、气、神，摸脉的胃、神、根也就是摸脉的形、气、神。

比如左寸脉不足的人，精神状态不好；如果左寸脉非常有力，其人易发生惊狂，比如癫痫、精神分裂症。如果左关脉没有力气，其人代谢水平低，气化功能不好，爬五层楼都爬不动；而关脉非常有力，其人代谢水平太过，高动力循环——大热、大渴、大汗、脉洪大，常见于炎症。如果尺脉沉取没有根，比如浮弱而涩，会出现什么情况？《金匮要略》云："男子脉浮弱而涩，为无子，精气清冷。"什么是精气清冷？男子不育，清指的是射出的精液像水一样，很淡，味也不够，正常精液有一种特殊的骚味。冷指的是精子不液化，精子活力差。所以他不容易授精，不容易有子，这是不足的。如果尺脉沉取脉来细而附骨有力的，这是形质有问题，下焦有疾病，比如肿瘤，肿瘤是形质病，就是形成新生物。

所以，胃、神、根其实就是我们讲的形、气、神。你要用最简单的方法去操作，就是去摸左手的寸、关、尺，浮、中、沉。当然，这里只是讲了左手的脉，去辨别他的胃、神、根，辨别一个人的形、气、神。还有右手的脉，就涉及对形、气、神做更细的划分，不做进一步讲解。我觉得讲的太细，其实不利于大家去操作，当个医生，这就足够了。这就是判断正常人脉的胃、神、根的方法，也就是从脉象上怎么去看待一个人的形、气、神。

第五章　七类二十八脉

　　中医的脉一共分为 7 类，28 种基本脉象。要想去记这 28 种基本脉象，去一一地摸，很难！好多脉其实都是区别不了的，比如一个虚脉和一个微脉怎么区别？何为虚？何为微？实脉和洪脉、大脉又如何区别？

　　七类是浮脉类、沉脉类、迟脉类、数脉类、虚脉类、实脉类、乱脉类。浮脉类包含浮脉、濡脉、革脉、芤脉和散脉等；沉脉类包括沉脉、伏脉和牢脉；迟脉类包括迟脉和缓脉；数脉类包括数脉、滑脉、动脉；虚脉类包括虚脉、微脉、涩脉、弱脉、细脉、短脉；实脉类包括实脉、洪脉、大脉、长脉、弦脉、紧脉；乱脉类包括促脉、结脉、代脉，就是心律不齐。前面六类心律都是齐的，只有乱脉类可表现为心律不齐如快速性心律失常、缓慢性心律失常和房颤。

一、浮脉类

　　　　　浮脉相类诗
浮如木在水中浮，浮大中空乃是芤，
拍拍而浮是洪脉，来时虽盛去悠悠。
浮脉轻平似捻葱，虚来迟大豁然空，
浮而柔细方为濡，散似杨花无定踪。

　　（1）浮脉是由于肾上腺素分泌增加，脉位表浅，它仅仅是整体脉管更加靠近皮肤，这就是个浮脉。

　　（2）洪脉是整个血管扩张之后，轻轻就摸到了，它中取的时候力量是过力的，是增加的，是高动力循环，这个叫作洪脉。

（3）芤脉是由于缺血，血管床扩张，轻轻一摸就有脉，但一用力按脉就没有力气，是由于固形物减少，血细胞少了，它中取是没有力气的，这个叫作芤脉。

（4）散脉是由于心输出量严重减少，只能够在浮取这个位置摸脉，稍一按压，就摸不到脉了，中取、沉取是摸不到脉的或者摸不清楚的，比如休克的患者。

（5）濡脉就是这个人的脉体狭窄，脉又浮又细，它的本质也是血容量减少，不过血容量持续地减少导致了血管的收缩，而芤脉还处在代偿期，血管还是处于扩张的状态。

二、沉脉类

沉脉相类诗

沉帮筋骨自调匀，伏则推筋着骨寻；

沉细如绵真弱脉，弦长实大是牢形。

沉脉是脉位下沉，你要用力按，摸着比较清楚。

如果脉位下沉得特别严重，就是你按到骨头，才脉力很清楚的，这个脉叫作伏脉。

如果你摸着脉位下沉，脉力又增加的，这个脉是牢脉。

如果脉位下沉，脉力减退的，这个脉是弱脉。

这就是沉脉类的 4 个脉，影响脉的因素不外乎心、血、脉这几个因素。

牢脉和沉脉，脉位都下沉，但是牢脉，你重按的时候觉得这个脉特别有力气的就是牢脉，重按不应该特别有力，重按特别有力往往都是肿瘤。

传统脉学三部九候仅仅分为寸、关、尺和浮、中、沉，实际上寸上有脉，尺后有脉，还关外有脉，关内还有脉！浮、中、沉还可以分。

这里只是告诉说脉位比沉脉还要沉。

也就是你把这个脉在沉取的时候，摸着有力、很清楚，就像正常的脉一样就是个沉脉；如果浮取摸不到，沉取的时候能摸到，但是这个脉力特别无力，特别不清楚，那就是弱脉；如果沉取的时候摸到这个脉特别有力，那是牢脉；如果比沉的位置还要沉，一定要按到骨头上才能够摸得着的，那是伏脉。

沉脉主病诗

沉潜水蓄阴经病，数热迟寒滑有痰，
无力而沉虚与气，沉而有力积并寒，
寸沉痰郁水停胸，关主中寒痛不通，
尺部浊遗并泻痢，肾虚腰及下元痌。

这是在说少阴病，脉沉而又没有力气，是个虚证；如果脉沉而有力，是个实证，要么是积，要么是寒，积大家知道是肿瘤，"寸沉痰郁水停胸"，这里讲的是胸水。"关主中寒痛不通，尺部浊遗并泻痢，肾虚腰及下元痌"，如果你摸着寸脉沉而有力在一个位点上，说明这个人有腰痛病，他往往在腰椎都有突出物、腰椎增生等，因为他那个意象脉，象就是摸着你这个腰痛，像有个东西，这个有骨刺、腰椎增生。如果诊脉时，患者的尺脉沉而有力在一个点上，觉得有疙瘩，再让他去做磁共振，发现腰椎增生。取象、比象、意象最终得到的结果都是相通的。

三、滑脉、数脉

滑脉相类诗

滑脉如珠替替然，往来流利却还前，
莫将滑数为同类，数脉惟看至数间。

滑脉大部分见于数脉，脉搏跳得快的时候，血流湍急的时候它容易形成湍流。但是滑脉要和数脉相区别，数脉仅仅是快，滑脉还有"如珠走盘"。所以绝大部分滑脉都数，即90%的滑脉都是数脉。

四、长脉、短脉

长脉相类诗

过于本位脉名长，弦则非然但满张，

弦脉与长争较远，良工尺度自能量。

短脉相类诗

两头缩缩名为短，涩短迟迟细且难，

短涩而浮秋喜见，三春为贼有邪干。

如何判断长短脉和弦脉？严格来讲，弦脉仅仅指关脉，寸脉过寸叫长脉，尺脉过尺叫长脉，寸不及寸叫短脉，尺不及尺叫短脉；长短脉和弦脉的区别是什么？长短脉指的是尺脉和寸脉；弦脉指的是关脉。这里一定要清楚。"过于本位脉名长，弦则非然但满张"。

五、弦脉、紧脉、牢脉

弦脉相类诗

弦来端直似丝弦，紧则如绳左右弹，

紧言其力弦言象，牢脉弦长沉伏间。

弦脉相类诗里有3个脉：弦脉、紧脉、牢脉。这3个脉都是脉管张力增加，在脉管张力增加的基础上，特别明显，叫作紧脉；如果这个脉很沉的时候摸着特别有力，这个血管张力也增加，就叫牢脉。

　　进一步来讲，弦是指"端直以长"，这时的脉管张力或血管张力是增加的，它开始"端直以长"。紧是感觉特别有力，就是像绳子左右弹，像转绳索一样，你摸着这个脉管张力特别强，就是紧脉。牢脉就是不仅血管张力强，还发沉有力。

　　有学员问："老师，这个弦脉，3个手指压不断，是说3个手指都有弦脉，还是只有一部有弦脉？"

　　答：3个手指都压不断，是关脉与寸脉的联系、关脉与尺脉的联系压不断，你在这3个指头压的时候，你这个指头之间有缝，你这里（关）一压，这脉管就掉下去了，寸脉也掉下去了，尺脉也掉下去了，中间就断了。当3个手指头用力的时候，寸、关、尺之间感觉是断了的。因为没有着力。而弦脉的人摸着他的寸、关、尺就像摸着一根线一样，因为血管张力很强。就是关脉与寸脉之间的断了这处不明显，关脉与尺脉之间断了这处也不明显，其实还是在关位，就是关位往上、关位往下的问题，就是有时候我们说尺脉弦长，寸脉弦长，其实尺脉弦长指的尺脉过尺，寸脉过寸，可以理解为寸、关、尺都是弦脉，也可以认为弦脉只见于关脉，就像《濒湖脉学》讲的弦脉只见于关脉，而长脉见于寸脉和尺脉，其实寸脉过它是个长脉，尺脉过尺它也是个长脉。真正讲的弦脉"如按琴弦"，指的是正常人你往下一按，这3个手指头之间的地方这里是不着力，按下去你是感觉不到的。但是如果他这个脉管张力增加，你按下去就是像按一根弦一样。

　　有学员问："老师，柴妙饮的那个弦脉是不是在尺？"

　　答：我们说柴妙饮的那个尺脉弦长，其实就是尺脉长。尺脉过尺其实就是个长脉，但是由于它固为本位，我们很多人在描述脉象的时候，喜欢叫尺脉弦长，实际上就是长脉。

六、革脉

革脉（浮脉类，放于此处为对比弦脉），"脉弦而大，弦则为减，大则为芤，减则为寒，芤则为虚，虚寒相搏，此名为革。妇人则半产漏下，男子则亡血失精"，浮大中空紧，就是革脉。

弦而有力，叫作紧。如果再见中空，就是革。或者简单地说，浮大中空紧就是革。革脉就是在芤脉的基础上，脉管张力增加。如果诊出一个芤脉，觉得这个芤脉血管张力还很强，那它就是革脉。"减则为寒，芤则为虚"，芤是他有血虚，"减则为寒"说明他阳气已虚，寒性收引，导致他血管张力增加。可以用天雄散再加一些养血填精的药物。

另外，革脉的人会有些什么症状？"妇人半产漏下，男子亡血失精"。说明革脉的人女性容易流产，男性血虚精少。

七、实脉、洪脉

实脉体状诗
浮沉皆得大而长，应指无虚幅幅强，
热蕴三焦成壮火，通肠发汗始安康。
实脉主病诗
实脉为阳火郁成，发狂谵语吐频频，
或为阳毒或伤食，大便不通或气疼。
寸实应知面热风，咽疼舌强气填胸，
当关脾热中官满，尺实腰肠痛不通。

大家摸过实脉没有？我就从来没摸过实脉。因为我发现实脉很虚，它不能够指任何一个具体的脉象。比如它和洪脉有什么区别吗？理论上你可以去区别，那么在临床上能区别吗？洪脉、实脉理论有区别，临床无区别。洪、大、实，假如说它是大而有力的脉，也就是洪脉。

洪脉体状诗

脉来洪盛去还衰，满指滔滔应夏时，
若在春秋冬月分，升阳散火莫狐疑。

洪脉主病诗

脉洪阳盛血应虚，相火炎炎热病居，
胀满胃翻须早治，阴虚泻痢可愁知。
寸洪心火上焦炎，肺脉洪时金不堪。
肝火胃虚关内察，肾虚阴火尺中看。

《濒湖脉学》对洪脉主证的描述，看不到洪脉和实脉有什么区别，你去看洪脉，从他的主证、主病诗，再到它的实脉，都没有太大的区别。

八、虚脉、微脉

虚脉体状诗

举之迟大按之松，脉状无涯类谷空。
莫把芤虚为一例，芤来浮大似慈葱。

虚脉主病诗

脉虚身热为伤暑，自汗怔忡惊悸多，
发热阴虚须早治，养营益气莫蹉跎。
血不荣心寸口虚，关中腹胀食难舒，
骨蒸痿痹伤精血，却在神门两部居。

微脉体状诗

微脉轻微瞥瞥乎，按之欲绝有如无。
微为阳弱细阴弱，细比于微略较粗。

微脉主病诗

气血微兮脉亦微，恶寒发热汗淋漓，
男为劳极诸虚候，女作崩中带下医。
寸微气促或心惊，关脉微时胀满形，
尺部见之精血揭，恶寒淌疼痛呻吟。

　　虚脉类的虚脉和微脉，完全无法区别。我们把这两个脉的脉形和它的主证拿出来一对比，你会发现虚脉就是微脉。只是虚脉比微脉的含义更广。虚脉可以指微脉，可以指弱脉，只要脉搏没有力气，就叫作虚。虚脉与微脉区别如下：虚脉是"脉状无涯类谷空"；微脉是"按之欲绝有如无"主证的时候，虚脉是"自汗怔忡惊悸多"，微脉是"恶寒发热汗淋漓"；虚脉是"发热阴虚需早治"，微脉是"男为劳极诸虚候"；虚脉是"血不荣心寸口虚"，微脉是"寸微气促或心惊"，虚脉是"关中腹胀食难舒"，微脉是"关脉微时胀满形"；虚脉是"骨蒸疹痹伤精血"，微脉是"尺部见之精血揭"。

小　结

浮：浮、濡、芤、革（散）。
沉：沉、伏、牢。
迟：迟、缓。
数：数、滑、动。
虚：虚、微、涩、散、弱、细、短。
实：实、洪、大、长、弦、紧。
乱：促、结、代（传导阻滞、房颤）。

　　所以回过头来，我们说这个 7 类 28 脉。浮沉讲的是脉位，迟数讲的是脉率，虚实讲的是脉力，这个乱讲的是节律不齐。浮脉就是脉位表浅；濡脉是浮细脉；芤脉是浮脉再一按没有力气，按之无力，就是芤脉；革脉就是一个浮脉一按就空，但是浮取的时候，脉管张力是增加的；散脉是浮散无根，一按就没有了。

　　沉类脉包含沉脉、伏脉和牢脉。都是沉脉，沉的严重就是伏。沉的脉再按着非常有力就是牢脉。

　　迟类脉包括迟脉和缓脉。

　　数类脉包括数脉、滑脉、动脉。如果这个脉不光是数，而且形成湍流，如珠走盘就是滑脉，也就是滑脉多见于数脉。如果寸、关、尺只见于一部滑就是动脉。

　　虚类脉包括虚脉和微脉，我们也认为可以算是一种脉，或者说不需要在临床上去区别的脉。涩脉也属于是虚脉的，因为他精血亏虚。散脉和弱脉的区别：浮细无力是散脉，浮而无力，人家叫"浮散无根"，那个是散脉。沉而无力是弱脉。细脉和短脉的区别：脉体变窄是细脉。脉位缩短是短脉。

　　还有实脉、洪脉、大脉这 3 个脉，我觉得没有必要去区别，都是大而有力的脉。

　　长脉和弦脉，长脉主要是指寸脉和尺脉，弦脉只见于关脉。紧脉是弦脉同时伴有血管张力增加。

　　出现促脉、结脉、代脉时，就是心律不齐了，不过有的脉跳得快，有的脉跳得慢。

第六章　脉学一统

第一节　伤寒脉法

《伤寒论》中讲的伤寒脉法，不是说这个脉是用来治伤寒，说的是张仲景用的脉法。张仲景的脉法集中体现在《伤寒论》的平脉法和辨脉法，这两部分内容非常丰富，集中体现了张仲景的脉学思想。只有读完平脉法和辨脉法的内容，再去读太阳病、少阳病、阳明病、三阴病各篇，才能读得懂条文中对脉象的描述，否则就不知道条文中讲的脉指的是什么意思，所以平脉法和辨脉法很重要。

伤寒脉法主要讲 3 个方面的内容：一个是阴阳脉法；一个是五行脉法；一个是气运脉法。什么叫作阴阳、五行、气运呢？这要从人是怎么来的讲起。人是阴阳化生五行、五行运化六气的具体体现。五行在人体上指五脏（心、肝、脾、肺、肾），中医引入阴阳五行的概念来解释人体的基本结构和生理功能。人的诞生首先是阴阳和合，因为女性的卵子和男性的精子，代表的阴和阳是分开的，男女之间经过阴阳交媾，就有了受精卵，这时阴阳又合二为一。

受精卵不断地分裂、分化，形成人的五脏：心、肝、脾、肺、肾，这个过程叫作阴阳化生五行，就是阴阳不断地分裂、增殖、分化，就构成了心、肝、脾、肺、肾，五行就有了。当阴阳化生五行，说明这个人形质就有了，他就是个人了。但是这个人是个活人，他怎么活呢？他的心、肝、脾、肺、肾是工厂，只有心、肝、脾、肺、肾，人活不了，有工厂还要有原料，原料是什么呢？气、血、精、津液，那是我们气化的原料。但是光有原料也不行，还要有个传送带，这就是经络。以气、血、精、津液为原料，以经络为纽带，在心、肝、脾、肺、肾里面"炖了一锅粥"，这就是气化。这个"粥"运化出了六气，叫作风、寒、火、热、燥、湿，就是五行运化六气，这就叫五运六气。追到根上是阴阳，阴阳要形成一个人，他必须有形质，是看得见摸得着的。所以人就要有五行：木、火、土、金、水；要有五脏：肝、心、脾、肺、肾，形质就有了。

而这阴阳、五行、六气，脉上可不可以摸出来？可以。那就是张仲景的阴阳脉法、五行脉法和气运脉法。这就是张仲景写的平脉法和辨脉法的内容。

平脉法认为"阴阳定病性，五行定病位，气运定病机"。阴阳是脉位和脉性，来确定疾病的病性；五行是木、火、土、金、水，对应人体的肝、心、脾、肺、肾，五行来确定疾病的病位，即哪一个脏器出问题了；气运看的是升降出入、升降浮沉，来定病机。阴阳定病性指的是用脉的脉位和脉性来确定这个病是阴病还是阳病。《黄帝内经》说："审其阴阳，以别柔刚。阳病治阴，阴病治阳。定其血气，各守其乡，血实宜决之，气虚宜掣引之。"这是《素问·阴阳应象大论》里的内容，这一篇要仔细读。首先要确定它是阳病还是阴病。阳病和阴病不见得是阳虚和阴虚。扶阳派解释为阳虚和阴虚。《伤寒论》说：病发于阳，病发于阴。病发于阳叫作三阳；病发于阴叫三阴。三阳的特点是在经、在腑；三阴的特点是寒化、热化。所以，阴阳定的是病发于三阳和三阴，用脉位和脉性去定。

五行定的是病位，木、火、土、金、水，这是个哲学概念，落实到人体上是肝、心、脾、肺、肾。古人是用这个概念去认识宇宙的，医学方面那就要对应到人身上。

气运定病机，我们人活着靠气化，气化产生风、寒、火、热、燥、湿，气化集中表现为气的运动和变化。气的运动变化主要有两种方式，一种方式叫升、降、出、入，一种方式叫升、降、浮、沉。这是一个大的概念，接下来我们再详细探讨它。

张仲景的阴阳脉法、五行脉法和气运脉法比较复杂，因为这是脉学比较深的地方，我们慢慢来讲。前面讲的偏理论一点，后面详细地讲怎么运用平脉法，摸着那个脉你就知道哪个穴位有问题，该用哪味药，知道该用哪味药你就能够知道该用哪个方。

（一）阴阳脉法

张仲景有两点来定阴阳，一个是脉位，一个是脉性。

1.脉位

脉位，寸脉是阳脉，尺脉是阴脉。"阳浮而阴弱"，所以，寸脉比的是关脉和尺脉，尺脉比的是关脉和寸脉，当你用寸脉去比阴脉的时候，寸脉之后的脉都是阴脉，当你用尺脉去比阳脉的时候，尺脉之上的都是阳脉。那关脉是什么？关脉候人，那是阴阳交媾。寸脉候天，天为阳；尺脉候地，地为阴；关脉候人，阴阳交媾。用阴脉去比阳脉，尺脉之前的都是阳脉，用阳脉去比阴脉，寸脉之后的都是阴脉。所以"阳浮者，热自发"用桂枝，"阴弱者，汗自出"用芍药。就用桂枝汤。大家慢慢去体会《伤寒论》的条文，然后在临床上直接去摸脉验证。

2.脉性

《伤寒论·辨脉法》中讲了哪些脉是阳脉，哪些脉是阴脉。"凡脉大、浮、数、动、滑，此名阳也"，这是病发于三阳。"脉沉、涩、弱、弦、微，此名阴也"，病发于三阴。

我们说弦而无力是厥阴，病发于三阴。如果遇到一个大脉，大脉又兼弱的脉，它还是三阴。不要见到大脉一定就是三阳，因为大脉不是三阳所特有。"伤寒三日，阳明脉大"，大脉是病发于三阳。再如"太阳之为病，脉浮，头项强痛而恶寒"，所以大、浮、数、动、滑都是三阳的脉。沉、涩、弱、弦、微是三阴的脉。如果遇到一个人，脉弱那是太阴；脉沉或脉微是少阴；脉弦，弦而无力是厥阴，这是三阴的脉。但是我们不能教条，遇到大脉，"大者为劳"，故大而无力是太阴虚劳。

《伤寒论》是文言文，所以它不能像我们讲课一样，来来回回地一句话说 10 遍。《伤寒论》原书为什么流传不下来？因为书太长了，受当时的条件所局限，没有纸，要写在竹片上，所以文言文写得很精辟。王叔和把它分成两本书才得以流传。

其实阴阳脉法还有很重要的问题，就是阴阳搏。

"辨脉法"讲："阴阳相搏，名曰动。阳动则汗出，阴动则发热，行冷恶寒者，此三焦伤也。若数脉见于关上，上下无头尾，如豆大，厥厥动摇者，名曰动也。"动脉讲的是什么？动脉讲的是关脉或寸脉在指下晃来晃去，如一个豆子，这就是动脉，本质上就是一个滑脉。如果滑脉只见于关脉或寸脉，它就是动脉，它的机制是阴阳相搏，又叫阴阳搏。阴脉往下沉，阳脉往上窜，就像个珠子在那里打旋儿，就像滑脉，大家记得我们讲滑脉吗？滑脉就是形成湍流，阴脉拽着这个脉气往下沉，阳脉推着这个脉气往上浮，所以但凡见着阴阳搏的脉，患者的神志都有问题，或者有两个肉身，身内有身，那就可能是癌症。

大家看这湍流图（参见彩图 6 右边），一个脉气往上，一个脉气往下，所以你摸下去，如珠走盘，在那儿打旋儿，往下那个脉气就是死人的，往上那个脉气就是活人的。

动脉体状诗
动脉摇摇数在关，无头无尾豆形团，
其原本是阴阳搏，虚者摇兮胜者安。
动脉主病诗
动脉专司痛与惊，汗因阳动热因阴，
或为泻痢拘挛病，男子亡精女子崩。

这个动脉不仅在关脉上，还在寸脉上，关脉如果是动脉，说明是胃癌，寸脉也可以动，所以"动脉专司痛与惊"，惊指的是寸脉。

阴阳脉法告诉我们，在临床诊到阴脉主要有两种情况：一种情况是肿瘤，一种情况是阴证。肿瘤本身就是阴证，一个是有形的阴证，一个是无形的阴证。有形的阴证就是肿瘤，无形的阴证表现为神智不灵，晚上睡觉老做关于去世多年之人的梦，有形的阴证多是长个东西出来了。好多肿瘤患者神智都有问题，他是从无形的阴证慢慢变成肿瘤。

"夫失精家，少腹弦急，阴头寒，目眩，发落，脉极虚芤迟，为清谷，亡血，失精。脉得诸芤动微紧，男子失精，女子梦交，桂枝加龙骨牡蛎汤主之"。这段话是说因为动所以芤，男子失了精，所以他就表现为芤脉。

"脉得诸芤动微紧"，桂枝加龙骨牡蛎汤有镇静、养血的作用，只能治疗他失精以后引起的症状，但是桂枝加龙骨牡蛎汤治不了他这个动脉。治疗这个病，要用避垢的药，因为桂枝加龙骨牡蛎汤治的是芤脉，你要用一些芳香避垢的药治他的动脉。

另外，失精不用补肾的药吗？这个病不能用补肾的药，越补越失精。只要动脉没去，就不能用补肾的药，所以都是些镇静的药。桂枝加龙骨牡蛎汤来给患者进行镇静，然后用其他的办法来治他的动脉，等动脉都没有了以后，才可以补肾，这个动脉只要还在，补肾是不行的，越补越累。

"寸口脉动而弱，动即为惊，弱则为悸"，这一条哪个是因？弱是因，弱他才惊，不弱他不惊。因为寸脉弱，心阳虚，心阳虚的人阳气不够，即火不够。就容易招惹那些吓住他的东西，所以作为一个女性，如果心阳虚，容易受到惊吓，所以容易出现动脉。

如果摸到一个寸口脉弱的人，说明这个人心阳虚，如果这个人左手单寸口脉还动、滑，说明这个人受到了惊吓，这个人晚上经常会出现各种症状。怎么治？起阳火，退阴符，用30克桂枝，15克甘草，这就叫起阳火，再加上芳香避垢的药、镇静的药退阴符。然后你告诉他，不要受到惊吓。

（二）五行脉法

右手寸、关、尺：肺、脾、肾，土生金，金生水，气升水布；

左手寸、关、尺：心、肝、肾，水生木，木生火，火降血下。

冲脉火有三，君火是寸脉，相火是关脉，命火是尺脉。

右手：主气主水，土生金，金生水；

左手：主火主血，水生木，木生火。

气、血、水、火，实际就是阴阳。

第一个问题，右手的寸、关、尺对应着肺、脾、肾。左手的寸、关、尺对应着心、肝、肾。从左手的尺脉开始，水生木、木生火、火生土，土生金、金生水，这就是我们的五行脉法。五行的相生相克就在两只手上打旋，你摸到两只手的脉就可以使用脏腑辨证。双手尺脉候肾，肾有两端。右手肺属金，脾属土，肾属水；左手心属火，肝属木，肾属水。水生木、木生火、火生土、土生金，金又生水，五行的相生相克就这么在两只手上转过去转过来。你会摸这个脉之后，开处方就简单了，比如，一个人的寸脉很大，心上有火用黄连，因为黄连清心。接下来你该摸关脉，木生火，如果关脉还弦，那得用黄芩，清肝来帮助你清火。摸完关脉你马上就知道要摸尺脉，水生木，尺脉不足，水不涵木加生地。回过头来看，黄连用的不合理，因为这种情况往往是夹湿，若不合理将黄连换苦参，苦参也是清心的，苦参治疗心律失常、失眠。苦参、黄芩、生地，就是三物黄芩汤了。你把这个机制弄清楚了，摸脉的时候，手上的五行在那里打旋，而不是孤立的寸、关、尺。如果你摸到的脉是孤立的寸、关、尺，那你治疗疾病就会出问题。你摸着一个脉，寸脉很大，是心火炽盛，是不是木来生火，木来生火你就要加黄芩。水不涵木，要加生地。假如这个人舌苔是腻的，夹湿，那把黄连换成苦参，就是三物黄芩汤。

第二个问题，火有三。我们说二火变换，说的是人身上有两把火，严格来分有三把火。心火是君火，肝火是相火，肾火是命火。但是为什么说二火呢？因为有些书没有把相火和命火分开，所以就是两把火，你把它分开之后就是三把火。

左手的脉诀是火降血下，就是说左手的脉是主火和主血的。因为心主血脉，肝藏血，肾藏精，精化血。你要治疗血和火的病，要去摸左手的脉，而且要记住左手脉的口诀，举个例子，一个人月经不来，舌尖红，火不降，血不下，用60克牛膝引火下行，火降血下月经就来了。

右手的脉主气和主水。肺为水之上源，脾主治水，肾为水之根。寸脉是肺气，关脉是脾气，尺脉是肾气。右手脉是主气和水，记住口诀：气升水布。水液的输布需要元气的上升，元气的上升带动水液的输布，这是一个很重要的口诀。举个例子，糖尿病，消渴，消渴除了火不降、血不下导致的，还可由气不升、水不布所致。可用黄芪、白术、山药治疗，这是糖尿病的经典配伍。山药补肾气，白术补脾气，黄芪补肺气，然后气升水布，他的消渴就缓解了。所以张锡纯用黄芪配知母治疗消渴，还有后世的黄芪配黄连，使气机上升，带动水液上升，然后来一些凉药，消渴就缓解了。

气、血、水、火，指的就是阴阳。《素问·阴阳应象大论》曰："天地者，万物之上下也；阴阳者，血气之男女也；左右者，阴阳之道路也；水火者，阴阳之征兆也；阴阳者，万物之能始也。"所以我们说的"气升水布，火降血下"，左手、右手，本质上就是讲的阴阳。人的左右是不一样的，比如，病在升结肠要用大黄附子汤温阳，病在降结肠要用小承气汤，病在乙状结肠要用大承气汤，病在横结肠用附子泻心汤寒温并用。

脉位法：由脉位的浮沉来辨五脏。

平脉法："问曰：脉有三菽，六菽重者，何谓也？（把脉分为十二菽）。师曰：脉，人以指按之，如三菽之重者，肺气也；如六菽之重者，心气也；如九菽之重者，脾气也；如十二菽之重者，肝气也；按之至骨者，肾气也。"

脉的浮、中、沉三部：心肺，轻按，最轻是肺，重一点是心；脾脉在中；再重是肝，最后重到骨头是肾。

如果用脉的三菽来辨五行，就是说我们不仅用寸、关、尺去辨五行，还可以通过取浮、中、沉，把这个浮、中、沉再分成五段，你就可以对应五脏。我们一般是用寸、关、尺来对应五脏的。第二个对应的办法，就是心、肺对应浮，脾、胃对应中，肝、肾对应沉。沉与中之间是肝，浮与中之间是心。就是最浮的是肺，在肺之下，虽然也是浮脉，但是在肺下面那一层是心，中间那一层是脾胃。沉脉就是肝、肾，但是沉脉偏浮的是肝，最沉的是肾（彩图13）。其实慢慢去体会，也能够摸出来。为什么大家没有必要知道呢？因为寸、关、尺最简单，寸、关、尺就可以把五脏给定出来了。

（三）气运脉法

气运即气化，张仲景怎么看待人体的气化呢？他用3个办法来代表人体的气化。

出入法：来去定出入（速度与力量）。

平脉法："师曰：呼吸者，脉之头也。初持脉，来疾去迟，此出疾入迟，名曰内虚外实也。初持脉，来迟去疾，此出迟入疾，名曰内实外虚也。"

脉搏冲击代表气机的出，和表证有关。脉搏的回复代表气机的入，和里证有关。"假令脉来微去大，故名反，病在里也"。如果脉冲击手，来的时候力气不够，去的时候力气很大，就是里证。

来去的速度与力量，这是出入法的原理，辨别表里，表里就是出入。

1. 出入法

平脉法："师曰：呼吸者，脉之头也。初持脉，来疾去迟，此出疾入迟，名曰内虚外实也。初持脉，来迟去疾，此出迟入疾，名曰内实外虚也。"也就是说，"来"指脉搏来冲击你的手，代表人体气机的"出"。"去"指脉搏回落，代表人体气机的"入"。来疾去迟，来对应表证，去对应里证，所以说"内虚外实也"。我给大家举个内虚外实的例子：麻黄附子细辛汤证的患者，你摸着脉的时候，脉搏冲击你的手快，但掉下去很慢，掉下去慢说明"入迟"，入是指里，是内虚。出的很快，就是来得很快，说明外实，这就是内虚外实。一定要记住，这种情况用麻黄附子细辛汤而不是麻黄附子甘草汤。麻黄附子甘草汤"二三日无症"，表证不明显，不是外实。麻黄附子细辛汤"反发热"，表证明显，发热，此为外实。所以，内虚外实是指麻黄附子细辛汤。如果你治疗普通病用麻黄附子细辛汤、麻黄附子甘草汤都有效，但是治疗疑难疾病的时候这两个方的区别就出来了。所以，脉搏的冲击，代表气机的出，和表证有关系。脉搏的回落，掉下去，代表气机的入，和里证有关系。

"假令脉来微去大，故名反，病在里也""初持脉，来迟去疾，此出迟入疾，名曰内实外虚也"，这两句是说，如果脉冲击手，来的时候力气不够，去的时候很大，就是个里证，典型的例子是阳明腑实证。比如摸着一个沉脉，沉脉就是来的时候不够，去的时候很大，就是里证。这个我们摸脉一般是体会不到的，如果想研究脉学就要去体会，单纯地用诊脉来治疗普通疾病，十二脉法就够了，把十二种脉掌握了，基本上就可以处理一般的疾病。

脉搏的"来""去"有速度的快慢和力量的大小，这是"出入法"。来疾去迟指的是速度，疾和迟指的是快和慢；脉来微去大，指的是力量。就是说根据脉搏来去冲击手的快慢和冲击手的力量的强弱来辨别出入，出入就是表里，表证是出，里证是入。这个和十二脉法是一样的，都是讲速度和力量。比如，阳虚的人脉迟、微，跳得慢还没有力气，是用速度和力量来代表阳虚。出入法还是讲的速度和力量，不过十二脉法是脉搏跳动的速度和力量，出入法是脉搏来去冲击你手的速度和力量。也就是说你的脉法，不管是三部九候，还是落实到寸、关、尺，还是寸、关、尺的浮、中、沉，每一个部位它的机制都是一样的。

2. 脉位法

脉位法是辨什么的？是辨五行的，用脉位的浮与沉来辨别五行。平脉法："问曰：脉有三菽，六菽重者，何谓也？"它是把脉分为十二菽。菽是豆子，就是按脉用的力气，用3颗豆子、6颗豆子、12颗豆子来表示力度，因为古人没法形容，他只能用豆子来形容按脉的力量。"师曰：脉，人以指按之，如三菽之重者，肺气也；如六菽之重者，心气也；如九菽之重者，脾气也；如十二菽之重者，肝气也；按之至骨者，肾气也。"也就是说脉的浮、中、沉三部对应了人体的心、肝、肾，浮脉候心、肺，最轻的是肺，重一点的是心；中脉候脾、胃；沉脉候肝、肾，沉一点的是肝，推筋着骨者是肾。很多人就研究这个，把浮、中、沉对应到人体的脊柱上，一边摸着脉判断人体疾病。有好多研究脉学的人，其实他都是在意象，他摸着脉，轻按、中按、重按，对应到人体脊柱上去，对应到肺、心、肝、脾、胃、肾等。

所以，可以简单地理解为：用浮、中、沉对应心、肝、肾，也就相当于寸脉对应心、肺，尺脉对应肝、肾，关脉对应脾、胃。

3. 脉形法

用脉形法来辨长短，右手的寸、关、尺对应肺、脾、肾，气升水布。左手的寸、关、尺对应心、肝、肾，火降血下。脉形法就是辨脉的长短，如果寸脉太长，就是气机上升；寸脉不及，气机下陷。尺脉太短是肾气不足；尺脉太长是下焦有湿热，阴中生疮。

　　脉形法对应气机的升降浮沉，出入法对应气机的升降出入。什么叫升降出入？出入就是表里，人体与外界的沟通就是气机的出入。然后，人体自身的上与下，那就是浮沉。所以，立着看就是浮沉，气机上升了，容易发生脑出血；气机下陷了，人就会蜷缩，这个就叫升降浮沉。升降出入就是受了寒，人会出现寒战，他有表证，那个就是入；里证，大热、大渴、大汗、脉洪大——这是阳明在经，是出；表里就是我们讲的升降出入。升降出入是人体与外界的关系；升降浮沉是上焦和下焦之间的关系。

　　举个例子，女性排除少阴证的心烦失眠，如果舌尖红，那就说明她要来月经了。如果舌尖红而月经不下的，是任脉不通，用一味牛膝60克，降火降血，服药后月经就能下。月经一下，舌尖的红就褪去了。这就是所谓的火降血下。我们说左手的脉候的是火与血，右手的脉候的是气与水。所以，不能只背口诀，临床上要灵活应用。

　　长短定升降，脉位定浮沉，来去定出入。升降浮沉，升降出入，根据脉位、脉形和来去定。所谓长短定升降，就是寸脉和尺脉。脉位定浮沉，脉位就是脉搏的位置，平脉法有十二菽之说，其实十二菽可以理解为心肺、脾胃、肝肾，你可以直接理解为中医讲的浮、中、沉——浮取、中取、沉取，它只不过把浮、中、沉进一步划分了，浮又分为心和肺，心在下面，肺在上面。沉又分为肝和肾，肝在上面，肾在下面。其实这都是浮、中、沉的问题。

　　长短定升降，来去定出入，就是脉来冲击手，代表气机的出；脉掉下去，代表气机的入，分别对应表证和里证。实际上冲击手和掉下去，我们用脉诊也能摸出来。阳明病"手足濈濈然汗出者"，燥屎已成，属阳明腑实证，脉沉。太阳病脉浮。因为太阳病是个表证，阳明腑实证是个里证。

第二节 脉学一统

脉的取象，可以用人迎脉、寸口脉、少阴脉，还可以用太冲脉、太溪脉，各个部位都可以去取脉，不同的部位取脉所主的证不一样，有的脉的部位是专门摸肾的，比如少阴脉。有的脉的部位是专门摸月经的，比如太冲脉。这就是说从不同部位取脉，它摸的特征不一样，都可以反映整体，但是它更趋向于在某一个脏器，它更直接。所以取象的方法很多，既然取象的方法这么多，中医经过千锤百炼总结出来的最简单的就是寸口脉。

寸口脉分寸、关、尺，浮、中、沉，三部九候，是最简单、最直接、最传统的脉学。从那里提取的信息，不比其他的脉法提取的信息少。

我们还介绍了阴阳脉法、五行脉法、气运脉法，我想告诉大家的是：脉学一统。所有的脉学方法，包括卫气营血、三部九候，统于象，合于理，它们背后的机制都是一样的。

1. 遍诊法与寸口脉

象，错综复杂。比如少阴脉，少阴脉就在太溪穴。脚的内踝与跟腱之间的凹陷处有个穴位叫太溪穴，那里有动脉搏动，可以候少阴脉。大家都知道，中医最初摸脉很麻烦，用遍诊法，从头摸到脚，摸少阴脉就是摸太溪穴。《素问·三部九候论》篇讲："下部地，足少阴也。"中医把人体分成三部——上部、中部、下部，就是我们的上焦、中焦、下焦。上焦法天，下焦法地，中焦法人。下部地候足少阴。还有手少阴，手少阴的穴是神门穴，是候心的。太溪穴是候肾的，与候心的神门穴是有区别的。从经络上看也是有区别的，二者不是一条经，一个属心经，一个属肾经。

少阴脉：

太溪穴：候少阴肾。《素问·三部九候》：下部地，足少阴也。

手少阴神门穴候心。

少阴脉细：少阴脉细，男子则小便不利，妇女则经水不通。

少阴脉涩：少阴脉弱而涩，弱者微烦，涩者厥逆。

寸口脉：少阴之为病，脉微细。

沉紧脉：少阴脉沉而紧，紧者为痛，沉者为水，小便即难。

滑数脉：少阴脉滑数者，阴中即生疮，阴中蚀疮烂者，狼牙汤洗之。

这个少阴脉的太溪脉，与寸口脉摸着的脉是一样的，只是少阴脉是专门候肾，你可以摸少阴脉专门去看肾脏，寸口脉要去摸他的尺脉，所以太溪穴候少阴肾，《素问·三部九候论》云："下部地，足少阴也。"手少阴神门穴候心，神门穴也是可以摸脉的，这个地方是摸神志的（心主神志），也就是我们讲的动脉。

第一，少阴脉细。《金匮要略》云："少阴脉细，男子则小便不利，妇人则经水不通。"

第二，少阴脉涩。"少阴脉弱而涩，弱者微烦，涩者厥逆"。这是少阴脉，摸太溪穴。这与寸口脉讲的"少阴之为病，脉微细"是一个道理。微为阳微，所以涩者厥逆是阳微；细为阴细，男子小便不利，女子经水不通。

第三，少阴脉沉紧。"少阴脉沉而紧，紧者为痛，沉者为水，小便即难"。这是指摸太溪脉，如果脉沉，他就有水病，小便不好解，就是因为水饮证，小便即难。其实不只是少阴脉摸着沉，寸口脉摸着也沉，《金匮要略》曰："水之为病，其脉沉小。"你只要摸出有风水，是要发表的。因为局部反映全身，所以摸少阴脉和摸寸口脉没有区别。你要有兴趣都可以去摸。

《黄帝内经》除了寸口脉，还有少阴脉等，因为三部九候是遍诊法，它每一个脉都比寸口脉更细，诊断的准确性更高。寸口脉给的是大方向，比如太冲脉就是摸月经的，虽然也可以在寸口脉摸肝肾，但是太冲脉的指征非常简单，"太冲脉盛，月事以时下"。太冲脉不足，出现月经的前期、后期，量多、量少，这时去摸太冲脉，针对性就更强。为什么我们不强调三部九候法？因为我们有好多办法去诊断疾病，不需要完全依靠脉学。我们最强大的办法是抓独法，单刀直入，直取其病，一个症状就可以把处方定下来。不过脉学也有用，给大家举个例子，"少阴脉滑数者，阴中即生疮，阴中蚀疮烂者，狼牙汤洗之"，狼牙汤有很多种说法，最简单的说法就是用狼牙草，也就是仙鹤草，如果摸着少阴脉滑数者，阴中即生疮。阴中生疮多见于花柳病、宫颈糜烂、宫颈溃疡等，可以用大剂量的仙鹤草来治疗。仙鹤草专门用来治宫颈癌、宫颈糜烂，可以内服，可以外洗。仙鹤草治疗宫颈癌可以用90~100克。还有一个治疗阴中生疮的可以内服的方子叫作蛇床子散。现在社会生活节奏太快了，患者不会完全遵医嘱，你让她外洗，她不洗，就只能给口服。实际外洗作用更直接，此外还可以用白矾配杏仁纳阴，这也是《金匮要略》的办法，也有效。因为我们住在大城市，有时候操作起来看似简单，实际上很难，所以我们就改成汤剂，但汤剂的效果不如外洗，阴中生疮最好的治疗方法是外洗。

"少阴脉滑数者，阴中即生疮"，如果你把这条读懂了，那么你摸另外一个脉，也能判断出阴中生疮，尺脉滑数，这也属于下焦有病。尺脉要从容和缓，摸着要有和缓之象，要有根。但是尺脉滑数也可以表现为下焦的湿热，而少阴脉的那个滑数脉主要表现为阴中生疮，如生殖系统疱疹、宫颈糜烂等疾病。所以，三部九候的针对性更强一些。寸口脉，是把全身的信息都反映到寸口，它的信息就会模糊。虽然说局部能够反映全身，但是越局部，反映全身的信息越模糊，因为相同的信息量，隐藏的信息越多，就越模糊。寸口脉信息量也很大，但你得到的信息是综合性的，你能够从整体上去辨别疾病，但是它的针对性却模糊。

寸脉候太阳，关脉候阳明和少阳，尺脉也候阳明。

太阳在头，少阳在喉，阳明在胃，阳明大肠下到三阴，这就是阳交于阴。

太阴、少阴、厥阴在腹，少阴又升到胸中。阴阳气交形如太极图。少阴在寸，太阴和厥阴在关，另外少阴肾在尺。

脉学对应着卫气营血和三焦、六经：卫在寸，气在关，尺在营血；寸脉是上焦，关脉是中焦，尺脉是下焦；然后，寸脉候太阳，关脉候阳明和少阳，尺脉也候阳明，等等。

寸、关、尺（彩图14）这一张图，大家去体会一下，实际上就是一个取象明理的过程，前面在取象，后面在明理。

其实这个理包括物理和生理。因为脉学一定有物理，它就是桡动脉搏动，是有物理现象的。第二个是生理现象，就是心、血、脉，由于心、血、脉的生理活动导致了物理现象产生流体力学，流体力学产生了象，就是我们的脉象。取我们的脉象，就知道他背后的物理机制和生理机制，就知道它的流体力学的改变和心、血、脉如何操纵流体力学的改变。

所以，如果想把脉学研究得深入，使每一个脉含的信息量越来越准确，就需要用更复杂的脉诊方法，比如遍诊法，就可以更好地去诊断这个疾病。如果不想深入地研究脉诊，可以结合其他三诊，中医望、闻、问、切都可以诊断疾病。

2. 气运脉法与阴阳脉法

"来""去"，脉搏的来，指脉来冲手，对应寸脉；脉搏的去，对应尺脉，我们讲张仲景的气运脉法的时候用脉的"来""去"定它气运。脉搏来冲手的那一下对应寸脉；脉搏离开的那一下对应尺脉。

"来"，对应浮脉，对应寸脉，对应表证，对应出。"去"，对应沉脉，对应尺脉，对应里证，对应入。

寸脉对应升，尺脉对应降。因为寸脉和气机的上升有关系，尺脉和气机的下陷有关系，所以，阴阳脉法是以寸脉和浮脉为阳脉，尺脉和沉脉为阴脉。张仲景云"阳浮而阴弱，阳浮者热自发，阴弱者汗自出"，他是在讲阴阳脉法。阴阳脉法不外乎就是浮脉和沉脉，你就拿寸脉和尺脉去对。道理是一样的，寸脉比较关脉和尺脉的时候，桂枝汤证就是寸脉大，关脉和尺脉弱，出现的症状一个是发热，一个是出汗。桂枝汤证还有一个特点，桂枝汤证的脉，浮取很明显，按的时候力量弱，所以叫"阳浮而阴弱，阳浮者热自发，阴弱者汗自出"。阴弱者津液不守，就用芍药、甘草；阳浮者，出表用桂枝、甘草，张仲景是在说这个意思。实际上把寸脉与关脉、尺脉比较一下，或者把浮脉比较一下沉脉，是一样的。

3. 气运脉法与五行脉法

气运脉法：升降出入，升降浮沉。

五行脉法：左右手寸、关、尺分别对应心、肝、肾和肺、脾、肾，火、木、水和金、土、水。

4. 以脉候卫气营血与三焦

以脉候卫气营血，卫在寸，气在关，尺是营血。病在卫分要摸寸脉，病在气分要摸关脉。因为阳明病，"大热、大渴、大汗、脉洪大"，关脉候阳明胃。尺是营血。右关对应脾胃，左关对应肝。肝与气分有什么关系？六气化火都要从少阳出来，如果伤寒要转阳明，都要经过少阳经，到少阳经开始六气化火，因为"少阳之上，火气治之"，所以它归在气分。

以脉候三焦：寸脉是上焦，关脉是中焦，尺脉是下焦。

5. 以脉候六经

以脉候六经：寸脉候太阳，关脉候阳明和少阳，尺脉也候阳明。阳明腑实证脉沉，阳明腑实的时候可以出现沉脉和尺脉有力。

这是什么道理呢？我给大家讲，太阳在头，少阳在喉，阳明在胃，阳明大肠下到三阴，这是阳交于阴。头部的鼻塞、流清鼻涕、头痛，那是太阳病，太阳法天。口苦、咽干、咽喉肿，那是少阳病。"阳明之为病，胃家实是也"，那是阳明病。所以，人的上半部法天，下半部（肝肾）法地，但是要记住，阴阳是气交的关系。否则，就不会明白阳明腑实证为什么会出现脉沉。阳明在中焦怎么会出现沉脉呢？为什么会出现尺脉有力呢？沉脉不是候下焦肝肾的吗？它是这么个道理，就是说我们人啊，太阳在头，少阳在喉，咽喉病从少阳去治；"胃家实是也"，这是阳明。头、咽、胃是人体的上半段，下半段是肝和肾。天与地要气交才能够形成人，天气要下降，地气要上升，阴阳要交媾才能形成人。阳明大肠降下来，少阴心升上去。少阴心在上焦，它是少阴，可是它在上面。阳明大肠在中焦，可是它在下面。地气上升，天气下降，阴阳交媾，所以阳明病可以摸到沉脉。少阴心的病，要从寸脉去判断。这是我们讲的阴阳交媾。

太阴、少阴、厥阴在腹，少阴又升到胸中。阴阳气交形如太极图。少阴在寸，太阴和厥阴在关，少阴肾在尺。这是在说肠子是太阴，关元穴下是少阴，小腹两边是厥阴。但是，少阴冲上去是心脏，阳明掉下来是大肠，这就是天气下降，地气上升，就形成阴阳交媾。所以，摸心脏要从寸脉去摸，摸阳明腑实证要去摸尺脉和沉脉。

我们讲阴阳是用二分法，但是要三生万物。先是混沌，没有阴阳，混沌之后，无极生太极，生出阴阳，这个时候还是无形的。你要三生万物，三生万物是指阴阳要交媾，只有交媾之后才能三生万物，这时才有天、地、人，才有三才。在人体，上半部分候天，下半部分候地，交在天枢穴。天枢穴下面是阴，上面是阳，然后阴的冲上去，阳的降下来，这就是交媾。所以大肠在下头，心脏在上头。尺脉和沉脉是可以候阳明病的，因为按照中医的理论，阳明胃和肠是在中焦，中焦那个脉是不应该沉取的，沉取候的是肝肾，但是《伤寒论》说得很清楚，阳明腑实证燥屎已成，导致其脉沉。我们摸脉时，先过手，患者手心都是汗，再摸脉，脉沉而有力，这个人有大便不通，要用大黄去下。为什么阳明腑实证会出现沉脉？是因为大肠掉下去了。因为天气下降，阳要下去。人体上半部分是三阳：太阳、少阳、阳明；下半部分是三阴：太阴、少阴、厥阴。但是，人不能够把三阴三阳给割成两半，一割成两半就不是个完整的人了。天地要气交，天气下降，地气上升，天地气交才形成人，才有三才。所以，阳要降下去，阴要升起来，阴升起来，心火就在上头了，阳降下去，大肠就下去了。所以摸心，摸的是寸脉；摸阳明大肠腑实证，摸的是尺脉和沉脉。

这是中医对人的基本认知。"人生于地，悬命于天"，人生于地，地是有形的形质，人才有这个躯壳。而天是气化，所以人要重阳气，这是扶阳的理论。没有阳气，只有躯壳是个死人。所以人生于地，人的形质依赖于地，五谷杂粮让人长出心、肝、脾、肺、肾，但是人的气化，风、寒、火、热、燥、湿依赖于天，所以《黄帝内经》讲："人生于地，悬命于天。""阳气者若天与日，失其所则折寿而不彰"，人的阳气像天上的太阳，就是这个道理。

《伤寒论》讲："厥阴病，脉微续者生，爆出者死。"如果厥阴病摸不着脉了，它的脉不是慢慢出来而是爆出，这是阴阳离决，他会死的。如果一个休克的患者，阳气来复，他的脉慢慢地从无到有，这是厥热胜复、热复，休克就缓解了。如果突然之间脉出来，很快它就会掉下去，这个人就死掉了。为什么他会突然脉出来？因为从西医来说，人在死之前，肾上腺最后一次动员，大量的肾上腺素分泌，肾上腺素分泌导致脉搏加快，脉搏的力量增强，脉搏表浅，由于肾上腺素的大量分泌，脉搏突然间就出来了，这是机体的应急系统在临死前做的最后一次抗争，中医叫"回光返照"，所以说"爆出者死，微续者生"。脉搏慢慢地出来，这个人还能活，如果突然间脉出来，他就死掉了，他是"回光返照"。

6.图解脉法一统

我们讲了这么多的脉法，张仲景写得这么复杂，摸人迎、寸口、少阴，这是遍诊法。人迎候天，候上部疾病。少阴候地，候下部疾病。遍诊法是摸人迎、寸口和少阴，寸脉对应人迎，反映上焦的疾病。尺脉对应少阴，反映下焦的疾病。浮脉对应寸脉，浮脉也反映人体上部的疾病。沉脉对应尺脉，沉脉也反映人体下部的疾病。

从脉的浮沉来讲，浮沉分别反映人体上焦、下焦的病，法天和法地。脉的来和去，来是脉搏冲击人体的手，是法天，是表证。去是脉从人体的手上掉下去，是法地，是里证。然后，从气运上讲，来，对应出，对应表证；去，对应入，对应里证。寸脉长是升，尺脉长是降。气机的上升和下降反映在这个寸脉和尺脉上，也就是表和里。升降出入、升降浮沉都反映在这里。

寸脉是阳脉，尺脉是阴脉，关脉是平脉。当用阳脉比阴脉的时候，是寸脉比较关脉和尺脉。当用阴脉比阳脉的时候，是尺脉比较关脉和寸脉。因为天地气交就在关脉上。

寸脉候心肺，关脉候肝脾，尺脉候肾。所以寸脉是君火，关脉是相火，尺脉是命火。从五行上来讲，寸脉候的是火，关脉候的是木，尺脉候的是水，水生木，木生火，火又生土，土生金，金生水，是一个8字形。

其中寸脉候上焦，太阳病摸寸脉，少阴病也摸寸脉，为什么寸脉又候少阴？此为少阴心，心也摸寸脉。所以，寸脉候上焦，候太阳，候少阴，候卫分证。关脉候中焦，候阳明或者少阳，也候太阴和厥阴，候气分证。因为厥阴是个弦脉，中焦候的太阴和厥阴主要是右手和左手的关脉。左手关脉候是少阳和厥阴，一个弦而有力，一个弦而无力。右手的关脉候太阴和阳明，一个是大而无力，一个是大而有力。下焦是候少阴和阳明，因为大肠掉下去了，心脏升上去了。下焦候的是营分、血分，中焦候的是气分，上焦候的是卫分。

　　从伤寒到温病,各家都在讲脉法,如果把他们讲的内容笼统起来,就是一套东西。温病方面,叶天士在讲,吴鞠通在讲。吴鞠通讲了很多,如《温病条辨》,但脉法还是这些东西。《伤寒论》也有讲,也是这些东西。我们内科学讲火,讲二火辨证法,也是讲这些东西,所以我们叫作脉法一统。不管是阴阳脉法,五行脉法,气运脉法,或者温病的卫气营血,或者三焦辨证,又或者六经辨证、脏腑辨证,这些都在我们讲的脉法一统里面,它们是通的,得出来的结论是一样的。

　　讲伤寒脉学主要就是告诉大家脉学一统,第一部分是讲原理,怎样从现代物理学上去看待脉学。第二部分是讲脉学理论,讲中医脉学的理论是怎么样的一个框架,这个框架是怎么相通的。第三部分讲实战,如何以脉定药,以药定方,就是拿着我们脉学的那张图,把它印在脑海里面,然后一摸脉,定出来一味药,以脉定药,处方就出来了。

第七章 左手脉法

平脉法有 3 个特点：①以脉定药。②以药定方。③结合抓独。这部分讲平脉法的应用。脉分左手和右手，左手脉和右手脉是不同的。《黄帝内经》有云："左右者，阴阳之道路也。"不只是左手右手的脉不一样，人体左右两边也有很多不同之处。比如舌底静脉，右侧静脉曲张是肺病，左侧静脉曲张是肝病，肝和肺就不同。中医讲左升右降，在左右两侧，人体的气机是不对称的，在脉象就表现为左手脉和右手脉的不同。

左手脉寸、关、尺分别是火、木、水——水生木，木生火，寸脉对应心，关脉对应肝，尺脉对应肾；右手脉寸、关、尺分别是金、土、水，对应脏腑分别为肺、脾、命门，也就是土生金、金生水。

阴阳本身是一个概念，它反映的是人体的气和血、水和火，概括来说就是火降血下，气升水布。左手脉叫火降血下，右手脉叫气升水布，就是抓住气、血、水、火去看人体的变化。因为阴阳在人体要落到实处，首先与阴阳有关系的是气血，其次就是水火，这是把阴阳落实到有形的物质上。

左手的脉，寸脉是定在膻中穴，尺脉是定在关元穴，先把这两个定上去，定位明确了以后可以用针灸、方药等方法进行干预。

左手的脉就是我们讲的冲脉。因为左手候的就是心、肝、肾，冲脉的上面就是心，冲脉的下面就是肾，中间是肝。水生木，木生火，人体基本的代谢就是要摸左手的脉。所以人在早上起床以后，左手的寸脉该大起来，晚上睡觉的时候，左手的寸脉就掉下去，这就是中医讲的心肾相交。

冲脉的性质一定要了解，因为在很多时候是靠冲脉来看病的。

我个人更偏重于摸左手的脉，主要原因是功能性的疾病左手的脉是非常重要的。因为人体的气化活动、代谢活动，早晨起床后就沿着冲脉、寸脉出来了，晚上睡觉也在冲脉、寸脉降下去了。人体这个负阴抱阳，冲气以为和，一天的新陈代谢就是由左手的脉来决定的。

左手的脉主火、主血；右手的脉主气、主水。左手寸脉是君火；关脉是相火；尺脉是命火。心主血脉，肝藏血，肾精化血。右手脉：肺为水之上源，脾主治水，肾为水之根。所以右手的脉是气升水布，左手的脉是火降血下。既然是火降血下，那么女性的月经该摸左手脉。既然是气升水布，那么肾病综合征该摸右手脉。糖尿病应该摸右手脉；血证包括咳血、吐血、便血、尿血等，应摸左手脉。

一、左手以脉定药

1. 阳虚脉

寸脉阳虚用桂枝；关脉阳虚用吴茱萸；尺脉阳虚用附子，这是张仲景基本的用药规律。

（1）左寸阳虚：桂枝。

阳虚之人左手的脉表现为寸脉沉迟微，我们讲少阴病的脉是沉迟微细。少阴病的脉可以表现为沉脉，也可表现为迟脉，或表现为微脉和细脉。受寒之人也可以表现为细脉，因"寒性收引"。虽然阳虚脉基本的特点是沉迟微细，但沉脉并不一定就是阳虚，阳明腑实证也会出现沉脉，要在鉴别诊断明确的情况下讲沉迟微细。

当明确沉迟微细为阳虚脉时，在寸脉，我们用桂枝温心阳；在关脉，用吴茱萸温肝阳暖肝；在尺脉，要用附子温肾阳。比如寸脉阳虚用桂枝，当摸到寸脉是沉迟微细的脉，那首先是无力的，然后就该去摸患者的手掌心，如果手掌心都是汗就证实了确实是桂枝证，就用桂枝甘草汤。然后再看患者的肢体是否前倾，如果是，那就用桂枝甘草加龙骨牡蛎汤。

阳虚的人来就诊的时候，体态经常是前倾的，这是肢体要把前胸包起来；如果是有热的人，肢体状态是端直挺胸，是不同的。所以当这样的患者坐在诊室时，第一眼就知道这个人阳气足不足，一摸脉，寸脉沉迟微者可能就是心阳虚，如果有"叉手自冒心"表现，就是桂枝甘草龙骨牡蛎汤证，如果问他"是不是心慌啊？""哎，你咋知道我心慌的？我就是来看心慌的。"实际上，他所有的肢体语言已经表现出了心阳虚的症状，这个时候摸他的脉搏，如果他的脉搏搏动得慢，就重用桂枝，可以提升心率。

这里要注意，桂枝提升心率和附子提升心率不同，桂枝适用于缓脉，如果用桂枝后心率更慢了，就要加附子。比如窦性心动过缓，30～40次/分钟或40～50次/分钟，就要通过温肾阳来温心阳。人体的肾阳沿着冲脉上升，升到心脏就是心阳。桂枝是温心阳的药，如果单纯心阳虚用桂枝，如果不仅心阳虚得很厉害，下面肾阳也上升不够，就加附子（肾上腺素分泌不足）。

如果单纯60～70次/分钟，脉搏有点缓，那就用桂枝，用10～30克桂枝，再根据患者情况，可以加炙甘草，如果说要快速缓解患者的症状，可以用30克桂枝。如果患者一周才能复诊，开7剂药，那就用10克桂枝，如果说要开一剂药吃了就见效，我们就开30克桂枝，医生可以灵活地去调整。然后再根据患者的情况，酌情加龙骨、牡蛎。

然后你再观察患者耳垂处是否有皱褶线，一条皱褶意味着一根血管堵，两条皱褶意味着两根血管堵，皱褶交叉的上面是主血管，皱褶交叉的下面分叉的是小血管。如果有皱褶线为冠心病，冠心病可用桂枝、甘草，再加化痰药。"阳微阴弦"，"阳微"就是心阳虚。"阴弦"指胸口有痰，用点儿瓜蒌、薤白等药。如果痰久了痰瘀互结怎么办？如果有瘀血可加活血药，患者一吃药症状就缓解了。

患者进来诊室，两手交叉覆按心胸，轻声说："大夫，您好！"

这是典型的"叉手自冒心"，这是心阳虚，一摸他的左寸脉沉迟细微而无力，再一摸手心，如果都是汗，就用桂枝甘草汤，"叉手自冒心"就是桂枝甘草龙骨牡蛎汤证；然后再一看耳朵上有皱褶，这是血管堵了，再看一下舌苔，舌苔可能偏厚一点或者偏腻一点，唾沫多，再加点儿薤白化痰；如果要加瓜蒌，首先问患者大便好不好解，因为瓜蒌是下痰药，瓜蒌治大便黏滞臭垢，粘马桶，这个是用瓜蒌的独证。如果患者大便臭，大便拉出来冲不掉，这是有痰，中医讲的痰秘，那就用瓜蒌，这个患者用瓜蒌薤白桂枝汤打底就没有问题了。再看患者如果舌有瘀斑，嘴唇发紫，加活血化瘀药。

（2）左关阳虚：吴茱萸。

《金匮要略》："寸口脉沉而弱，沉即主骨，弱即主筋，沉即为肾，弱即为肝。"弦而无力，绝脉或者是弦虚欲绝的脉，都应用吴茱萸。

如果是关脉的阳虚证，可用吴茱萸、花椒这些药，代表药是吴茱萸，这是我们讲的厥阴寒化证。传统中医很多人没有把厥阴病和少阴病分清楚。如果没有把厥阴病和少阴病分清楚，寒和热总能分清吧。我胃凉，大便稀。可以用理中丸，干姜抑制肠道腺体的分泌，促进水分的吸收；如果理中丸吃了不见效，再摸摸患者手凉不凉，如果手凉就用附子理中丸；如果开了附子理中丸还没效，一摸脉弦，可加吴茱萸、丁香，就是丁附理中丸；这就是对太阴、少阴、厥阴的治疗方法。

你知道人的阳气是怎么来的吗？我们后面在讲奇经八脉穴位和脉学的关系时会深入阐述。简单地说，早上8点之前太阳升起来了，肾阳开始沿着冲脉往上走，通过肝，水生木；然后肝阳再传到心，木生火；水、木、火，这就是我们讲的左手脉，即冲脉。肾阳通过肝，水生木，木再一变就成火了。这个经过木一化就化成火了，水长树枝，树枝一烧就成火了，变成了心阳。

心阳出来再往上走到头，头出哪里？道家有个穴位叫作祖窍穴，那个穴就是从眉心处进去3寸。阳气到祖窍穴以后从瞳孔里出来，眼睛就睁开了。

大家知不知道瞳孔在《难经》叫什么？叫命门。我们最早的命门指的是眼睛，命门有几种说法：①眼睛。②双肾。③一个肾或者肾间的动气。眼睛一睁开，阳气就出来了，人就开始起来活动，阳气围着一身转。阳气从瞳孔出来就是营卫，固表的。然后到晚上天一黑，这个营卫之气从瞳孔钻进去，掉到心脏，然后掉到肾脏，睡觉时，做到心肾相交。所以，只要把肾阳、心阳、肝阳把握好了，就能治疗好多疾病。

所以你看一个人是否阳虚，可以看他瞳孔的大小。瞳孔大的人目光炯炯，这个人是偏热的；瞳孔小的人，进光很少，看到他是眯着眼睛的，他是阳虚的。西医讲瞳孔的大小受交感和副交感神经的影响。交感神经的递质是肾上腺素，交感神经功能亢进的，所以目光炯炯，昂首挺胸；交感神经功能低的人，就精神萎靡。麻黄附子甘草汤里面的麻黄就是一个交感神经递质，有拟肾上腺素的作用。

要想看好病，必须要学《黄帝内经》。要做一个有一定层次的中医，要学一些中医理论。

比如一个男性患者，表现为阳痿，他身体左半身塌陷，左右不对称，左边比右边要矮，属于阳虚，我给他温阳，但温的是肝阳。通过温肝阳来治疗阳痿和左半身的塌陷，这个患者疗效非常好。

人人都知道阳虚，但阳虚有太阴阳虚、少阴阳虚和厥阴阳虚，三阴是个递进关系，你去看看理中丸用干姜，附子理中丸用附子、干姜，乌梅丸用附子、干姜、花椒，因为厥阴病是可以看到少阴和太阴的症状的，少阴的阳虚可以看到太阴阳虚的症状，三阴是递进关系。

那三阳是个什么关系？三阳是传变关系，太阳传到少阳，太阳的证就没有了，除非两经都有病；如果完全传到少阳，太阳的证就没有了；少阳传到阳明，少阳的证就没有了，除非少阳和阳明一起得病。

三阴是递进关系，太阴传少阴，太阴的症状还在；少阴传厥阴，少阴、太阴的症状都在，不把这个关系弄清楚很多处方是弄不明白的。所以，来一个厥阴病患者找3个大夫辨证，第一位大夫："那是太阴病，腹泻，不吃东西，肚子胀。"第二位大夫就说："脾虚啊，手脚冰凉还脾虚，要温肾。"第三个大夫说："你看他的脉弦而无力，不但要健脾温肾，还要暖肝，寒热错杂要用乌梅丸，如果偏寒的用天台乌药散加减。"其实第三位大夫说的才是对的，因为三阴是递进关系。

如果到了三阴阳虚，你会发现乌梅丸的处方就是这样子的。乌梅丸的处方这么复杂，其实就是寒和热两端：寒热错杂。因为厥阴病的特点，你可以取其寒的那一端，或取其热的那一端。大家记不记得连梅汤和椒梅汤？那是《温病条辨》的方，吴鞠通把热药整理出来，就是椒梅汤；如果把寒药整理出来，就是连梅汤，都是治厥阴的方，一个偏寒一个偏热。合起来寒热错杂，就是乌梅丸。

（3）左尺沉涩：附子，定在关元。"少阴之为病，脉微细"，指尺脉。

2. 阴虚脉

左手的寸脉对应用阿胶，关脉对应用白芍，尺脉对应用地黄，这是张仲景的用药习惯。寸脉血虚，用补心血的阿胶；关脉阴虚，养肝阴用芍药；尺脉阴虚，滋肾用的是地黄，就是这么来的。

（1）左寸芤：阴血不足的脉，就是我们讲的芤脉，用阿胶。一见到芤脉，我们想到张仲景的用药习惯，是用阿胶。比如白头翁加阿胶汤，当归建中加地黄阿胶汤，黄连阿胶汤，猪苓汤，大黄甘遂汤，黄土汤。

白头翁加阿胶汤治的是便血，猪苓汤治的是尿血，大黄甘遂汤治的是血性腹水，黄土汤治的是消化道出血，当归建中加地黄阿胶汤治小细胞性贫血，黄连阿胶汤治大细胞性贫血。

所以只要见着这些方，基本上它的主治，大概都能清楚。当然也可以按中医脉诊来治疗，对于白头翁加阿胶汤，可以针对厥阴病，针对一个弦脉，当归建中加地黄阿胶汤针对大脉，黄连阿胶汤可以针对细脉，猪苓汤可以针对滑脉、长脉，大黄甘遂汤可以针对沉脉，黄土汤可以针对脉微，因为他阳虚。

其实这微、大、细、长、沉、弦六脉，都要见到芤脉，因为有贫血，有出血，如果你不见芤脉，你用西医的症去对，大体上也可以对得上，但是临床思路可以更广泛。比如膀胱蓄血，小便不利，用可五苓散。如果小便不利兼有出血，猪苓汤。对于化疗以后的患者呕吐，不能喝水，吃不了东西，一吃东西、一喝水就呕吐，这是水逆，可用五苓散。如果这个患者又有贫血虚呢？猪苓汤也能治化疗后的呕吐。猪苓汤和五苓散的区别是针对一寒一热，还有猪苓汤见有出血、贫血或血虚，所以小便不利，兼有尿血的，应选猪苓汤。如果肿瘤患者化疗以后呕吐吃不了东西，喝水就吐，血象又低，还是可选用猪苓汤。如果他血象不低，就用五苓散。所以《伤寒论》的方子，它的使用还是简单的，但是你要把他的问题想明白，怕的就是想不明白。

（2）左关大：白芍。可见弦脉，弦脉是伴随脉，不是决定脉，决定脉是在左关的大脉，可用芍药去收敛脉气。

（3）左尺细：地黄。"少阴之为病，脉微细"，微为阳微，细为阴细，细脉就是地黄证。《金匮要略》："男子平人脉虚弱细微者，喜盗汗也。"尺脉：阴与阳，肾精化阴阳，一个附子证，一个地黄证。

3. 火热脉

如果左手脉有热，寸脉用黄连；关脉用黄芩；尺脉用黄柏。寸脉是心火，用黄连；关脉是肝火，用黄芩，清相火；尺脉是肾火，用黄柏，除下焦的湿热，即下焦热用黄柏，肝脏热用黄芩，心脏热用黄连。

二、左手阳虚脉解

1. 左寸浮缓大：桂枝。

（1）桂枝独证：浮、缓、大、汗。桂枝证的一个特点可以表现为浮、缓、大，这是阳虚的脉。阳虚脉，沉迟细微，"少阴之为病，脉微细，但欲寐也"，是个微细脉，还可以见到沉迟。因为肾上腺素水平低，可以表现为脉搏变沉，脉搏的次数减少，这是肾阳虚的一个特点。

此外，在寸脉上的桂枝证，可以表现为脉沉迟微细，因为桂枝温心阳。但是与附子证相比，比如沉迟微细的那个迟脉，每分钟小于60次，用附子；每分钟从60~70次，它上升的缓慢，这时用桂枝。还有如果摸到沉脉，稍微沉，那个可以用桂枝，如果沉脉非常沉，是因为它的肾上腺素分泌很低，用附子。

寸脉还有一个特点，表现为浮缓大。浮缓大脉有个独证，手心有汗。所以，平脉法和其他的法要结合抓独法，其实我们看病主要用的是抓独法，不是用的平脉法，摸他的手心有汗，那就是桂枝证，马上再去摸患者的寸脉，寸脉若是一个浮缓大的脉，那就是桂枝证；如果摸到的脉是又沉又有力的沉实脉，那是大黄证。此时不是太阳（桂枝）证的"时发热，自汗出"，那是阳明（大黄）证的"手足濈濈然汗出"。

由此可见，平脉法实际上是做鉴别诊断用的。所以很多时候摸脉没有"三部九候"，并没有去体会寸关尺、浮中沉，是因为已经确定了手足汗出要么是桂枝证，要么是大黄证，只要通过摸脉来区别用桂枝还是用大黄，再不行就通过问大便好不好解来做鉴别诊断。再比如看到一个淡白舌的患者，应判断是气虚还是血虚？摸一下脉，芤脉是血虚，无力是气虚。患者舌头伸出来一看是淡白舌，马上从脉上就把证找出来了。

（2）浮主表证：桂枝证一方面主表证，治太阳中风；一方面主虚证，太阴脾虚。脾虚之人感冒以后就容易表现为桂枝证。当然脾虚的人感冒也可以形成麻黄证，虽然脾虚，在冰天雪地里严重地冻一下也可以形成麻黄证，针对这种情况，最擅长的是用葛根汤，桂枝汤加麻黄、葛根。其实脾虚的人感冒以后，最多见的是桂枝证。

（3）浮脉主虚：《金匮要略》中关于浮脉主虚是这样记载的："男子面色薄者，主渴及亡血；卒喘悸，脉浮者，里虚也。"此为太阴虚劳，用小建中汤，重用芍药来收敛，因为患者是虚阳外越，所以小建中汤可以表现为手足心发热，口干，还有低热等阳气外越之象。注意这里的口干、低热，不是用石膏、黄连的那些证，而是李东垣讲的气虚生大热。从归芪建中汤中把当归、黄芪、甘草拿出来，那就是补中益气汤，无外乎归芪建中汤加强了健脾、复形质的作用，治疗患者的面色薄、形体酸削。

"劳之为病，其脉浮大"，这里浮大的脉，是浮大而无力的，也就是浮大缓虚，是虚劳脉的一个表现，主要特点是浮大没有力气。"男子脉浮弱而涩，为无子，精气清冷"，这是讲涩脉，可以出现男子不育。

太阴虚劳的阳气外越表现为气虚生大热，所以重加芍药，用小建中汤，或者加龙骨、牡蛎潜降，那是桂枝加龙骨牡蛎汤。用芍药去收敛，或者用龙骨、牡蛎去潜降，因此还可以在归芪建中汤里加龙骨、牡蛎，那就是既用龙骨、牡蛎潜降，又用芍药去收敛，而且龙骨、牡蛎可以抑制胃酸，因为归芪建中汤经常来治疗十二指肠溃疡。

《金匮要略》讲："寸脉浮而无力，然后尺脉又沉，到处跑，不睡觉，那就是防己地黄汤。"一摸寸脉浮而无力，再一摸尺脉又沉，问他："你哪不舒服啊？"答："我老想骂人。"防己地黄汤就出来了，看病很简单。

也可以不摸患者的寸脉，摸手心如果都是汗，这是桂枝证。然后通过望诊观察，患者脸上都是斑，耳郭枯槁。手心都是汗，桂枝；耳朵黑，地黄。问他："你哪里不舒服啊？"答："我3天没睡觉了。"防己地黄汤也出来了，未必需要去诊脉。

大家知道为什么耳朵黑、脸上长黄褐斑吗？是由于下丘脑分泌激素，激素影响垂体，垂体分泌促肾上腺皮质激素（ACTH），ACTH导致肾上腺分泌激素。肾虚的人，肾上腺的功能是低下的，反馈到垂体，导致ACTH分泌增加。这个ACTH在体内要降解，它的降解产物能够刺激黑色素细胞增加，导致色素沉着。色素沉着就会在脸上出现黄褐斑，色素沉着在耳朵上，就出现耳轮焦枯。中医讲的耳轮焦枯是肾虚。手心都是汗，是桂枝证，耳朵又黑，是地黄证。患者还有哪些临床表现？失眠，那是"独行狂语"，可给"镇静剂"，地黄、桂枝就是中医的镇静剂。

中医的镇静剂与西医的镇静剂有什么区别？西医给患者服用镇静剂，有时候患者仍然睡不好，或者镇静剂不能停；而中医的镇静剂是可以停的，吃一段时间停了药，患者还能睡好，例如地黄能调节皮质激素的分泌，恢复皮质激素的昼夜节律。中医不是针对神经兴奋进行镇静的，而是找到这个神经兴奋性失调的原因，把这个原因给纠正了。

不论是桂枝汤、麻黄汤，还是小建中汤，都是有规律的。寸脉浮，要么是一个太阳中风的虚证：桂枝汤证；要么是太阳伤寒的实证：麻黄汤证。其实太阳在经的虚证就是桂枝汤，虚人感冒才表现为桂枝汤证。如果是里虚证，就是建中汤证（脉浮而无力），因为是阳气外浮，血管扩张，所以要加大芍药的用量去收敛。当然，还可以表现为肾虚，就用防己地黄汤，再去摸患者的尺脉，一边的脉跳上来（浮），一边的脉掉下去（沉），一个是桂枝，一个是地黄，就是防己地黄汤。

桂枝证的脉是浮、缓、大、虚，不论是表现为浮脉也好，缓脉也好、大脉也好，脉的力气不够。还有手心汗出，记住浮、缓、大、汗这4个字，这就是桂枝证的特点。一说大脉，千万要注意辨别使用，别以为白虎汤证也是桂枝证，"伤寒三日，阳明脉大"是白虎汤证，鉴别点就是，白虎汤证脉有力，桂枝证脉无力。

所以，脉浮、缓、大，手心有汗是桂枝独证。

第一浮主表证，表证用桂枝；第二主虚证，太阴脾虚。桂枝独证：浮、缓、大、汗。浮脉主虚："男子面色薄者，主渴及亡血，卒喘悸。""脉浮者，里虚也。""劳之为病，其脉浮大。""男子脉浮弱而涩，为无子，精气清冷。"

阳气外越，重加芍药，甚者加龙骨、牡蛎——桂枝加龙骨牡蛎汤，收敛，潜阳。

浮脉可以是桂枝汤、建中汤、麻黄汤。

《金匮要略》说："人年五六十，其病脉大者，皆为劳得之。"大脉也是劳，用桂枝加龙骨牡蛎汤。白虎汤证："伤寒三日，阳明脉大"。两者一个有力，一个无力。

（4）浮脉与沉脉：关于浮脉和沉脉的问题。我们讲了左手阳虚的脉，寸脉是桂枝证；现在讲尺脉沉是附子证的问题。我们还讲左手的寸关尺，阳虚的时候，附子的脉沉，比如麻黄附子甘草汤证，发热去甘草加细辛，因为细辛是少阴病的解热剂。

六经都有解热剂：太阳病的解热剂是桂枝，麻黄配桂枝；阳明病的解热剂是石膏，石膏配知母；少阳病的解热剂是柴胡，柴胡配黄芩；太阴的解热剂是甘草，甘草干姜汤；还有黄芪配甘草，黄芪建中汤；少阴病的解热剂是细辛，厥阴病的解热剂是乌梅，六经都有一味可以退热的药。

为什么脉沉？那是因为肾上腺分泌不足。因为人体脉的浮沉就取决于肾上腺素的分泌。冬天为什么多为脉沉？冬天天气冷，人体肾上腺激素水平低，脉就沉。中医学的道理都可以用通俗的语言描述出来。比如一个有表证的人，根据脉位就知道用太阳和少阴的药的比例。表证有好多表现，不见得就是感冒，比如过敏等都可以是表证。

2. 左关弦而无力、脉细欲绝：吴茱萸。

左关的阳虚用的是吴茱萸。《金匮要略》有云："寸口脉沉而弱，沉即主骨，弱即主筋，沉即为肾，弱即为肝。"这是在说寸口脉沉而弱，我们摸着这尺脉，尺脉沉是少阴病。寸口脉摸到关脉没有力气，是厥阴病。厥阴病和少阳病的区别就是有没有力，摸左手关脉，如果无力，是厥阴病，有力则是少阳病。

"见肝之病，知肝传脾"，脉没有力气，柴胡桂枝干姜汤证的脉没有力。它的脉没有力在右关，左右的脉力明显不平等，右关按着明显无力，那是木来克土，知肝传脾，用柴胡桂枝干姜汤。如果摸着左关明显无力，那是厥阴病。柴胡桂枝干姜汤脉也没有力，厥阴病也没有力，是该用柴胡桂枝干姜汤还是吴茱萸汤？在这里，左右手脉不一样。弦而无力，或者是弦虚欲绝的脉，都是吴茱萸证。

讲少阳病脉弦细，因为少阳病是血管张力增加，血管紧张素分泌增加，表现为弦脉。但是如果这个少阳病的患者还有阴血不足，他的血管就细了。因为血管张力一增加，这个人体质又偏阴血不足，血管就细了，少阳病一旦阴血不足，脉就变成细脉，所以脉弦细。因此少阳病经常要加芍药、当归、川芎。《金匮要略》有个奔豚汤，就是黄芩汤加味，加葛根之类的药物，就是用川芎、当归养血。少阳病的细脉张力高，血管张力很高，因为这个细脉不是单纯的阴血不足、阴虚血虚导致的细脉。

少阳脉弦细，《伤寒论》有讲，如果是细的摸不清楚，那是厥阴病，弦而无力也是厥阴病，都可以用吴茱萸汤。如果脉细，可用当归四逆汤，"手足厥寒，脉细欲绝者，当归四逆汤主之"，内有陈寒者，加吴茱萸、生姜。如果单纯以内寒为主，当归四逆汤加吴茱萸、生姜，这就是温经汤的变方，稍微变化一下药就是温经汤，一个偏外，一个偏内，表现为外证的是当归四逆汤，表现为内证的是吴茱萸汤，内证、外证都有的是当归四逆加吴茱萸生姜汤。虽然处方加减变化，但基本结构都没变。

3. 左尺无力：附子。

左手的尺脉如果是沉涩的，药物就定在附子，穴位定位在关元穴。所谓"少阴之为病，脉微细"，主要观察尺脉。脉微细可表现在寸、关、尺，沉取去看少阴病与摸尺脉去看少阴病是一样的。沉取候肝肾，尺脉候肾，我们在脉法一统讲过。还有遍诊法，也可以摸少阴脉，摸脚，摸脚来看少阴病和重按沉脉的改变来看少阴病、尺脉来看少阴病是一样的。

三、左手阴虚脉解

1. 左寸芤：阿胶。

寸脉若是芤脉，加阿胶，如白头翁加阿胶汤、当归建中加地黄阿胶汤、黄连阿胶汤、猪苓汤、大黄甘遂汤、黄土汤。

白头翁加阿胶汤证：厥阴病，其脉弦而无力，表现为关脉弦，如果要开白头翁汤，但寸脉芤，所以在白头翁汤基础上加阿胶、甘草。

当归建中加地黄阿胶汤证：其脉大，桂枝证。脉大为劳，一摸到寸脉芤，当归建中汤加阿胶，因为血虚。

黄连阿胶汤证：其脉细。因为贫血的血容量不足，导致脉细，再一按是芤的。

猪苓汤证：其脉长（尺脉长），即尺脉过尺，为下焦有湿热，要利水利湿，一摸脉芤，用阿胶，阿胶配利湿的药就是猪苓汤。以药定方，一个患者若尺脉长，提示下焦有湿热，寸脉芤，提示血虚，补血加利水除湿的药，就是猪苓汤，处方就出来了，所以以脉定药、以药定方就是这个道理。

大黄甘遂汤证：其脉沉。脉沉用大黄，脉芤用阿胶，大黄加阿胶就是大黄甘遂汤，治水血互结，临床多用治肿瘤。因为有肿瘤、有便秘，就会脉沉。脉沉用大黄，脉芤用阿胶，大黄配阿胶，《伤寒论》的方就是大黄甘遂汤。如果再能体会一下，还是沉弦的脉，弦跟甘遂有关系。沉、弦、芤三脉，脉沉用大黄，脉弦有水，大黄加利水的药，大黄甘遂汤。脉沉用大黄，脉芤用阿胶，脉弦用甘遂，脉弦可以逐饮，还是用大黄甘遂汤。

黄土汤证：其脉微。

《伤寒论》的芤脉（寸脉都是芤脉）和其他的弦、大、细、长、沉、微这6种脉象的组合，体现了《伤寒论》里用阿胶的这6个方，摸到芤脉，和这6个脉一组合，出来就是这6个方。需要再强调一遍，寸脉是芤脉，定药为阿胶，但定不了方，它还兼有这6种脉象，就是这6个用阿胶的方，芤脉用阿胶，关脉弦，是厥阴病，厥阴病用阿胶就是白头翁加阿胶甘草汤；脉大而无力兼有芤脉，是桂枝证加阿胶，即当归建中加阿胶汤；脉很细，就是黄连阿胶汤，还可问一下患者有没有心烦失眠等；摸到尺脉长，下焦有湿热，再摸到芤脉，用阿胶，就是猪苓汤，用猪苓、滑石利水，阿胶养血；摸到脉沉，脉沉用大黄，脉芤用阿胶，大黄加阿胶就是大黄甘遂汤；脉芤用阿胶，脉微，没有力气用附子，附子加阿胶就是黄土汤。

也不一定非从脉上去找，比如脉微同时摸到手脚冰凉，少阴病。但手脚冰凉不一定是少阴病，我们前面讲了鉴别的方法，可以把脉学和其他几种方法结合起来，看病会很简单。

2. 左关大：白芍。

左关脉大药物定在白芍，可见弦脉。弦脉是伴随脉，不是决定脉，决定脉在左关的大脉，左关脉大的人用芍药去收敛脉气。

3. 左尺细：地黄。

尺脉细，药物定在地黄。"少阴之为病，脉微细"，微为阳微，细为阴细，尺脉细就是地黄证。《金匮要略》："男子平人脉虚弱细微者，喜盗汗也。"要知道左脉与右脉，一个是阳虚附子证，一个是阴虚地黄证，摸到尺脉细就是地黄证。

左脉与右脉是阴与阳的关系。肾精化阴阳，一个附子证，一个地黄证。左脉和右脉，一个阳虚、一个阴虚。左手的寸、关、尺，阴血不足的人，定了3个药，寸脉阿胶，关脉芍药，尺脉地黄。寸脉芤，芤是因为血管容量不足，但是血管床没有收缩，所以一按就没有力气；关脉大是血管床的扩张，即脉管的虚性扩张，所以用芍药收敛脉气；细是阴血亏虚，血管的容量不够，血管变得很细；寸芤、关弦、尺细分别用阿胶、芍药、地黄。

四、左手火热脉解

阴虚脉讲血下，火热脉讲火降。左手脉讲火降血下，阴虚脉讲血，火热脉讲火。火热脉定位在左手寸、关、尺，用药分别为寸脉是黄连，关脉是黄芩，尺脉是黄柏。心火炽盛用黄连，那心火炽盛夹有湿就应用苦参。

1. 左寸数：黄连。

左寸数，考虑黄连相关的处方。如果左寸数但是有停顿（促脉），是快速性心律失常，还是黄连证，如葛根芩连汤。把黄连阿胶汤的阿胶和芍药换成葛根和甘草，就成了葛根芩连汤，还是由黄芩配黄连，这是清心火的标准配伍，因为木生火。

左寸数用黄连，左寸芤用阿胶，合起来就是黄连配阿胶，黄连阿胶汤。关脉偏大，加芍药。如果关脉特别大，芍药可以重用。

2. 左关弦：黄芩。

黄芩配黄连是清心的一个标准配伍，清肾用黄芩配地黄，因为水生木，木生火。关脉弦，用黄芩，所以要去体会黄连阿胶汤证的脉。寸脉数，用黄连；一按脉感觉不清楚了，脉芤，用阿胶；关脉弦，要用黄芩。如果脉体还偏大，要用芍药去收敛一下，再用力一按，尺脉没有力气，用鸡子黄，那就是黄连阿胶汤。

大家知道黄连阿胶汤为什么要用鸡子黄吗？是因为蛋黄富含胆固醇，而胆固醇是合成人体甾体激素——雌激素母核的必要原料，这种胆固醇人体不能合成，只能从食物中来，因为是合成甾体激素雌激素的基本原料，而雌激素是个镇静剂，黄连阿胶汤可用于治疗心烦失眠，所以女性更年期因为雌激素水平低了，神经系统兴奋性很高，因为合成雌激素的原料——胆固醇低了，胆固醇含量最高的就是鸡子黄。

我们讲过三物黄芩汤，讲黄芩配黄连是经典的泻心汤的架构。只要心有火，木生火嘛，摸着寸脉数用黄连，摸着关脉弦用黄芩，木来生火，就知道张仲景的这个配伍的方法，然后，我们讲过三物黄芩汤，治妇人的产后感染。因为她失血，产后继发感染。去摸尺脉，尺脉细，说明阴血不足，用地黄，关脉弦，用黄芩，再一摸寸脉数，用黄连，再让患者把舌苔伸出来，苔有点厚，夹湿，去了黄连换苦参，那就是三物黄芩汤。《金匮要略》原文讲"病人烦躁，手足不安。"我在病房治过一个腿不安综合征的患者，患者说："我不舒服，左睡右睡都不舒服。"我说这属于手足不安，他舌尖红，苔黄，那就是一个三物黄芩汤证。再去摸他的脉，他一定是尺脉细、关脉弦、寸脉数，之前手足没地方放，放儿哪都不舒服，开了几剂药就缓解了。

当然也可以用抓独法，去摸手，手心干，没有汗，那就是中医讲的五心烦热——阴虚。我们讲过抓独法，去看手，基本信息都可以在手上。你也可以用脉诊，你还可以用舌诊，仔细去辨患者的舌，会发现患者舌尖很红，黄苔，然后舌的两边是肿胀的。可用苦参配黄芩，在《伤寒论》里面，就是三物黄芩汤。

3. 左尺长：黄柏。

尺脉长用黄柏，代表方四妙散，或者白头翁汤。我们是讲左手的火热脉。小便不利，四妙散；大便不利白头翁汤。其实右脉尺脉长是用滑石（当归贝母苦参丸，男子加滑石），后面会讲右手脉。不要弄混了，左手的脉，尺脉长，用黄柏。

尺脉长的人是下焦有湿热，表现为淋病、尿路感染、早泄等，都是泌尿生殖相关的疾病，当然也可能长肿瘤了，宫颈癌等，或者是宫颈糜烂、疱疹病毒感染等。

尺脉长，下焦有湿热，药定为黄柏，代表方用四妙散；如果大便不爽（不是大便秘结），是下利，就是里急后重，用白头翁汤（小便不利，用四妙散；大便不利白头翁汤）。

那么四妙散、白头翁汤的共同特点是方里都有黄柏。左边的尺脉长，用的是黄柏，下焦有湿热。

所以，来一个患者，一摸尺脉长，说明这个人生殖系统有点问题。《金匮要略》讲："弦则为泄，数则为热。"这个患者有早泄。脉数则为热，跳得还快，泌尿系统有感染，经常出现早泄。那我们看看他是不是从少阳经来的，因为下焦湿热基本上都是少阳湿热下注，再看看患者发际线是不是高、脸上是不是冒油等，好多办法都可以诊断。

第八章 右手脉法

右手的脉法也分寸、关、尺，分别对应的是风府穴、至阳穴和阳关穴。在《吴述伤寒杂病论研究》讲过左手脉法和右手脉法概述。左手的寸脉定在膻中穴，尺脉定在关元穴；右手的寸脉定在风府穴，关脉定在至阳穴，尺脉定在阳关穴，因为任脉短，督脉长，人是重阳气的。左手的寸脉和右手的关脉前后是对应的，比如左手的寸脉膻中穴对右手的关脉至阳穴，前胸对后背，右手多了个风府穴，因为任督二脉不是一样长，督脉长、任脉短，左右手的寸、关、尺定位不一样。所以人重阳气是有原因的。

一、右手脉法

（一）气升

第一个讲右手的脉，气升，然后讲水布。气升是用长和短来定它的气机的，长短定气运。

1. 右寸短

右寸脉短用黄芪，还可用补中益气汤，补中益气汤可以调节血压。关键在于寸脉要短，才能够用黄芪。所谓寸脉短，是以桡骨茎突把关脉定下来，根据患者的身高来决定指间距。如果寸脉仅在关脉、寸脉交界处能够摸到脉，指腹正中间摸脉感觉不明显，这就是短了。如果寸脉的中心位置超过我们的指腹往前，它就长了，甚至可以长到鱼际。有的可以在大鱼际摸到脉搏的跳动，即"上循鱼际"。

2. 右关软

关脉软、没有力气用人参。人参有个独证：其背恶寒。当患者出现背心凉，说明是气虚。"心中恶寒不足"用侯氏黑散，里边有人参、干姜。

《伤寒论》中的真武汤和附子汤的区别——去生姜加人参，真武汤变附子汤因为"其背恶寒"，加人参，去生姜。它的条文上有一条，"其背恶寒"，白虎汤加人参汤。白虎汤的阳明证是但热不见寒的，用白虎汤证的病人背恶寒，背心凉，要加人参。四逆加人参汤说明"其背恶寒"。如果恶寒轻就叫畏寒，恶寒重就是恶寒。四逆加人参汤是因为背上凉。所以，人参有个独证，"其背恶寒"。"背"的定位是至阳穴。人参定在至阳穴。定位清楚了，可以开中药，也可以针刺，还可以去灸它。

这里有一个问题，"其背恶寒"不仅仅是脾虚，脾虚不一定就用人参，如果夹饮，脾虚生湿夹饮，《伤寒论》用白术。"背恶寒如巴掌大，舌淡多津"，说明心下有留饮，"凡有留饮、有痰饮应用苓桂术甘汤。苓桂术甘汤是一个健脾的方。不外乎人参是不夹饮，白术是夹饮。有痰饮，把人参去了换成白术。

3. 右尺短

之前讲过浮脉主虚："男子面色薄主渴及亡血，卒喘悸，脉浮者，里虚也。"为什么会渴？因为气不升，水不布，阳气往上贯心脉而行呼吸，华面，养神窍，所以中气下陷会出现寸脉不够，表现为短气、心慌、口干、头晕、耳鸣、视物昏花，所以有补中益气汤、益气聪明汤、清暑益气汤等。对于脾肾两虚，中气下陷。张景岳有个补阴益气煎，太阴气虚久了会伴有少阴肾虚，既有脾虚又有肾虚，中气还下陷，应加点儿地黄、山药之类，就是补阴益气煎。

寸脉短用黄芪，关脉软用人参，尺脉短用山药，大剂量的山药（30～90克）。尺脉短说明肾气不够，肾虚尺脉就短。寸脉短说明是气不够，要用升提的，就是用黄芪、人参、山药这3味药。

（二）水布

水布是因为"肺为水之上源""脾主治水""肾为水之根"。

肺为水之上源，脾主治水，肾为水之根，麻黄能够发表利水，吃了麻黄不发表它就利尿，有的人吃了麻黄冒汗，有的人吃了麻黄尿多，这就是肺为水之上源。关脉候脾，脾主治水，尺脉候肾，肾为水之根。右手的肺、脾、肾可以比成天地，也可以比成人的上、中、下三焦。比如，地上的水一蒸腾就变为气，气到了天上就是云，云一遇冷空气再往下降下来就是（雨）水了。所以，如果这个人表现脾肾两虚的口渴，可用补阴益气煎，但是用补阴益气煎治口渴效果不好，可加 10 克石膏。因为石膏能够治大热、大渴、大汗、脉洪大，能够止渴。通过补肾，把肾水蒸腾，然后再通过益气、气化，气化向上，它就如雾露之盖，口渴就缓解了。糖尿病也可以这么治。

1. 右寸脉浮紧

"肺为水之上源"，用麻黄，定在风府穴，特点是右寸脉浮紧、怕风、主入。"肺为水之上源"，麻黄能够发表、出汗，能利水利尿。用了麻黄的人，会出汗，如果不出汗，就小便多，常常用来治水肿。所以说"肺为水之上源"。

麻黄定在风府穴。《素问·疟论》："卫气每至于风府，腠理乃发。"《素问·热论》："巨阳者，诸阳之属也，其脉连于风府。"《伤寒论》太阳病的脉证提纲"太阳之为病，脉浮，头项强痛而恶寒"。"头项强痛"就是脖子很不舒服，定在风府穴。

当患者走进诊室的时候，医生看到他戴一顶帽子，把头裹起来，说明患者怕风，这就是一个葛根汤证。因为风府穴怕风，应用麻黄。张仲景说：麻黄发表，出汗之后这个表邪还没有解，还应该发表，但他又发过汗了，怕麻黄用了之后不舒服，"先刺风池风府，却与桂枝汤则愈。"就是用针灸来代替麻黄。道理是一样的，内治、外治都是中医的完整的学术体系。

2. 右关脉濡

关脉候脾，用白术。关脉的特点是濡弱，和大便有关系，因为它候脾，脾的下面就是阳明大肠。所以大便除了受阳明大肠的影响，同时还受脾的影响。生白术是通便药，30～60克生白术就能通便。第一个原因，生白术含有挥发油，炒过后挥发油就没有了，所以要生用。第二个原因，白术能够增强肌力，可以快速通便。白术能促进肌细胞的代谢进而增强胃肠道的蠕动，使胃肠道平滑肌肌力增强，推动大便往前走，所以用白术治疗便秘的患者，他的腹部是软的，大便没有力气。

3. 右尺沉微

尺脉表现为沉，用附子，主出，候肾，主小便。但尺脉沉而有力要用大黄，这个是要区别的。

尺脉沉用附子，有个独症：腰痛。阳虚型的患者出现腰痛，这是附子的独症。《金匮要略·虚劳病》篇讲肾气丸"虚劳腰痛，小便不利"，指出了附子的独症是腰痛。腰不痛也可以用附子，有的人吃了附子之后腰痛，是因为他腰本身就有毛病，继续服药就不痛了。附子定位就定在这个位置——阳关穴，局部有伏寒！所以常常有患者吃了附子以后腰痛的情况。实际上学了奇经八脉用药以后会发现，服用中药后哪里痛，哪里就有毛病，可以把药引入一条经或引入一个穴位，用针灸疏通也可以，都是一样的道理。

"长短定升降，浮沉定出入"，用脉的长与短来定升与降，用浮与沉来定出与入。气升的关键是脉的长与短，从脉是一个长脉还是一个短脉，来看气机是上升还是下降。上升用重镇的药，下降用升举的药。水布的关键是脉的浮与沉，"脉得诸沉，当责有水"，这是水布的问题。如果脉浮用麻黄发表行水，脉沉用附子温阳化饮，就是这个原因。浮沉就是个出入的问题，外面是表证，里面是里证，脉浮用麻黄，脉沉用附子。

寸脉紧是麻黄证，表有寒，用麻黄；尺脉沉是附子证，里有寒，用附子，表寒加里寒，麻黄配附子，就是麻黄附子甘草汤，要是发热加细辛就是麻黄附子细辛汤。其实根本不用去摸寸脉紧不紧，因为手上会起皮疹，说明病在太阳；尺脉沉在少阴；在太阳用麻黄，在少阴用附子，还是麻黄附子甘草汤，通过摸脉出来也是这个方。所以，疾病的表现是综合的，了解了它背后的病机或者说机制，任何病都可以去辨别它。

寸脉紧用麻黄，关脉弱用白术，麻黄配白术，就是麻黄加术汤、越婢加术汤。一个人寸脉紧，用麻黄；关脉弱，用白术。如果他感冒了，那应该是夹湿的感冒，用麻黄加术汤；如果他水肿就用越婢加术汤。

（三）热化证

寸数：寒水石。

关大：石膏。

尺长：滑石。

寸脉数用寒水石，寒水石能够清肺，关脉大用石膏，尺脉长用滑石。石膏、滑石、寒水石，苓桂甘露饮就这样出来了。关脉大，甘露饮里面石膏重用一点；尺脉长，滑石多用一点；脉跳得快，寒水石多用一点。这个苓桂甘露饮是个湿化热的方，湿郁化热，加石膏、滑石、寒水石。

所以，学了之后就知道了，临床用药是灵活的，这个药多用一点，那个药少用一点，要不然只会用原方，一个药，一个剂量你都变不了。为什么好多老师告诉学员不要加减，经方不要加减，时方不要加减，书上怎么写就怎么用！那是因为你不知道它为什么这么配伍，你一加减，就没有效。

举个例子，中医注重个体化治疗，不同的病用不同的方，同一种病不同的患者可用不同的药。但是同一个患者9个医生开出9个方，这就叫个体化治疗。比方说有一个心慌、快速性心律失常、舌苔厚腻的患者，这个医生认为有痰用黄连温胆汤；那个医生说脉弦，用小柴胡汤；再来一个医生说，他舌质淡，这是本虚标实，要健脾化饮，用六君子汤。3个医生的处方：黄连温胆汤、六君子汤和小柴胡汤都治这种快速性心律失常的心悸，都有效。为什么都有效？因为里边都有半夏，半夏是治疗快速性心律失常的药物。《金匮要略》里有个半夏麻黄丸，治心悸，麻黄治缓慢性心律失常，半夏治快速性心律失常，就是个病窦快慢综合征，一会儿跳得快一会儿跳得慢的那种心悸，只要有一点现代医学的知识，知道它背后的机制，开黄连温胆汤可以，开六君子汤可以，开小柴胡汤也可以，重用半夏，就治疗这种有痰湿的快速性心律失常。

滑石治尺脉长。第一个，当归贝母苦参丸是治小便不利的，加滑石，应该叫当归贝母苦参加滑石汤。因为没有这个方名，所以就叫当归贝母苦参丸加滑石，可以治尺脉长。第二个，尺脉长的，用猪苓汤，里边有滑石。第三个，百合滑石汤，也有滑石，这个治疗伴有精神症状的疾病了。摸到尺脉长，下焦有湿，这些方都用滑石。当然是有区别的，猪苓汤证是一个芤脉，百合滑石散证是一个百合病，"其脉微数"，这是《金匮要略》原文，尺脉长就是弦数脉，长就是弦，尺脉超过尺位，但脉跳得有点快。"其脉微数"就是脉快得不明显，如果脉快得很明显，下焦就是以热为主，百合滑石汤是阴虚，用百合，脉跳不是特别快。如果特别的快就是有实热，要加一些清实热的药。条文很精辟，没有一个多余的字，问题是他不解释，所以大家就不大明白。为什么不解释呢？因为写在竹片上一解释就写不完。

二、脉法小结

（一）十二脉法

1. 先抓十二脉

脉位的浮沉定表里，脉形的大细定虚实，脉体的长短定升降，脉管的弦软定阴阳，脉流的滑涩定气血，脉率的迟数定寒热。

要先抓十二脉，用脉位的浮沉把表里给定下来，脉位是浮还是沉，定这个病是表病还是里病，脉搏是大还是细把虚实定下来，脉体是长还是短把升降定下来，脉管是软还是弦把阴阳定下来。所谓阴阳就是少阳和厥阴。脉流的滑与涩把气血定下来，脉率的迟与数把寒热定下来。

通过十二脉，浮的在表，沉的在里；大的是实证，阳明是个实证，细的是虚证；长的是太过，短的是不及，就是升降；弦软定阴阳，弦的是少阳，软的是厥阴，"弦而无力是厥阴"；滑的是气分有痰，涩的是血分有瘀；迟的有寒，数的有热。中医讲的基本病机就这6对，这些就可以把中医的基本病机囊括了。

当然如果把脉研究得很细，那就28脉。其实28脉不够，后世还补充了一些脉。要是从做一个医生的角度讲，笔者认为，十二脉法就把基本病机都概括了，讲起来简单，到临床上要反复地训练。

2. 影响脉象的6个因素

血管的张力：决定脉的弦软，肝有虚实不同。

血管的充盈程度：决定脉是大脉、细脉还是芤脉。

血流的通畅程度：决定了滑脉、涩脉，是痰，是瘀，虚的是血液浓缩。

脉搏的强度：强洪，弱微，这是心输出量决定的，要么气虚，要么阳虚，如参附汤，基础代谢低，微细迟合脉——心输出量低，血管收缩，心率减慢。

脉形：大脉，细脉，可以辨虚实，反应血容量，形的问题。

脉力：洪脉、微脉也辨虚实，那是气的问题。

一定要把这6个因素弄清楚。因为这6个因素分别涉及血管、心脏、血液。

第一，脉象取决于心脏的输出量和心脏的节律，心脏的输出量决定了脉搏的力量，心脏的节律决定了脉搏的快与慢。

第二，脉象取决于血液。血液有流畅度的问题，就是血液流畅还是不畅；血液是多还是少，就是血管是否充盈。要么血管血液量多，要么血管血液量少，要么流的很畅，要么流的不畅，充盈度和流畅度是血液的问题。

第三，脉象取决于血管，管腔是大还是小，管壁的张力是强还是弱。实际上就是心脏的收缩是强还是弱，心脏的频率是快还是慢，血管的张力是强还是弱，管腔是大还是小，血管里面的血液是多还是少，血液流的是畅快还是不畅快，这6个方面的因素就是心脏、血管、血流，决定了6对脉，每对有两个脉，就是十二脉法。这6对脉就决定了表、里、寒、热、虚、实等，这是脉学的一个基本的概括，学会这些基础就可以当医生了。

这十二脉法背后的机制就是：浮、沉、大、细、弦、软、滑、涩、长、短、迟、数，这是中医的十二脉象，这些脉象对应的流体力学是脉位、脉形、脉体、脉管、脉流、脉率。对应的中医机制是表里、虚实、升降、阴阳、气血、寒热。也就是说从脉象到它的物理，再到它的生理，然后到医生的方药。每个象背后对应它的物理，因为既然是用触觉来取象，而这个脉搏的搏动本身就是一个物理现象，所以这个脉象对应它的物理机制，再对应它的生理机制，再对应医生的开方用药。

（二）脉象图

通过脉象图（参见彩图14）讲"脉学一统"。"脉学一统"就是阴阳脉法、五行脉法、气运脉法等。阴阳定病性，五行定病位，气运定病机。把寸、关、尺，人迎、寸口、少阴，浮、中、沉，来、至、去，相互对应。阴阳是根据脉性和脉位来定的。脉位还可以定心、肝、脾、肺、肾；金、木、水、火、土，五行确定了。再根据脉定升降、出入、表里、浮沉。

还有三焦、卫气营血，全部在这个脉象图里面。六经脉有一个阴阳气交的问题。阳明脉掉下去，少阴脉升起来。太阳在寸，太阴和厥阴在关，阳明和少阳也在关，区别是左右手以及虚实不同，少阴心脉在寸，肾脉在尺。其实目前应用最多的是寸、关、尺，浮、中、沉。

（三）左手、右手脉（彩图15）

1. 左手脉——火降血下

左手的脉火降血下，水、木、火。寒化证所用的药是桂枝、吴茱萸、附子。桂枝证的脉是浮、大、缓，没有力气；附子的脉是沉迟脉；关脉的吴茱萸是欲绝的脉，脉没有力气，弦而无力或者脉细欲绝。

热化证心火用黄连，肝火用黄芩，肾火用黄柏，上、中、下三焦的热，这是火降；血不足的芤脉指的是寸脉，如果血不足是弦脉，关脉用芍药，主要的是脉大、脉弦，就是血管扩张，血管扩张用芍药收敛；如果里面的阴血亏虚，血容量减少，血管收缩的用地黄。

左手的脉上定膻中，下定关元。就是关元穴跳动的就可以用真武汤；饮邪在心下的用苓桂术甘汤。苓桂术甘汤用桂枝温阳化饮，很多方只要在膻中穴的位置，用的都是桂枝。

从奇经八脉来说，根据病位，病位是膻中穴的病就用桂枝，"心下有留饮"的"栝楼薤白桂枝汤"、咚咚跳的"苓桂术甘汤"、乳腺癌的"阳和汤"，都用桂枝。后世分为桂枝和肉桂，阳和汤可以用肉桂，也可以用桂枝。女性哺乳期感染用"竹皮大丸"，用桂枝、甘草配石膏，石膏是治感染的，桂枝、甘草是治膻中穴，所有发生在膻中穴这个部位的疾病用的都是桂枝，桂枝就定在膻中穴。在经络上定的是膻中穴，在脉上定的是左手的寸脉。

2. 右手脉——气升水布

水布，寸脉紧用麻黄，关脉濡用白术，尺脉沉微用附子。

气升，寸短用黄芪，尺短用山药，关脉没有力量（关软）的用人参。麻黄在风府穴，怕风用麻黄，服麻黄不发表就利水；人参用在至阳穴，附子在阳关穴，腰痛用附子。

热化证，右寸数是寒水石，右关脉大是石膏，右尺长是滑石，这些还是肺、脾、肾的问题。

第九章　奇经八脉

平脉法和人体疾病的关系体现在：奇经八脉与平脉法、抓独法与平脉法、聚类法与平脉法、标本法与平脉法、截断法与平脉法。

一、奇经八脉用药图

我们讲奇经八脉与平脉法前，大概讲一下奇经八脉图（彩图16）。

人体前面为任脉，后面背上为督脉。任脉的第一个穴位定位在膻中穴，桂枝对应膻中穴。第二个是关元穴，在下焦，黄柏和附子对应关元穴。督脉的风府穴对应麻黄，至阳穴对应人参，腰阳关穴对应附子。

这里还有3个穴位，上面是祖窍穴，下面是阴维穴。阴维穴看不见，在哪里呢？阴维穴在身体的正中线上，就是心脏的位置，与膻中穴平齐，膻中穴在外面，阴维穴在里面。冲脉的下面是我们的胞宫穴和龙宫穴。胞宫穴是女性所有，龙宫穴是男性所有。龙宫穴在一般的经络上没有，你可以把它对应在至阴穴（即会阴穴），在我们身体正中线的冲脉上，会阴穴一直往上是百会穴。我们把这个对应关系讲清楚之后，大概讲一下怎么去治疗疾病。

在道家的医学里，百会穴叫作天门，会阴穴叫作地户。天门穴用什么药？天麻、天南星、天葵子、天门冬、百合、天花粉，这些都是天门穴的用药。地户穴用什么药？熟地、地骨皮、地榆，这些是地户穴的用药。地户就是地道，地道在男性是阴茎，女性是阴道。举个例子：解小便就头痛。小便不舒服，用地户的药地黄；头痛是天门，用百合，配起来就是百合地黄汤。百合病，一解小便他就头部不舒服甚至头痛，这是典型的百合病。

任脉通阴维穴，阴维穴外面是任脉，里面是心脏，所以阴维穴用的药也是桂枝。阴维脉维系胸腔内部，也就是我们的心阳，人体胸中的阳气是靠阴维脉来维持的。阴维穴是我们体内的一把火、一盏灯。阳维脉是什么？阳维脉可维持人体体表的阳气。人体的元气从肾上升于心，到心之后，出于瞳孔，周行全身，这就是阳维脉，实际上就是我们的卫气。阳维脉有多大呢？离人体的体表不到1厘米的地方，人其实是有一个发光带，有一个热场的，人体的那个发光带就是奇经八脉的阳维脉。这个热场在距离人体体表1厘米左右的地方，它的温度比环境温度高，就是阳维脉这条经。《黄帝内经》讲，阳维脉靠营卫之气周行全身，白天周行全身，晚上回去睡觉，这是阳维脉。

如果说阴维脉不能维系，我们用的是什么药？阴维脉通少阴心经，"阴维为病，苦心痛"，用的是栝楼薤白桂枝汤或者桂枝甘草汤，就是用桂枝剂。"阳维为病，苦寒热"，用麻黄附子细辛汤。为什么"阳维为病，苦寒热"用麻黄附子细辛汤？因为阳维脉通的是少阴肾，太少两感证，所以阳维脉有病的人经常感冒。正常人一年感冒一到两次，他一个月就可以感冒一到两次，所以"阳维为病，苦寒热"是麻黄附子细辛汤，这是阳维脉的病。

然后是冲脉，其特点是：下面是水、中间是木、上面是火，这样就把心、肝、肾连接了起来。水通少阴肾，水上升去生木，木上升去生火。心火往上是祖窍穴，再往上百会穴。这根脉叫作冲脉，印度瑜伽叫"中脉"。这根冲脉是什么？下面通少阴肾，上面通少阴心，中间通少阳和阳明。《黄帝内经》中说："冲脉隶于阳明"（《素问·痿论》中提到"冲脉者……与阳明合于宗筋"），阳明可以平冲，所以我们说治疗吐血要加大剂量的代赭石，就是这个原因。

另一个是少阳，少阳属木，也和冲脉有关系。《金匮要略》中的奔豚汤治疗发作欲死的奔豚证，它是黄芩汤加葛根、当归、川芎，甘李根皮不常用，可用桑白皮或川楝子替代，换一个泄肝的药就可以。奔豚汤就是黄芩汤加当归、川芎、葛根，它为什么加当归、川芎呢？因为肝体阴而用阳，你看张仲景的办法，他都要加养血的药。为什么加葛根？奔豚汤能治疗什么病？我从中西汇通的角度给大家讲解。比如更年期综合征，患者哭哭笑笑，喜怒无常，"发作欲死"，就可以选用奔豚汤。因为葛根含葛根黄酮，具有雌激素样作用，可以补充雌激素。西医治疗更年期综合征，使用雌激素就能缓解更年期综合征的症状。更年期综合征是由于雌激素撤退所引起的，奔豚汤是在黄芩汤加了当归、川芎养血，大家都能理解；加葛根，是因为葛根含有雌激素。葛根汤为什么能治"项背强几几"？还是葛根补充雌激素增强骨骼代谢，雌激素是维持骨骼代谢的。所以你就知道为什么当归拈痛汤中有葛根，当归拈痛汤治腰痛，这和葛根有什么关系？因为葛根能解肌。其实原理还是补充雌激素、增强骨代谢。还有骨质疏松、骨质增生的女患者，西医都告诉她服用雌激素维持骨骼代谢。所以我们说少阳与冲脉有关系。

冲脉常受少阳、阳明的影响。阳明和冲脉有关系，比如呕吐就是沿着冲脉上来的。冲脉下面是少阴肾；中间一边是少阳，一边是阳明；上面是少阴心。冲脉通于下面的少阴肾，也通督脉，所以冲气上逆常用牛膝、沉香，引冲下行。冲脉的上面通任脉，下面通督脉，有沟通任督二脉的作用。

带脉是斜着的一根脉，从背部的至阳穴斜下到前面的关元穴，就像腰带一样围绕周身，横束诸脉。带脉的专药（引经药）是白术，因为带脉通太阴经。《难经》上说："带脉之为病，腹满，腰溶溶如坐水中。"如果患者腹满，大腹便便，是带脉病，就要用苍术、白术。中医治疗女性白带，最擅长的药就是白术，白术能治疗带脉的疾病。

最后还有阴跷脉、阳跷脉（彩图16），阳跷穴是少阳经，用芍药甘草汤；阴跷穴是厥阴经，用木瓜煎。

二、任脉

李时珍《奇经八脉考》云："任为阴脉之海，其脉起于中极之下，少腹之内，会阴之分。"《素问·骨空论》称："任脉为病，男子内结七疝，女子带下瘕聚。"任脉定在膻中穴，药用桂枝，对应左手的寸脉。外面是膻中，里面是阴维，用的是同一味药——桂枝。因为这两个穴位有根经络连起来，它们是通的。

如果明白这个道理就会明白这句话"妇人乳中虚，烦乱，呕逆，安中益气，竹皮大丸主之"。女性哺乳期发生了感染，用石膏；哺乳期乳中虚，乃任脉为病用桂枝。石膏配桂枝，就是竹皮大丸，方中还有竹茹止呕逆，白薇清热。白薇是一味退虚热的药。实际上虚热和实热，在《伤寒杂病论》中没怎么分，石膏配知母，石膏配白薇。如果不明白乳房是膻中所主，就不会明白竹皮大丸的配伍意义。张仲景开方的思路很特别，如果我们不学《伤寒论》，是开不出竹皮大丸的。

再举个例子，乳腺增生用阳和汤，就是因乳腺是膻中所主，一定要用桂枝或者肉桂。所以乳腺增生用桂枝或用肉桂，都可以。

左手寸脉所对应的，外面是膻中穴，里面是阴维穴。防己地黄汤表现为寸脉浮，用桂枝；下面尺脉不足，用地黄，都是这样的配伍规律。

三、督脉

督脉乃阳脉之海，起于胞中。《灵枢·本输》："颈中央之脉，督脉也，名曰风府。"所以麻黄定位在风府穴，它的代表方，如葛根汤。张洁古说："督者，都也，为阳脉之都纲。任者，妊也，为阴脉之妊养。"

所以有人把任督比喻成"人有任督，犹天地之有子母，可分可合"。

督脉定了 3 味药：风府穴是麻黄，腰阳关穴是附子，至阳穴是人参。附子的独证是腰痛，人参的独证是背寒。

督脉这 3 个穴，对应右手的寸、关、尺，对应肺、脾、肾。在体表对应的是经络，在内脏对应的是脏腑。人体脏腑是根本，脏腑反映到体表，就是其所属经络以及脏腑所相应的辖区，实际上这些区域就是由体内的内脏来控制的。元气上升，蒸腾气化，水液才能代谢。"太阳为寒水之经，中见少阴热化"，如果少阴热化不够就不能够蒸腾太阳寒水，导致水液停滞。所以太阳病的特点一个是太阳容易受寒，一个是太阳容易蓄水，就是因为太阳经是寒水之经。少阴病的特点是夹饮，都是水液代谢异常。麻黄可发表、可利尿。附子可帮助麻黄发汗，也可帮助麻黄利尿，两药合用的代表处方是麻黄附子甘草汤。

太阳病为什么恶寒发热？太阳病发热就是因为有少阴的热化，所以它就发热。正因为太阳经为寒水之经，本质是寒，所以它就恶寒，太阳本经的症状就是恶寒；少阴热化就发热，如果发热不够，只恶寒不发热，说明少阴热化不够，那是太少两感证用麻黄附子甘草汤。如果体内阳气旺盛，发热太过，但热不寒，传阳明那是温病。假如少阴阳气不足，一方面寒邪不解，另一方面蓄水，会出现水饮停滞，这是太阳病的特点。

任脉比督脉短，它的穴位少，叫作重阳气。在督脉上，印堂穴和风府穴前后相对应。明堂阙庭诊法就是从印堂穴来的，从看患者的印堂、鼻梁、鼻头，来鉴别太阳、少阴、阳明。印堂穴候的是太阳，《伤寒论》有原文，"额上陷"，说太阳病用火攻，攻一下，额头就攻陷了。鼻梁的两侧是候少阳的，鼻梁两侧青，那是一个少阳证。鼻头候阳明，鼻头红，说明阳明有热。

所以其实六经辨证，症状典型的患者，往你诊室一坐，你就知道他哪一条经出问题了，因为他都在脸上"写"着了。

四、冲脉

1. 冲脉

冲、任、督一源三歧，都起于少腹胞中。其中，冲为血海，冲脉的循行有一支出于体表，还有一支循行在身体正中。循行于身体正中线的那支我们看不到，它就是我们讲的水生木，木生火，冲脉下面是肾、上面是心、中间是肝。心火下降，肾水上升，心肾交泰的过程就在冲脉。中间有木，水生木，木生火，所以冲脉上连少阴心，下连少阴肾，中间连着少阳肝和阳明胃，《黄帝内经》讲"冲脉隶于阳明"。

冲脉的脉象体现在左手的寸、关、尺，左手的脉立起来，那就是冲脉。寸脉是心，尺脉是肾，关脉是肝，如果要去找冲脉的疾病，就摸左手的脉。左手的脉立起来是指冲脉。

2. 冲脉的上逆与下陷

冲脉冲气上逆，寸脉过寸。比如高血压头痛、头涨，寸脉很长，就要降冲，可用镇肝熄风汤，平肝阳，降胃气。冲脉的中间一边是肝，一边是胃，阳明上冲用代赭石。尺脉不足，就可以用地黄。

冲气下陷，脉过于尺，就是你摸着冲脉的脉过于尺脉，常见于下焦有疾病。冲气下陷就是中气下陷，还有寸不及寸，也是冲气下陷；尺不及尺，也是冲气上冲，原因为肾虚。

3. 太冲脉盛

《素问·上古天真论》中讲："太冲脉盛，月事以时下。"因为冲脉还有一支分到第1、第2脚趾之间的跖骨关节处，这有一根动脉叫太冲脉。太冲脉在厥阴经上，我们讲生生之气，以肾为本，以肝为用。所以摸太冲脉候月经，即《素问·上古天真论》所云："太冲脉盛，月事以时下。"

《黄帝内经》上说："前曰广明，后曰太冲。"即前面是心脏，心脏之前即前胸叫广明，而在身体之中，心脏的位置就是太冲。心脏受体内雌激素水平高低的影响。有研究表明，当患者体内雌激素水平高，发生心肌局部缺血的可能性最小。所以女性绝经以后容易发生心脏病，补充雌激素可以降低心脏病的风险。女性更年期体内雌激素水平下降，出现自主神经系统功能紊乱的症状，表现为中医的冲气上逆，而适当补充雌激素有类似中医平冲的作用。所以如果女性更年期不补充雌激素，会增加心脏病的风险。《金匮要略》中的"上冲咽喉，发作欲死"，这些症状都受雌激素的影响。

4. 冲脉的涨跌

冲脉最大的意义，是涨跌。生命如果没有涨，说明是个死人，没有新陈代谢；如果只涨不跌，这个人还是会死掉。所以生命就是起起伏伏的过程，这个起伏就在于冲脉。比如生、长、壮、老、已，开始涨——生、长、壮，然后再跌——老、已，死掉。所以冲脉是决定人体气血涨跌的，这个过程在于冲脉。心火下降，肾水上升，心肾交泰的过程，它就是冲脉。

人和狗有什么区别？狗是爬着走的，人直立行走。爬着和直立行走有什么区别？狗的脏器是水平地连在脊柱上的，它的脏器不易下垂。人直立起来之后，脏器要靠韧带把它固定下来，要不人的脏器就掉下去了。而脏器靠韧带固定下来的过程，就容易导致人体气机下陷。比如患者患胃炎，腹部胀，治疗很长时间无效，摸脉，寸脉不足，原来是中气下陷，发生胃下垂，用补中益气汤加枳实治疗。还有很多患者以便秘来就诊，反复用通便药都无效。一摸脉，寸脉不足，中气下陷，这人是脱肛，不是便秘，还用补中益气汤加枳实。因为补脾的药能够增强肌肉的肌力，增强韧带的力量，可以固定脏器。得了胃下垂以后食物易停聚在胃，加枳实，可促进胃的收缩，把食物排空，而且这个胃的收缩是增强胃的肌力的，治疗脏器下垂，补中益气汤都要加枳实。一旦明白了脏器靠韧带固定，韧带要补脾，增强肌肉的力量，治疗这类疾病是很简单的。

　　人站立起来以后，第一个，头部的血不好供应。血要往身体上部走，所以有的患者说头晕，中午必须睡觉，不睡觉下午干不了活，这是"多卧少起，头重不举"，《伤寒论》提出用归芪建中汤，李东垣用补中益气汤，这是一样的，把气提上去。他站久了站不住，要躺下来，等这个气机恢复了，他才能再站立。大脑里面缺血，张锡纯讲的脑缺血、脑血栓，都是这些原因，可以举很多例子。去摸脉，右侧寸脉不足，就用补中益气汤。再比如，人站起来行走以后，出现第二个弊端，下肢的血液回流不好，离心脏太远了，静脉血管不能收缩。血怎么回心？两个因素：一个肺，负压吸引，就是心脏泵血以后，形成负压去抽。第二个办法，肌肉挤压。因为肌肉对抗地心的引力，挤压静脉，导致血液从下肢回流到心脏。所以坐飞机久了腿会水肿，因为你没有动，肌肉收缩力减弱，不能够挤压血液回心脏。飞机坐久了可以适当服用活血药，要不然会形成血栓。

　　那就带来一个问题，下肢的血还可以通过肌肉的挤压，盆腔的血怎么办？盆腔连肌肉的挤压都没有，所以女性盆腔炎不容易治愈，血液经常瘀滞在盆腔。慢性盆腔炎可以用升麻鳖甲汤加减，方中当归活血，肉桂温经、温通血管，升麻提气。慢性盆腔炎有炎症，加蒲公英、白花蛇舌草、金银花等清热解毒，但是蒲公英、蛇舌草、金银花是治不了慢性盆腔炎的，还要改善它的病理结构，这时要用升麻把它提上去。慢性盆腔炎局部组织纤维化，用鳖甲软坚散结，用桂枝通经、疏通血管，用当归活血，有炎症加蒲公英、金银花等。慢性盆腔炎患者常尺脉沉，寸脉还不足，用升麻鳖甲汤加减，寸脉虚甚可以加黄芪。关键要把道理弄明白，你明白了这个道理，病就好治了，不学理论是治不好病的。如果你完全不学理论，就只知道开金银花、丹皮、蒲公英等，急性发作期用抗炎药有点效，但是解决不了根本问题。理论是指导临床的，它是有用的。

5.联系任督

联系任脉和督脉，上面是百会穴，下面是会阴穴。百会叫天门，会阴叫地户。

填地户多用熟地、地骨皮、地榆、生地等；强天门则用天南星、天葵子、天麻、天门冬、百合、天花粉等。我们刚才举了个例子——百合病，一尿（地）就头痛（天），头痛用强天门的药百合，小便不利用填地户的药地黄，合起来就是百合地黄汤。

冲脉往上，上面是心，和任脉的膻中相通，所以桂枝既能平冲又能通任脉。左边的寸脉既候冲脉又候任脉，为什么？这是因为冲脉上面的心通于任脉上面的膻中。在体表它是膻中，对应的体内就是心脏，所以摸左手的寸脉，它既可以候膻中又可以候心，因为膻中通于心脏，外面是膻中穴，里面就是心脏。冲脉下面是肾，肾通于腰阳关穴，所以附子既能够作用于冲脉温肾，又能够作用于督脉上。附子能作用于冲脉吗？"心下悸，头眩，身瞤动，振振欲擗地"，气机往上冲的，可以用真武汤。

五、带脉

带脉通太阴脾经，表现为脉虚没有力气。《金匮要略》"肾着之病，其人身体重，腰中冷，如坐水中，形如水状，反不渴，小便自利，饮食如故，病属下焦，身劳汗出，衣里冷湿，久久得之，腰以下冷痛，腹重如带五千钱，甘草干姜茯苓白术汤主之"，用的就是白术。奇经八脉每一条经都有一味引经药，每一个穴位都有一味入穴的药。如果把引经药加上入穴的药，就可以用中药去打通那个经穴，服药后哪里不舒服哪里就有病。如果患者吃了附子腰痛，说明他腰是有毛病的，这个人是有腰部骨质增生、椎间盘突出等这类疾病的。

带脉的脉是这样的："妇人之病，因虚、积冷、结气，为诸经水断绝，至有历年，血寒积结，胞门寒伤，经络凝坚。在上呕吐涎唾，久成肺痈，形体损分；在中盘结，绕脐寒疝；或两胁疼痛，与脏相连；或结热中，痛在关元，脉数无疮，肌若鱼鳞，时着男子，非止女身。在下未多，经候不匀，冷阴掣痛，少腹恶寒；或引腰脊，下根气街，气冲急痛，膝胫疼烦，奄忽眩冒，状如厥癫；或有忧惨，悲伤多嗔，此皆带下，非有鬼神。久则羸瘦，脉虚多寒。三十六病，千变万端，审脉阴阳，虚实紧弦，行其针药，治危得安，其虽同病，脉各异源，予当辨记，勿谓不然。"就是带脉本质的特征，它是个虚脉。因为什么？带脉通太阴，太阴脾主气，如果脾气不足，脉就是虚。当然了，脉虚时还需"审脉阴阳，虚实弦紧"。就是带脉，不光是个虚脉，它还可表现为一个弦脉？因为它在下焦，带脉为病女性易出现白带，男性生殖器上出现白色分泌物，和女性的白带是一样的，那叫白淫，《黄帝内经》上说男女都有。这种疾病男性常常导致滑精，是生殖系统感染引发，也可用白术。男人、女人都是阴阳合体，男人偏阳，女人偏阴，所以带脉的本脉是虚脉，因为通太阴脾经。

六、阳维

"阳维为病，苦寒热"，阳维和太阳经相通，表现为脉沉。《伤寒论》说："少阴病，始得之，反发热，脉沉者，麻黄附子细辛汤主之。"阳维为病表现为苦寒热，因为他受了寒，他就发热，他感冒了；脉沉者，用麻黄附子细辛汤，这是太少两感证。这种患者，感冒后，给他用了麻黄附子细辛汤治好了，过了2周他又感冒了，然后再过了3周他又感冒了，所以他就表现为苦寒热，因为卫气不足以顾护体表。体表指距皮肤1厘米左右的区域，这个区域通常是温热的，如果阳气虚，这里的热度就不够，容易反复着凉，所以表现为苦寒热，可用麻黄附子细辛汤。

七、阴维

"阴维为病，苦心痛"，阴维和少阴经相通。《金匮要略》讲："师曰：夫脉当取太过不及，阳微阴弦，即胸痹而痛，所以然者，责其极虚也。今阳虚知在上焦，所以胸痹、心痛者，以其阴弦故也。"这条在讲冠心病胸痹、心痛的脉象是阳微阴弦，阳指阳脉，阴指阴脉，是前面讲过的阴阳脉法。"脉当取太过不及"，阳虚在上焦这是不及。责其虚极，阳虚所以用桂枝。阳指的是左寸脉，阳微指左寸脉不够，用桂枝。阴指左手关脉和尺脉，阴弦是因为疼痛，有痰饮，导致他的左关脉弦。阳微阴弦，所以胸痹而痛。一个人如果他的寸脉不够，没有力气，同时关脉又弦，首先看这个人有没有冠心病。看他的耳垂，一看他的耳垂有几条皱褶深深陷下去，说明这人有心肌缺血。一条皱褶代表一根冠脉狭窄，两条皱褶代表两根冠脉狭窄，大血管在上头，上面分叉是小血管。

八、阴跷、阳跷

阴跷和厥阴相通，阳跷和少阳相通。奇经八脉是通于十二经脉的，为什么奇经八脉通于十二经脉？因为十二经的余气注入奇经八脉。比如带脉通太阴经、督脉通少阴经、阳跷通少阳经、阴跷通厥阴经，每一条奇经八脉都有十二经的一条经跟它相通。

阴跷和阳跷，一个通厥阴，一个通少阳经，弦而有力是少阳，用芍药甘草汤；无力而弦是厥阴，用木瓜煎。比如腿抽筋，弦而有力的是少阳，用芍药甘草汤。小孩子生长发育期出现生长痛，晚上脚痛，腿抽筋，就可以用芍药甘草汤，因为这是少阳经的问题。老年人腿抽筋用木瓜煎，那是厥阴经的问题。因为我们讲六经反映到人的一生，"二七、二八"之前是太阳所主，从"二七、二八"开始进入少阳，"二七、二八"到"四七、四八"是少阳经所主，进入少阳经，人的相火开始发动，进入青春期，女性乳腺开始发育，男性也开始遗精了，面部长痤疮。然后从"四七、四八"到"六七、六八"，进入阳明经，就是人体最强盛的时候，传染病都死在这个时期，很多传染病患者都死在了人体最强盛的时候。然后"六七"到"七七"，女子就开始走三阴，太阴、少阴、厥阴，7年就走完了，走完之后就全靠厥阴来维持。所以女性生殖系统撤退的早，只有7年，但是她维护的时间长，活得更久。男子是"六八、七八、八八"开始走三阴。太阴、少阴一直走，"八八"之后就是厥阴经，厥阴经维持多久就能活多久。厥阴经维持不了了，阴阳离决，就死了。所以老年人腿抽筋，应用木瓜煎。小孩子生长痛，腿抽筋，应用芍药甘草汤。一个在少阳，一个在厥阴。六经辨证看年龄大概都能够看出他属于哪一条经的可能性多一些，人就是这么一个规律。

《妇人大全良方》的木瓜煎配伍很巧妙，木瓜配吴茱萸。吴茱萸是入厥阴经的药，木瓜吃多了胃酸，它能够促进胃酸分泌，而吴茱萸就是个制酸药，可抑制胃酸分泌。因为木瓜能够解痉，缓解肌肉痉挛。

下 篇

第十章 肿瘤脉法

如何分析肿瘤的脉？肿瘤属于阴证，阴证不等于寒证，而这个阴证它属于是有形的阴证，有形的阴证有 7 种脉，如果有这 7 个脉，就要考虑是否肿瘤。

先讲一个脉，阴阳搏，即《伤寒论》辨脉法讲的阴阳搏。"阴阳相搏名曰动，阳动则汗出，阴动则发热，行冷恶寒者，此三焦伤也。若数脉见于关上，上下无头尾"，记住，"如豆大"。什么叫作"数脉见于关上，上下无头尾"，就是仅仅见于关脉，不见于寸脉和尺脉，像一颗豆子一样，"厥厥动摇者"，什么叫作厥厥动？就是跳上去跳下来，跳上去跳下来，就是个滑脉，"名曰动"也。关脉在手指下晃来晃去，像一颗豆子，或者说像有头一样，这就是动脉，《伤寒论》叫作阴阳搏，我们叫肿瘤。这个是胃癌的独特脉象。摸到这种脉，第一考虑是什么？肿瘤。为什么叫阴阳搏，你知道张仲景为什么叫阴阳搏？癌，它是个阴邪，它和人体的阳气相搏，所以这个脉取名叫作阴阳搏，这就是胃癌的特殊脉象。下面我们讲肿瘤七脉——7 个与肿瘤有关系的脉。

一、弦脉

弦脉主病诗

弦应东方肝胆经，饮痰寒热疟缠身，
浮沉迟数须分别，大小单双有重轻。
寸弦头痛膈多痰，寒热癥瘕查左关，
关右胃寒心腹痛，尺中阴疝脚拘挛。

血液肿瘤，尤当注意。肝藏血，脉弦病进，脉缓病退。

"寒热癥瘕查左关"，就是查左边的关脉，关脉是应肝胆的脉。而且癥瘕伴有恶寒发热，一会儿发热，一会儿又恶寒，这说明是肝癌和血液系统肿瘤。血液系统肿瘤多见伴有寒热，单纯的肝癌常常连寒热都没有。不论是血液系统肿瘤还是肝癌，尤其是血液系统肿瘤脉变化很快。

为什么青黄散可以治疗 M3 型白血病？青黛是清肝的药物。血液系统肿瘤经常表现为腋窝两边的淋巴结肿大、颈部淋巴结肿大、肝脾肿大，或者腹股沟淋巴结肿大，那里是少阳、厥阴经走过。所以对于血液系统肿瘤，应该去看肝脉。因为肝藏血，如果血液系统肿瘤，脉弦病进，脉缓病退。弦脉是血液系统肿瘤的一个独特的脉象，它不仅见于血液系统肿瘤，也见于肝癌，胰腺癌，但是它对血液系统肿瘤具有治疗的指导意义。如果这个弦脉没有缓解，肿瘤就要复发。如果此时再仔细地去摸他的脉，可以摸到肿瘤的一些共象，所有肿瘤患者的脉，在肿瘤进展的时候，他的脉表现为非常的躁，扎手，摸着有像摸针尖的感觉，那就是恶性的脉。如果躁脉出现了，说明他的肿瘤复发或者进展了。如果这个躁脉、扎手脉消失了，说明他这个肿瘤缓解或者治愈了。所以肿瘤七脉，每一个脉都兼有躁和扎手的这个感觉，这就是肿瘤的脉，普通的弦脉是没有的。所以血液系统肿瘤，脉弦病进，脉缓病退，它和普通的弦脉可以区别。

另外，有饮邪的人脉弦，因为有饮邪的人小便少。肾的血液供应少，所以他的小便少。肾的血液供应少，肾素－血管紧张素增加，脉就弦。脉弦治疗，第一，利尿，因为肾脏的血液供应少了，导致肾上腺素分泌增加。第二，既然肾脏的血供少了，那就应该扩张肾脏入球小动脉，比如用芍药，就可以扩血管。第三，这个人心输出量不够，肾脏的血供就少了。有阳虚时，加附子，可增强心脏血液的输出；然后用芍药再把血管扩张，用茯苓把尿给利出来，这是真武汤的处方。真武汤可增强心脏输出，用芍药能扩张入球小动脉，再来利尿，水都从小便跑了，就治疗痰饮了，其实，弦脉是有痰饮，是因为这个肾脏的血液供应少了，他尿就少了，所以有痰饮的人小便不利。因为肾脏的血供少，他的小便出不来，小便少，所以他有痰饮。这种阳虚的人，他心脏的输出量减少，应加强心脏的血供，给肾供更多的血。再用芍药把这个入球小动脉打开，扩张他的血管，然后再用利尿剂促进尿液从输尿管的排出，从肾小管排出，肾脏泌尿，达到强心，利尿、扩血管作用。

二、滑脉

滑脉主病诗

滑脉为阳元气衰，痰生百病食生灾，

上为吐逆下蓄血，女脉调时定有胎。

寸滑膈痰生呕吐，吞酸舌强或咳嗽，

当关宿食肝脾热，渴痢癫淋看尺部。

[非痰即湿，或有蓄血。在上吐之，在下下之（下瘀血汤辈），若在关中，可消而去之。泌尿生殖系统肿瘤尤当注意。]

滑脉主痰，非痰即湿，或有蓄血。我们知道肿瘤是痰瘀互结，有形之物，非痰即瘀。这个痰瘀互结只是病理产物，是脏腑阴阳气血的逆乱、五行的化生不全等。既然有痰瘀，我们就可以活血化瘀。所以肿瘤患者经常表现为痰。因为她有瘀、有痰，表现为一个滑脉。

"渴痢癫淋看尺部"说的是泌尿生殖系统的肿瘤。尺脉弦滑，就是尺脉过于尺部，摸着还很滑，它是一个沉、弦、滑的脉，这是泌尿生殖系统肿瘤表现的脉象。弦就是尺脉比尺部还要长，就是到了我们这个指头（无名指）往下还有脉，寸、关、尺之后这个手指指腹的下面还有脉，它就长了，候下焦。脉还沉，沉取时去摸它是个滑脉。"少阴脉滑者，阴中即生疮。"那是阴茎癌、宫颈癌和泌尿生殖系统肿瘤。所以，对于泌尿生殖系统肿瘤，一定要去摸尺脉。对于中焦的肿瘤，要摸关脉。对于上焦的肿瘤，要摸寸脉。"咳而脉沉者，泽漆汤主之"。那个寸脉沉于尺脉。

滑脉的特点就有外来之物，肿瘤是外来之物，便秘是外来之物，外来的大便不泻下去，吃进去的食物堵在肠道里面，细菌大量滋生，导致阳明腑实证。例如，宫颈糜烂是由于泌尿生殖系统反复发生病毒感染，就容易发生宫颈癌，都可以见到滑脉。HPV 病毒的感染，是可以诱发肿瘤的。简单地说，滑脉见于一部叫动脉，我们讲了女子尺脉滑数，阴中即生疮，就是有外来的微生物的感染，而且容易诱发宫颈癌和阴道癌。当然肿瘤的滑脉是脏躁、扎手、没有冲和之象的。

三、迟脉

迟脉主病诗

迟司脏病或多痰，沉痼癥瘕仔细看，
有力而迟为冷痛，迟而无力定虚寒。
寸迟必是上焦寒，关主中寒痛不堪，
尺是肾虚腰脚重，溲便不禁疝牵丸。

【非痰即寒，可温而化之。】

"迟司脏病或多痰，沉痼癥瘕仔细看"说的是这个迟脉非痰即寒，可温而化之。因为痰闭阻脉道，所以它会出现迟脉。这也是形成肿瘤的原因，就是说"沉痼症瘕仔细看"。"阳化气，阴成形"，这个脉迟说明它是阴成形。阴气过盛，要温阳化气，可以用温药去治疗它。

温药是促进肿瘤生长的。附子用了之后，肿瘤会长得更快。因为肿瘤生长需要阳气。肿瘤患者全身、手脚冰凉，而肿瘤局部是热的。没有阳气肿瘤怎么会长？所以用附子会促进肿瘤生长的。但是用附子也可以治疗肿瘤，我们实验室专门研究过，还发表了文章。就是用了附子之后，肿瘤长得更快。但是，我们把附子和土贝母、天南星、瓜蒌这些配伍，附子大大增强了土贝母、天南星、瓜蒌这些化痰药物的抗肿瘤作用，痰性流走，痰容易转移，肿瘤容易转移。这些化痰药拮抗了附子促进肿瘤生长的作用，而附子又显著地增强这些化痰药物的疗效。因为"病痰饮者，当以温药和之"，这是《金匮要略》的原话。

"有力而迟为冷痛"，这个脉多见于癌症。这个脉既迟还有力气，因为有力的脉心输出量增加，心输出量受增加的肾上腺素的影响，他的脉搏次数就不应该慢，不应该表现为迟。我们说沉迟微，"迟而无力定虚寒"，迟脉是应该沉没有力气的，如果迟而有力，这个我们要考虑肿瘤。这是肿瘤的一个脉象，反正它都要兼躁和扎手。躁不是快的意思，就是它的这个韵律感非常不舒服。

四、结脉

结脉主病诗

结脉皆因气血凝，老痰结滞苦呻吟，

内生积聚外痈肿，疝瘕为殃病属阴。

【阳盛则促，阴盛则结。轻者为迟，甚者乃结。】

"阳盛则促，阴盛则结。轻者为迟，甚者乃结"。什么叫阴盛则结？因为结，它跳得慢，所以它是阳虚阴盛。阴盛不一定结，它跳得慢可以迟。因为肿瘤压迫脉道，它可以表现为迟脉，甚者表现为结脉。所以叫作"轻者为迟"，肿瘤你可以摸到迟脉，"甚者乃结"。大家记住，主病诗前面是《濒湖脉学》的内容，后面是我们的注解。

　　最后这句话就是讲这个肿瘤可以摸到迟脉，可以摸到结脉，脉跳得慢，脉跳着跳着再停，这也是一个肿瘤的特征脉象。在迟脉的基础上，有的时候可以兼有结脉。所以结脉是个阴证的脉，脉来迟而时一止，结脉其实就是一个迟脉，就是一个房室传导阻滞的脉。而结脉如果不是心脏的问题，就是有形之物压迫他的脉道，见于肿瘤。因为很多肿瘤患者合并结脉，所以有这种脉的肿瘤患者做不成化疗，医生都怕他心脏出问题。因为心脏本身房室传导阻滞，也可以见到结脉，并不是肿瘤才有的。

五、沉脉

　　　　沉脉主病诗
　　沉潜水蓄阴经病，数热迟寒滑有痰，
　　无力而沉虚与气，沉而有力积并寒，
　　寸沉痰郁水停胸，关主中寒痛不通，
　　尺部浊遗并泻痢，肾虚腰及下元痛。

　　【沉而有力积之象，可攻。当沉不沉，难治，元气衰败故也。不当沉而沉者，肿瘤未能尽去，尤需警惕复发。寸沉痰郁水停胸，"咳而脉沉者，泽漆汤主之"。】

　　沉而有力的象是积。脉沉而有力就说明他体内有肿瘤。沉、迟、结的肿瘤都是指的实体瘤。血液系统肿瘤出现脉弦反映出肿瘤的进展，那么，实体瘤反映肿瘤进展的是沉脉，是滑脉，还有这个脉特别的躁而扎手，都反映肿瘤的进展。

　　一个脉沉而有力，说明身体里边有东西，比如大便，可用承气汤。还可能是肿瘤，沉而有力，所以要去攻它。怕的是当沉不沉，元气衰败。明明有一个大肿瘤，摸着脉不沉，表现为一个很微细的脉。摸着脉不沉，这个病治不了。因为人已经衰败了，她自身的元气已经完全衰败了，因为长了一个 10 多厘米的肿瘤，在腹部，应该表现为一个典型的沉脉，沉而有力的脉。如果这个肿瘤还在快速增长，她的脉还是个躁脉，还偏数、偏躁、扎手。如果一个 10 厘米的肿瘤在腹部里快速生长，摸着是个微细脉，这就治不了了，这是肿瘤晚期。不当沉而沉者，肿瘤未尽去，应警惕复发。

举个例子，为什么沉脉反映肿瘤的进展？一个癌症患者，做完手术，脉沉不沉？如果他做完根治术，肿瘤被切得很干净，脉就不沉。如果肿瘤切得不干净，他脉就沉。他做完手术，如果他的肿瘤被切割下来的时候，他脉应该浮起来。如果他的脉浮不起来，说明没做干净。如果他的脉浮起来，又沉下去了，说明复发了。如果一个肿瘤在快速进展，在不停地长，但是摸着脉不沉，什么原因？这个人的元气败了，元气衰败，我们叫作正虚邪实，这种肿瘤不好治，大部分情况都控制不住。我们说肿瘤，它要正邪相争，对不对？这时候他这个邪气在进展，正气没有，所以这个肿瘤基本上治不好，你最多就是缓解缓解症状，要和家属说明这个效果不太好。还有肿瘤，如果沉的脉突然间变得跳得快了，躁了，扎手了，说明肿瘤开始长了。

六、牢脉

牢脉主病诗

寒则牢坚里有余，腹心寒痛木乘脾，
疝㿗癥瘕何愁也，失血阴虚却忌之。

【癥瘕尚可攻之，失血阴虚则已呈败象。】

牢脉的特点就是沉弦实大，脉沉而有力说明有积寒，就是积证。牢脉是在沉脉的基础上兼有弦大，实就是有力，就是沉而有力，就是说这个脉兼弦，说明有这种脉的人体内有肿瘤，这种肿瘤还可以攻，假如这个肿瘤在快速进展，他的脉不沉不牢，就不能攻，应以补为主，以攻为辅。如果失血、阴虚的脉见着牢脉，这就是个败象，这个病不好治，预后不好。因为失血的患者，他已经失代偿了。"疝颓癥瘕尚可攻之"就是说这个癥瘕尚可攻之。张仲景是这么说的："脉来细而附骨者，极也。"推筋着骨始得，就是说它。

七、伏脉

伏脉主病诗

伏为霍乱吐频频，腹痛多缘宿食停，
蓄饮老痰成积聚，敌寒温里莫因循。
食郁胸中双寸伏，欲吐不吐常兀兀，
当关腹痛困沉沉，关后疝疼还破腹。

【攻之可也，总需透邪。】

如果摸到一个伏脉，第一可以攻，第二可以透。肿瘤的患者，很多属于伏邪，正因为它邪气潜伏，所以它表现为沉脉。治疗肿瘤，不仅要攻、要破、要补，还要托。沉脉飘起来了，这个肿瘤就好了。尤其是那些由病毒感染导致的肿瘤，比如白血病、淋巴瘤、肝癌、宫颈癌等。

伏脉就是可以攻的，我们讲过几个脉——沉、伏、牢，它们都是肿瘤的脉，所以在摸脉的时候，可以去区别它。

沉、伏、牢这几个脉都是偏沉的，都是沉而有力的脉，一个是在沉而有力的基础上更沉；一个是在沉而有力的基础上脉管张力增加，脉体偏大。这3个脉都代表肿瘤。

第十一章　血证脉法

一、秘传血证总诀

"气升火降，血浪翻腾。火降血下，气顺火熄。

虚火实火，壮水所以制火，制火所以壮水；

血虚血瘀，补血所以宁血，活血所以生血。

有形之血不能速生，无形之气法当速固。

风雷滚滚，亢龙有愧，神针定海，潜龙入水。"

"气升火降，血浪翻腾"，就是指血证，要降气降火，要从左手的寸、关、尺去找，要降气降火。"火降血下，气顺火熄"就是降气降火的办法。

"虚火实火，壮水所以制火，制火所以壮水"，在治血证火的时候是不分虚实的，就是既用黄芩、黄连，又再加生地。我父亲过去就治疗过好多血证，黄连、黄芩、生地都一起用。在很危急的情况下，不用分虚实，反而会更快、更直接。

"血虚血瘀，补血所以宁血，活血所以生血"，这是指血分在出血，如果不去补血，这个血证会加重，有一部分血证后期会出现瘀血，尤其是经期，月经失调，女性崩漏，可以用些活血药，还可以用些生血的药。

"有形之血，不能速生。无形之气，法当速固"，就是治这个血证，要快速将血升上来，首先，要考虑到用补气来摄血，因为养血是很慢的。中医没有输血的办法，只能靠喝药，这个见效很慢，《伤寒论》讲亡血用四逆汤，亡血加人参。因为那时不能输血，所以，"有形之血不能速生，无形之气法当速固"。

"风雷滚滚，亢龙有愧"中的风雷滚滚，指的是肾阳，就是这个血证，一个要清肾，就是肾阴虚之后容易导致出血，阴虚火旺。亢龙有愧指的是肝木，是指肝阳，血证我们常常顾及阴虚，想到肾阳，没想到肝阳，其实很多血证，都是肝阳引起的。因为肝藏血，所以要强调从肝去治，而不是从肾去治，因为一般人看到阴虚，就想到去补肾，实际上这个血证导致了阴虚火旺，更多的不是肾，是肝，然后要治下焦。

二、脉证断后

（一）脉

1. 第一种情况

"平脉辨证，以决生死；吐血之脉，数大阳亢（火旺），弦数肝旺，细数阴伤；芤为失血，涩多血瘀，微细气虚；左脉弦数，肝胆火实，右脉洪数，阳明火炽；平缓为应，浮大堪忧。"

"平脉辨证，以决生死；吐血之脉，数大阳亢"，如果脉跳得快和脉很大，就要清热。

"弦数肝旺，细数阴伤"，数脉兼有细，说明阴血不够了，血管收缩就脉细，如果"弦数肝旺"，一旦脉是弦的，一定要清少阳的热。肝藏血，清少阳的热，因为"数大阳亢"。阳明在经，脉就大，表现为大热、大渴、大汗、脉洪大；"伤寒三日，阳明脉大"。但是不要忽视了弦数肝旺。段光周教授是我表爷兼老师，他治了一个出血的患者，这个患者，找了很多医生，没有治好，段老师就用了3剂化肝煎。化肝煎组成：青皮、陈皮、芍药、丹皮、栀子、泽泻、土贝母或者浙贝母。现在研究发现栀子也有止血作用，从肝上去治，治疗"数大阳亢"，数大有热。

"芤为失血，涩多血瘀，微细气虚"，这个血证可以见到亡血，可以见到瘀血，可以见到气虚，出血以后，离经之血，就是瘀血，我们讲过十二脉法，涩脉如"轻刀刮竹"。"微细气虚"，是指脉没有力气，脉搏的力量不够的，考虑应是气虚。

这个时候，摸脉应从左右两边去摸，了解导致出血的原因。"左脉弦数，肝胆火实，右脉洪数，阳明火炽"，因数脉阳亢，如果摸到左手弦数脉，要泻肝；右手脉洪数要泻胃，要清胃，这是胃火。

"平缓为应，浮大堪忧"，就是血证的脉不能见到浮大脉，如果出现一个浮大无力的脉，这个不好。如果这个血证出现脉平缓的是好事，脉一平缓下来，这个出血就停止了，这是血证的脉。

2. 第二种情况

"上实下虚，出血不止；右寸脉盛，吐血频仍；吐血之脉，上循鱼际；左关脉弦紧，吐血频不止。"

"上实下虚，出血不止；右寸脉盛，吐血频仍"。如果一个血证摸着寸脉很大，他还要出血，因为火不降血不下，血无火不逆，火无气不升。肺主一身之气，以肃降为顺，寸脉洪则气升，火动血溢。需要用贝母，贝母清金制木，因为血无火不逆，火无气不升，我的段祖父用化肝煎止血就是这个原因。

"吐血之脉，上循鱼际"，寸脉过腕，是气火攻冲，"脉不下者，血不下，血不下者死"。例如，我大概不到 20 岁念大学时，我们去医院实习，有一个肝硬化的患者上消化道大出血，我在大学是学西医的，在西医院，大家知道在西医医院用什么办法？用双腔三囊管压迫止血，就是用这个管子下去，管子有个头，在胃的下面挂住，然后给管子充气，管子就压迫食管下段的血管，压迫血管就不出血了，要压住，外面用重力牵引。这个方法就止血了，但是局部不能压太久，压太久了会缺血，会坏死的。我们的上级老师说：压迫超过 48 小时必须取掉，不取掉要坏死的，肌肉长期受到压迫没有血供会坏死，我说这个不能取，因为我诊得患者的脉上循鱼际。但是，老师说：那不行，书上讲了压迫止血要缺血坏死的，取。结果当天晚上患者大出血，大咯血，血喷出来了，患者当天死掉了。因为吐血之脉上循鱼际，这个肝硬化导致出血的患者，他的寸脉一定要降下来，只要他的寸脉不降下来，他还会出血，就是我们讲的"火降血下"，吐血的脉不能上行鱼际。如果摸到上行鱼际的脉，就是他还处于门静脉高压状态，所以导致他门静脉高动力循环，在门静脉高压高动力循环的时候，就会摸到桡动脉血管。这个时候要用降气、降血的药物。再比如血不下，大家知道女性有时月经该来不来的，舌尖很红，就是血不下，可用大剂量的牛膝，血一下，舌尖红就退下去了，脉搏力量也就下去了。所以在门诊会看到很多女性月经来之前舌尖很红。

"左关脉弦紧，吐血频不止"，关弦尺弱，水亏火炽，龙雷之火升腾无制，必有失血之虑。就是说，如他表现为关弦尺弱，就是中医讲的水亏火炽，龙雷之火升腾无制，必有失血之虑，对于一个血证的患者，如果见到一个左关脉弦紧，就是关弦尺弱脉，这个时候他还会出血。

所以，最关键的、最主要的是记住一条："吐血之脉，上循鱼际。"一定要把这个脉降下来，"脉不下，则血不下，血不下者死"。火降则血下。所以我们治吐血证，经常用黄连阿胶汤。黄连阿胶汤能够治血证，还能够止血。这个时候黄连阿胶汤有个特点，黄连、黄芩既清心火又清肝火，先把上焦的火清掉，阿胶能够止血，芍药能收缩血管，里面的鸡子黄不用，用生地，加代赭石，如果上部出血，一定要用大剂量的代赭石，比如食管胃底静脉出血（胃炎、胃溃疡、肝硬化上消化道出血、胃里的肿瘤）要用30～60克的代赭石。如果遇到胃病出血伴呕吐，一定要记住，因为呕的时候会加重出血，我们说降火和降气，黄芩、黄连降火，然后常开30克竹茹降气，如果伴有恶心，加大剂量的代赭石，代赭石量大了可以通大便，张锡纯治疗大便秘结，用上60克代赭石大便就通了，就是把气和火都降下去，然后用阿胶养血，用芍药收缩血管，用生地把下面的少阴固住。因为生地，水涵木，木不旺，火就不旺；生地、黄芩、黄连——水、木、火这样一个原因。为什么张仲景治疗心烦失眠用鸡子黄，因为那是个慢性病。为什么这里用生地？因为这是个急性病，我们用的量都很大，一开就是 60 克，要先把出血止住，先活下来。

如果说尺脉不够明显，可加童便，童便引火归元。《伤寒论》在讲这个厥阴病时"脉暴出者死"，用白通汤、通脉四逆加猪胆汁汤。这个厥阴无脉症导致休克。然后温阳之后，脉暴出者死，所以一定要记住第一加猪胆汁、牛黄，就是清少阳，防止他脉暴出，阳气逆绝；第二加童便，白通汤、通脉四逆加猪胆汁汤，要加童便，童便可以引火归元。

我给大家讲个例子，我爸爸的一个朋友，他患有食管癌，出现大出血，那个时候因为他住在农村，农村有那个马桶，那马桶就是木头桶，装尿的，不是我们说的蹲的马桶。他出血不停，没办法了，他直接跳进那个马桶里，泡到马桶里很快出血就停了。你知道肺结核咳血怎么办？用童便。肺结核典型的是阴虚火旺，童便能够引火归元，配上生地见效最快，他是上部的出血，你要把上部给镇住，把下部给固住，就是把寸脉给降下来，把尺脉给固住，把关脉给平了，搞成脉平缓为宜，他的出血就停了。这就是左手的脉，寸关尺；心肝肾。

3. 第三种情况

"沉、小、缓为应，浮、洪、数堪忧；弦细数防其失音（阴伤），沉细弱防其泄泻（阳损）。"

"沉、小、缓为应，浮、洪、数堪忧"，浮为阳浮，元气欲脱，急为肝急，血海不宁，洪数火炽，血浪翻腾。初起的脉如果表现为沉脉、小脉、缓脉，这个脉是好的，如果表现为一个浮脉、洪脉、数脉，这个脉就有问题。如果脉初期表现为浮，是一个虚阳上浮，元气欲脱。急是指肝急，肝藏血，如果这个肝急就会出现血海不宁。洪数就是火炽，有热，血浪翻腾要出血。

"弦细数防其失音，沉细弱防其泄泻"，血证发展严重时，如果脉弦细数则有的人表现为说不了话，会失音，有部分脉沉细弱的人会出现腹泻，这是脉的一个转归关系。

（二）舌

1. 第一种情况

"黄苔速转光净，水亏先行截断"

"黄苔速转光净，水亏先行截断"，吐血之苔，本见黄燥，数小时之后可以见舌绛红，光净无苔少津，为火炽水枯、血失津伤之征。故吐血之证，但见黄燥之苔，急救其阴，乃见速效。吐血的苔，本来是一个黄苔，有热，用黄芩黄连汤，如果黄苔几小时之后见舌质红绛，光净少苔，这个是水亏火炽，失血伤津，所以吐血之脉见到黄燥之苔，急救其阴，乃见速效。吐血的热，不分虚热实热，上来就用黄芩、黄连、生地。

在肝病科工作有这样的体会：如果出现肝硬化的消化道出血，就知道出血是一个重要的诱因，出血可以诱发肝昏迷，可以死人的。出血怎么诱发肝昏迷？肝硬化患者出血的时候还是个黄苔，有热，随后这个黄苔就会很干，再过几小时黄苔掉了，就出现肝昏迷了。所以"黄苔速转光净，水亏先行截断"，这就是我们说的截断法，也就是说：明明还没看到阴虚，明明是一个黄苔，黄芩、黄连、生地就上去了。然后人家说：这样可以吗？可以，白虎汤不是石膏配知母吗？白虎汤有阴虚吗？没有阴虚，这就是张仲景的思路，知母又清实热又清阴虚火旺。知柏地黄丸，西医认为它能够调节皮质激素，所以它是一个养阴的药，但是它又能够清热，如果说石膏配知母还觉得不行，可加地黄，那就是玉女煎。石膏配知母那是张仲景的白虎汤，配熟地那是张景岳的玉女煎，被吴鞠通在《温病条辨》里把熟地换成了生地，所以虚和实不要分的那么清。一个最简单例子是肝硬化导致出血，很快出现肝昏迷死掉了，所以"黄苔速转光净，水亏先行截断"，我们上来就是 30 克以上的生地，去配上黄芩、黄连，而不是等舌苔没有了再用。

2. 第二种情况

"脉弦苔净，风动人眩"

"脉弦苔净，风动人眩"，吐血之人，舌绛苔净少津，左脉弦劲而急，多有动风之虑，多见于肝硬化食管胃底静脉曲张破裂出血，诱发肝昏迷，要急救其阴，阴不复者死。为什么会出现脉弦苔净，风动人眩？因为"黄苔速转光净，水亏先行截断"，你没有截断，你看到他是一个黄苔，你用黄芩、黄连，没有用生地，出血以后可能苔就掉了，肝昏迷就发生了，所以用药要用在前头。中医有个说法叫"上工治未病"，截断法就是真正的上工治未病。

（三）症

"气促心烦，离死不远；面赤如妆，魂飞魄扬。"

"气促心烦，离死不远，面赤如妆，魂飞魄扬"，如果一个人表现为气促心烦，面赤如妆，那就没治了。面赤如妆不是满脸的通红，满脸通红那个是阳明火炽，高动力循环，还有得治，属于阳明有热，可以去降火。面赤如妆是局部，如果血证患者面赤如妆，阴阳就要离绝了。

第十二章　杂病脉法

第一节　心病脉法

　　张仲景的炙甘草汤，治疗"心动悸，脉结代"，也就是所谓的心律失常。因为他脉搏有间歇，为促、结、代的脉，都是心律失常的表现。这种"心动悸，脉结代"，用的是炙甘草汤。方中有什么药？"炙甘草汤参桂姜，麦地胶枣麻仁襄"，用了参、桂、姜温阳，麦、地、胶、枣养阴，合起来温阳益气，养阴补血，它是阴阳并进的方。此方在《千金方》一书中不叫炙甘草汤，叫复脉汤。它能够恢复脉搏的节律，不再表现为结、代脉，也就是说不再表现为缓慢性心律失常。脉搏跳动中间有停顿，这个很常见，比如房室传导阻滞。炙甘草汤就是治疗心律失常的，所以又叫复脉汤。

　　李东垣也学习张仲景阴阳并进的办法，他只截取了方中的人参和麦门冬，加上五味子，叫生脉散。人参补气，麦门冬养阴，加五味子收敛。同时五味子有补气养阴的作用，其味酸，是酸涩的药物，有养阴的作用，还有益气的作用，它其实是一个气阴并补的药物。加上人参补气，麦门冬养阴，就构成生脉散。治"少阴之为病，脉微细，但欲寐"，治微细脉。少阴指少阴心，少阴心阳虚的人脉很微、很细，微为阳微，细为阴细，所以微用人参，细用麦门冬。

　　生脉散有一个特点，它治少阴病的微细脉。如果是在少阴心的脉微细，那就用生脉散：人参、麦门冬配五味子。它擅长于增加心脏的收缩，比如人参和五味子就有强心的作用；同时能够增加血容量，比如麦门冬、五味子就能增加血容量。人参配五味子增强心脏的收缩治疗脉微，麦门冬配五味子增加血容量治疗脉细，所以少阴病中少阴心的脉微细，用生脉散效果非常好。如果患者出现脉微细欲绝，那是传到厥阴经，此时用生脉散还有抗休克的作用，它也是个抗休克的方药。现代生脉散做成静脉注射液，可用来治疗休克。

在少阴肾的用金匮肾气丸，因为细为阴细，用六味地黄丸，微为阳微，在此基础上再加肉桂、附子。金匮肾气丸也是阴阳并进的办法。生脉散治的脉微细，是少阴心的脉微细。

这种微细脉的人可以患多种疾病，如果受寒感冒可用麻黄芍药人参汤，就是在生脉散的基础上合用麻黄汤，加当归、黄芪、芍药等药物。他也可以中暑，平素生脉散体质的人到夏天尤其容易中暑，中暑了还是用生脉散，在生脉散的基础上加升麻、泽泻、青皮、陈皮、苍术、黄柏这类药物，还可以加黄芪增强补气的作用，加当归养血，增强五味子的作用，就是李东垣的清暑益气汤。这些都是在生脉散的基础上化裁的，因为平时气阴两虚的人发生疾病后，还是在补气养阴药的基础上配伍其他药物治疗。

第二节　六经分治皮肤病

一、皮肤科用药的六经脉法

下面介绍皮肤病的六经分治。

太阳——浮——麻黄、荆芥、防风；

阳明——大——石膏、知母、葛根；

少阴——沉——附子、细辛、熟地；

太阴／少阴——缓／细（芤）——苍术、苦参、薏苡仁／首乌、生地、当归；

少阳／厥阴——弦——柴胡、黄芩、芍药／乌梅、五味子。

脉有长、宽、高。太阳病，脉浮，即脉的位置表浅，就是个浮脉，可用麻黄、荆芥、防风，这3味药治疗皮肤病。

阳明脉大，摸着脉搏很大，局部皮肤很红，那是阳明病，要用石膏、知母、葛根。由于高动力循环，局部炎症，所以它就红得很厉害，那就是阳明病。

少阴脉沉，对应的脉位沉下去了，血管更靠近躯体的里部，桡动脉的脉位受肾上腺素的影响。阳虚的人肾上腺素水平低，他的脉就沉，可用附子、细辛、熟地。肾上腺素是个抗过敏的物质，麻黄碱就是个拟肾上腺素的药物。所以以前治疗过敏，有时候还用肾上腺素，现在用得很少了，因为它有心脏毒性。那么脉沉就用附子、细辛、熟地。

少阴病脉细，如果摸到这个脉不大反细，就叫作少阴病。"少阴之为病，脉微细，但欲寐也"。这种情况下的皮肤病，要补，用首乌、生地、当归补肾。精血同源，这种细脉还可以夹杂脉芤，这种皮肤病表现为起皮屑、掉皮。

如还能摸着一个缓脉和一个浮细脉，即没有力气的脉，这个是由于水多流到局部，有湿，可用苍术、苦参、薏苡仁。

如果一摸这个脉，血管张力很强，就叫作弦脉，属少阳和厥阴。弦而有力是少阳，用柴胡、黄芩、芍药；弦而无力是厥阴，用乌梅、五味子。

临床中，要把脉学的理论和六经辨证的思想运用到疾病中。脉位高的，这是个浮脉，太阳病，发表。脉位低的，这是个沉脉，少阴病，温肾。脉大的或者说脉宽的，这是个阳明病，应清热。"少阴之为病，脉微细，但欲寐也"，还有个细脉，这是要补肾。少阴病的脉是沉、迟、微并见的，导致脉搏变沉、变迟、变微，都是一个原因，是肾上腺素水平低了。肾上腺素使脉搏变得更加表浅，所以它低了脉就沉。肾上腺素可以增强心率，休克和抢救心衰我们就用它，所以它低了心跳就减慢。它还可以增强心肌的收缩力，使脉搏更有力，低了就会脉微，所以少阴病的脉是沉、迟、微并见的。

如果把彩图 17 看明白了，你摸脉的时候就会更简单。你摸着一个脉，这个脉是跳得高还是跳得低呢？这个脉是宽还是细呢？这个脉的张力是整个寸、关、尺都压不断，还是没有张力呢？这样就能够把六经辨证区别出来，也就是我们讲的浮、沉、大、细、弦、缓。

二、阳证皮肤病

1. 消风散方解

皮肤病可以按六经分治，它的脉象非常典型。我们首先讲一首方：消风散。

消风散是皮肤科常用的处方，但是很多人其实不清楚它的配伍思想。比如它为什么用石膏和葛根？因为石膏和葛根都是入阳明经的药物。阳明在经，出现大热、大渴、大汗、脉洪大。洪大脉，是高动力循环，脉跳得很有力气，心脏收缩增强。脉大，血管床扩张。心脏收缩增强和血管床扩张导致了阳明在经的洪大脉，而血管床扩张将会导致局部皮肤颜色发红。当患者皮肤病表现为阳明在经时，我们摸桡动脉，明显地可以摸到洪大脉。洪脉是心脏的收缩力增强，大脉是血管床扩张，而炎症反应是导致局部的血管扩张。我们知道炎症本质上是一个血管反应，血管反应是炎症的核心病变，而血管扩张导致了红、肿、热、痛。所以，当局部皮肤颜色发红很明显的时候，要用阳明经的药，比如石膏、知母、葛根等。

当然，不是皮肤发红一定就在阳明经。因为还有一种情况，如果局部的血管发生炎症，也会红，甚至形成紫癜，那是热入营血，这个要区别一下。这是我们讲的第一个，洪大脉，是皮肤病在阳明经的表现。

2. 三阳论治皮肤病

实际上皮肤病，像过敏性皮肤病，在三阳经很好区别。第一，脉偏浮的就用荆芥、防风，这些药走太阳经，代表方为麻黄连翘赤小豆汤。麻黄连翘赤小豆汤与麻黄汤区别很大，麻黄连翘赤小豆汤证是湿热病，治疗湿热病要清热除湿。麻黄汤辛温，麻黄连翘赤小豆汤辛凉。虽然麻黄是辛温的，配上连翘等药，监制了它的药性。当然，不用麻黄，用荆芥、防风都可以。

第二，脉弦的皮肤病，就用小柴胡汤。像我们的加减小柴胡汤，从少阳去治。

第三，脉大的，可以合上白虎汤，或者加葛根。因为葛根特别擅长于治疗这种局部血管扩张的情况，缓解局部的红。这是我们从三阳来论治。

3. 三阴论治皮肤病

在三阴，皮肤病属于湿热的脉多细。如果是浮细无力的脉，脉缓无力，甚至偏浮，这是在太阴。临床表现局部有渗出，分泌液多，治疗要除湿，常用苍术、薏苡仁等。有的甚至要用健脾的药，如白术。尤其是儿童，因为儿童脾虚时，食物在消化道没有充分水解，含有大量的没有降解的蛋白质，导致从消化道引发过敏。此型儿童非常多见，因为儿童脾胃较成人虚弱。人体进食的蛋白质要从消化道完全水解成氨基酸，如果以蛋白质的形式吸收以后，会导致很多人发生过敏反应。这时候需要健脾，增强机体对食物的消化水解功能。

如果是单纯的细脉，或者还兼有芤脉，或者皮肤局部起皮屑，这种情况属少阴，要养阴润燥，加生地。

如果是弦细脉，要从厥阴经论治，加乌梅、防风。如果弦细脉还兼芤象，加当归、首乌。当归也入厥阴经，比如当归四逆汤。

所以，皮肤病三阴的脉都是无力的细脉，就是湿热病虚证。比如太阴病的表现是分泌液很多，有渗出情况的要除湿健脾。少阴的表现是起皮屑、起鳞，一抠皮屑往下掉，这时要养阴润燥。

厥阴的表现就是瘙痒，这时要养血疏风，用当归、乌梅、防风等药物，这些药物都是很有选择性的。为什么选当归？因为当归是个抗炎药。为什么选荆芥、防风？因为这两个药有免疫抑制作用，防风能抑制Ⅰ型变态反应，荆芥能抑制Ⅲ型变态反应，比如血管炎。其实古方中每一味药都是有选择性的。消风散中还有牛蒡子、火麻仁，因为炎症反应可以抑制胃肠道的蠕动，所以要使大便通畅，炎症才能缓解，服药后大便不下还可再加大黄。

三、阴证皮肤病

上面讲了皮肤病的湿热证，但是皮肤病还有阳虚证，湿热证是阳证，皮肤病还有阴证，阳气虚的人多见。阴证比较好治一些，阴证中太阴病，需健脾除湿，最常见的就是太少两感证，用加减麻附辛汤，这是阴证的范畴。

皮肤病六经分治（彩图18），脉弦的在少阳经，用小柴胡汤；脉浮的在太阳经，用麻黄连翘赤小豆汤；脉大的合用阳明经的：用石膏、知母、葛根；如果患者合并便秘加牛蒡子、火麻仁，甚者加大黄，使大便通畅；这是三阳的实证。三阴虚证也可以合并便秘，常用当归、首乌等。在三阴中，脉基本都是偏细的。其中太阴是细而无力的缓脉，脉力不够，脉搏偏缓，它的主要临床表现是渗出，需健脾燥湿。在少阴经表现为起鳞，加生地养阴润燥。如果脉芤弦无力的，已入厥阴经，要养血疏风，"治风先治血，血行风自灭"。在厥阴经的表现主要就是痒，痒得特别厉害，加乌梅、防风、当归、首乌等药物。如果是定时的在后半夜痒，比如老年性皮肤瘙痒症，表现为寒热错杂的用乌梅丸原方就可以，这是我们讲的阳证和阴证。阴证主要是太少两感证，用加减麻附辛，也要考虑到，有合并太阴的需健脾，还有合并厥阴的需疏风。

四、详解皮肤局部色红

1. 少阴热入营血

第一个原因，在少阴经。心主血脉，如果皮肤病到了少阴经，它会出现局部皮肤很红，也就是热入营血。温病讲的热入营血，伤寒论讲的少阴热化证。少阴热化证尤其多见于Ⅲ型变态反应，Ⅲ型变态反应本质就是血管炎，症状是血管发炎、充血、水肿。典型的例子，比如系统性红斑狼疮，局部皮肤就非常红，它是血管炎。还有血管炎导致出血的，比如过敏性紫癜。过敏性紫癜和红斑狼疮都可以见到局部皮肤非常红，它本质上是一个血管炎。一个是血管的发炎，一个是进一步导致出血。这就是我们讲的少阴病，心主血脉。

这里要注意，如果疾病传入少阴不见气分的热，单纯是少阴营血分的热，他的脉是细的。"少阴之为病，脉微细，但欲寐也"，少阴热化证是细脉。

2. 阳明炎症反应

第二个原因，阳明病也会引起局部皮肤发红。因为红、肿、热、痛就是阳明病炎症的典型表现，皮肤发红是因为局部的血供增加，血供增加导致皮温升高，出现红、肿、热、痛。阳明病大热、大渴、大汗、脉洪大，洪是脉搏的力量增加，大是血管床扩张，高动力循环。所以在治疗皮肤疾病，表现为大脉时常常选石膏、知母、葛根等阳明经的药物，比如消风散。

3. 太阳病的皮肤红

第三个原因，因为阳明病舌苔黄，如果患者舌苔不黄，脉不大，是白苔、脉浮，局部皮肤又很红，它是一个太阳病，需要疏风解表，我们来看《伤寒论》的条文："服药已微除，其人发烦目瞑，剧者必衄，衄乃解。所以然者，阳气重故也。麻黄汤主之。""伤寒脉浮紧，不发汗，因致衄者，麻黄汤主之"，麻黄里面所含的麻黄碱、伪麻黄碱、次麻黄碱都可以收缩血管。西医也用麻黄碱滴鼻，可以缓解流鼻血。上消化道出血的患者可以口服去甲肾上腺素收缩血管，治疗出血。上面两个例子的用药机制就是麻黄碱或者去甲肾上腺素能够收缩血管。而收缩血管的作用，一方面可以用于治疗出血，比如流鼻血和急性胃黏膜出血。另一方面，也可以用于治疗局部皮肤发红，因为局部皮肤发红就是血管扩张引起的。还有针对性的处方，"伤寒瘀热在里，身必黄，麻黄连轺赤小豆汤主之"，麻黄连翘赤小豆汤就可以治疗湿热型的皮肤病。

这里重点讲3个药的特点：第一，麻黄，收缩血管，治疗局部皮肤血红。第二，连轺即连翘根，现在很难找到，常用连翘代替，连翘治疮疡，如果皮肤病局部形成溃疡，连翘见效快，比金银花等效果好；第三，赤小豆，能排脓，皮肤病如果见有脓液、脓头，用赤小豆效果好。所以麻黄收缩血管，治皮肤发红；连翘能够清热，治疗皮肤溃疡，当疮疡治；赤小豆能够排脓，如果他有脓头，有脓性分泌物，赤小豆效果好。这就治疗湿热性的皮肤病。针对麻黄连翘赤小豆汤的特点，利用麻黄的收缩血管的作用。当归配赤小豆，治疗狐惑引起的化脓性的炎症，它不是感染的问题，因为这个狐惑多见于白塞病，病机不清楚，是不是感染有很多争议，主要是有免疫应答在里面，但是它可以引起化脓性炎症，可以用赤小豆当归散治疗这个病，就是利用赤小豆的排脓作用。

可见在太阳经、阳明经、少阴经，它们的脉是不一样的，表现为脉浮、脉大、脉细，皮肤都可以表现出很红。所以说，要六经分治，要把脉学的理论和六经辨证的思想以及我们的临床有机地结合起来。

第三节　阴疮脉法

《伤寒论》有遍诊法，它包括人迎脉、趺阳脉、少阴脉和太冲脉。这方面大家可能了解的不太多。因为一般关注的是寸口脉，通常对人迎脉、趺阳脉、太冲脉和少阴脉不太重视，下面我们来补讲少阴脉。

少阴脉位于太溪穴处，候足少阴肾。《素问·三部九候论》说："下部地，足少阴也。"少阴脉在《伤寒杂病论》就讲了很多，比如："少阴脉细，男子则小便不利，妇人则经水不通。"这就是讲的少阴脉。另一个："少阴脉弱而涩，弱者微烦，涩者厥逆。"这和我们寸口脉讲的"少阴之为病，脉微细"是一个道理。

还主要讲了沉紧脉和滑数脉。"少阴脉紧而沉，紧者为痛，沉者为水，小便即难"，这是主水的脉。如果摸着为沉脉，这是有水，沉者为水。"少阴脉滑而数者，阴中即生疮，阴中蚀疮烂者，狼牙汤洗之"，狼牙就是仙鹤草。狼牙有多种考证，还有说是狼毒的，其实我们是用仙鹤草来治女性生殖系统的疾病。脉数，因为有热；脉滑，因为有痰湿。所以此处脉滑数就是在少阴下焦有湿热和顽痰。当然你摸太溪脉，中医讲的少阴脉，你摸尺脉，如果这个尺脉是滑数的女性，则"阴中即生疮"，就是我们今天讲的宫颈糜烂，当然还有宫颈的疱疹、阴道的疱疹。

这里我们说的宫颈糜烂主要是由于宫颈的感染，比如 HPV，它的感染导致宫颈的炎症。我们说她有炎症，所以表现出数脉。这种宫颈糜烂表现为带下，带下色黄臭，白带多，或者中医讲的黄带。那么这就是中医讲的有痰湿，所以它滑，最初是有湿热，后合并有痰，因为它最后要形成肿瘤。有形之物非痰即瘀，它要痰瘀互结，结为巢窟，形成肿瘤。所以这种脉很容易就摸出来。

但宫颈糜烂也容易引发宫颈癌，这个也可以通过摸脉诊断出来。

《金匮要略》："诸积大法，脉来而细附骨者，乃积也。" "尺中，积在气冲。脉出在左，积在左；脉出在右，积在右；脉两出，积在中央。"气冲在腹股沟稍上方，脐下 5 寸，距前正中线 2 寸，就是在这个耻骨联合的附近往旁开，往腹股沟处开。如果是脉在左，积在左；脉在右，积在右；脉两出，积在中央。中央就指宫颈。因为她表现为一个沉细附骨有力的脉，就可以判断此人的宫颈糜烂已经发生宫颈癌了，直接长肿瘤了。

尺脉候肾，摸到尺脉就是候下焦，尺脉是弦数的脉，如果男性尺脉弦数，说明这个人有早泄。"数则为热"，说明有泌尿系统感染，所以这个人往往合并了泌尿系统感染，导致早泄，会阴部潮湿，汗出如油，腰酸。男性尺脉还可以见到滑数脉，如果男性见到滑数脉和女性一样的，他是"阴中即生疮"，这个比较少见，就是他的这个生殖器发生疱疹，男性生殖器生疮那就是性病。

第四节 四时脉法

一、四时脉象的生理基础

（1）春弦：大家知道春天的脉为什么弦？血管紧张素分泌增加导致血管弦，脉弦。春天为什么血管紧张素分泌增加？一个原因春天多风，多风导致负氧离子减少，负氧离子减少， 5-羟色胺分泌增加，血管收缩而脉弦。第二个原因，冬天的时候人是不大出汗的。此时人的水分是通过小便来代谢的，所以冬天老想去厕所。为什么冬天通过尿来排水，而不是通过汗来排水？因为冷，因为出汗要带走体温的，而小便不带走体温。所以冬天是通过小便来排水的，冬天的时候肾的血液供应很充足，一到春天水分就开始由汗来排出了，肾的血液供应就减少。肾的血液供应减少，肾素–血管紧张素分泌增加，脉就弦。

（2）夏洪：夏天温度高，高动力循环，心脏射血增加。因为体温高，高动力循环，他就表现为一个洪脉。

（3）秋毛：秋天空气干燥，人体的水分相对于夏天是丢失的，那么它血管收缩，血容量减少，他就是个秋毛。

（4）冬石：冬天冷，肾上腺素水平分泌降低，脉搏变沉，防止水分和体温由体表散失。脉搏浮了出汗散发体温，冬天冷，体温再散失就更冷了。所以他的脉搏是沉取有力，冬天收藏的脉，像个石头一样，就是冬石。

二、四时脉法的中医机制

四时脉法是中医天人相应的一个重要因素，它认为一年有春、夏、秋、冬四季，反映在脉学上，那么春、夏、秋、冬的脉也不一样，春弦、夏洪、秋毛、冬石。那么四时脉法的机制是从何出来的？先看《黄帝内经》的机制讲述。

1. 中医诊法

《黄帝内经》说："善诊者，察色按脉，先别阴阳。"察色是望诊，按脉是切诊，切脉"先别阴阳"，就是首先定病性。"善诊者，察色按脉，先别阴阳"，首先定病性。因为阳和阴反映在人体上，是生理功能的兴奋和抑制。那么第一，要确定一个疾病的病性，"审其阴阳，以别柔刚，阳病治阴，阴病治阳"，这是一个最基本的要求。

第二，"审清浊，而知部分"，这是病位。"阴阳应象""清阳出上窍，浊阴出下窍。清者为天，浊者为地。清气在下，则生飧泄。浊气在上，则生䐜胀。清浊相干，名曰乱气"。也就是说，通过这个病的清与浊，你就知道它的病位，是上半身的病，还是下半身的病。天地交于天枢穴，往上清阳所主，往下浊阴所主。浊气在上和清气在下都是病理状况，我们可以确定他的病位。

第三，"视喘息，听声音，而知所苦"，这是它的症状。"所苦"就是为什么所痛苦，这个也不能说是痛苦，就是难受的意思。"而知其苦"就是知道他究竟哪里不舒服。所以"视喘息，听声音"就知道他哪里不舒服，就是他的症状。

第四，"观权衡规矩，而知病所主"，这是他的病机。"知病所主"，就是知道哪个脏器出毛病了，导致他发生疾病，那就是他的病机。

第五，"按尺寸，观浮沉滑涩，而知病所生"，这是他的病因。"按尺寸"，这是阴阳脉法，尺脉属阴，寸脉属阳。我们讲《伤寒论》讲的阴阳脉法，尺脉属阴，寸脉属阳，寸与尺相比较，这是阴阳脉法。"观浮沉滑涩"，反映了气的运动变化，升降浮沉。滑与涩，滑脉主痰，涩脉主瘀；浮主表，沉主里，当然，浮不一定主表，浮还有虚证呢，沉不一定主里。这个要辨证去看，不是说沉脉就是个虚证，沉脉还可以是个实证，我们是说一个主要的原理。滑主痰，涩主瘀，并不是绝对的，有湿的时候，还有饮食停聚，它也可以滑，虚证也有涩，我们是讲大的原则。"而知病所生"，这是他的病因。比如是痰引起的还是瘀引起的？浮脉主表，是伤寒引起的，这是讲他的病因，要了解是什么病因引起的这个疾病。

所以"善诊者，察色按脉"，第一，辨阴阳，定病性。第二，审清浊，定病位。第三，视喘息，听声音，定症状，哪里不舒服。第四，观权衡规矩，定病机。第五，按尺寸，观浮沉滑涩，定病因。

2. 权衡规矩

《脉要精微论》说："以春应中规，以夏应中矩。"所以中规中矩，"以秋应中衡，以冬应中权"，叫权衡。什么叫作"春应中规"？规就是圆，矩就是方，这就是方和圆的问题。"秋应中衡"，衡就是平。"冬应中权"，权就是秤，是那个秤砣。所以春弦、夏洪、秋毛、冬石，实际上就是说脉的方圆轻重。

3. 明堂之制

中国古人的明堂之制，也就是这个阴阳大制，阴阳大制有六度，也就我们讲的六合，天为绳，地为准，这是准绳；春为规，秋为矩，这是规矩；夏为衡，冬为权，这是权衡。准绳、规矩、权衡，就是六合。

所以，"明堂之制，静而法准，动而法绳，春治以规，秋治以矩，冬治以权，夏治以衡，是故燥湿寒暑以节治，甘雨膏露以时降"。这就是说我们讲的四时脉法，它来自我们中医的明堂之制。

回过来说，"观权衡规矩，而知病所主"。它的意思就是说春弦、夏洪、秋毛、冬石，这是脉的一个基本的四季变化，如果春天不弦，夏天不洪，秋天不毛，冬天不石，"知其何脉，观其何脉，知其何犯"。你就知道它的毛病出在哪。其实春天本身应该是弦脉，微弦的脉，现在变成一个洪脉，说明肝阳化火，木旺生火。这个洪脉应该是夏天的脉，你就知道他的疾病是什么。"而知病所主"，因为你知道四时正常的脉应该是什么表现，当他不出现这个表现了，你就知道他的病是什么所主。那么一个脉的表现，它春天应该是一个弦脉，夏天应该是一个洪脉，秋天是个毛脉，冬天是个石脉，如果这个表现改变了，他就会出现疾病的状况。它是用规矩权衡来对应四时，对应六合。

第五节　临终脉象

真脏绝脉："病脉既明，吉凶当别。经脉之外，又有真脉"。"真脉既形，胃已无气。参察色证，断之以臆。"临终脉绝指肝刃（如循刀刃）、肺散（浮散无根）、心躁（转豆躁疾）、脾漏（软弱无力）、肾弹（如指弹石）。

一、肝刃

肝刃如循刀刃。你去摸肝硬化、肝癌患者的脉，如果摸到这个脉又细又劲，如循刀刃，这个患者要死掉，这是高动力循环的晚期。

在肝硬化、肝癌，就是在肝功能衰竭的后期，患者处于高动力循环的晚期。由于低蛋白血症，他的血管里面血液是高度浓缩的。因为他白蛋白低，所以他全身都肿，但是他血管里面缺水，因为水都跑到组织间隙去了。他的整个组织是缺血的。因为他血里面胶体渗透压低了，他没有水，他整个血液处于浓缩的状态，组织是缺血的，但是他又全身水肿。因为他的水都跑到组织间隙中去了，这种高动力循环伴有严重的低蛋白血症，使得他脉变得很细，再加上高动力循环，血管张力很高，这个脉摸着非常硬，但是由于又特别的细，所以就出现摸刀子、针尖的感觉，中医就出现如循刀刃，这是个肝衰竭的终末期的肝病，不好治。

"肝绝之脉，循刃责责"。肝绝之脉：动风、动血。动风，肝昏迷（早期扑翼样震颤，其后可见烦躁，抽搐）；动血，上消化道大出血。脉缓者生，脉劲（如循刀刃）者死。

肝绝之脉是如循刀刃，肝病会导致动风、动血。其中，动风是肝昏迷，肝昏迷会出现扑翼样震颤，后期可见烦躁，抽搐。动血是上消化道大出血。"脉缓者生，脉劲者死"。如果这个脉能够缓下来，他可以活；如果脉劲，即脉如循刀刃，就是在高动力循环，脉缓不下来，他是个死症。

二、肺散

肺绝之脉是浮散无根的脉，就是这个肺脉，浮散无根，轻轻一摸有脉，用手一压，脉似乎没有了。这个人的元气要从这个表分脱了。浮脉主表，浮脉摸得轻飘飘，这叫作肺散。

"肺绝如毛，无根萧索，麻子动摇，浮波之合"。肺绝之脉，浮散无根，可见于呼衰。心衰早期，其脉躁疾而豆；晚期，浮散无根，即将停跳之象，心率渐缓渐迟。"力回者生，力散者死"。

其中，"肺绝如毛"就是轻飘飘的，摸着好像浮脉里有一点，一按就没有了。"无根萧索，麻子动摇，浮波之合"，说的肺绝之脉，浮散无根，见于呼吸衰竭患者。

心衰的早期脉躁疾而豆，脉跳得快，但是没力气，那是心衰休克的早期。休克早期血压是升高的，心率是增加的，那是休克早期的代偿反应，一般持续 20 ～ 30 分钟，随后血压就降下来了。我有一次在外地医院，一个患者做了化疗以后，病房打来电话，说："主任，这个患者不行，出问题了，我们正在抢救，有什么指示没有？"我说："你们怎么抢救的？"他说："这个患者出现休克了。"我说："是什么时间开始抢救的，当时的情况是什么？"他说："当时患者血压升高，脉搏很快。"我说："行，你合格了。"

休克早期就是脉搏增快，血压增加，随后血压一下就降下来了，最后血液不流了，人就死了。休克分 3 个阶段：早期、中期、晚期。你能够看到他脉搏增快，血压增高，你知道此时应该抗休克，你就合格了。所以，心衰早期和休克早期，也可以见到脉躁疾如豆的脉象。过去中医对休克，没别的办法，就是用独参汤。不像现在治疗休克用输液的方法快。

休克晚期患者的脉就会出现浮散无根，就是肺绝的脉，"肺绝如毛"，就是心脏要停跳。随后心率越跳越快，最后就没有了。所以它的特点是"力回者生，力散者死"。如果这个脉力回来，说明这个心脏又开始工作了；如果这个力量越来越弱，心脏也就不跳了，人就死了。

三、心躁

心躁，就是寸脉表现为"转豆躁疾"的脉，这是一个心的真脏脉。

"心绝之脉，转豆躁疾"。心绝之脉，多见于心衰，其脉转豆而躁疾，它就是心衰早期，心率增多增快，那么"脉缓者生，脉躁者死"。

四、脾漏

脾漏是指关脉，就是在摸关脉的时候，完全摸不到，一点力气都没有，说明这个人气绝。脾主气，这时他的气已经绝了，所以他的关脉摸不到。

"脾则雀啄，如屋之漏。如水之流，如杯之覆"。脾绝之脉，软弱无力无神，胃气已败，不能受药，胃肠功能衰竭，多伴恶病质。"受药者生，拒药者死"。

其中，"脾绝之脉，软弱无力无神"，就是你摸他的关脉，完全摸不到力气。"胃气已败，不能受药"，这种患者胃肠功能衰竭，伴恶病质。

五、肾弹

肾弹是指肾就像石头一样，就是摸脉时那个脉冲击或敲击手指，就单单见于尺脉，寸脉、关脉都没有这个感觉，这就叫作肾弹。

"肾脉将绝，至如省客，来如弹石，去如解索"。这就是肾绝的脉。肾脉将绝，从尺脉断（不沉反浮而劲）。尿出者生（尿量增加，如尿量大于 300 毫升 / 天），无尿者死。

"命脉将绝，虾游鱼翔。至如泉涌，绝在膀胱"。命脉将绝，瞳孔渐大（形神分离），瞳孔就是指我们的命门，如果想知道是否命脉将绝，可以看他的瞳孔。如果瞳孔逐渐散大，形神分离，它不再受神经的支配，神没了，就留个形在那，就死掉了。而且支配瞳孔的神是元神，你感觉不到的神，就像支配我们呼吸的神一样。元神都没有了，这个人一定死掉了。我们说植物人，植物人是元神有，识神没有了，他感觉不到了。他识神处于抑制的状态，感觉不到周围的人，不能与周围的人交流等，但是他元神还在，因为支配呼吸。我们让呼吸闭住，就不呼吸了，这是识神支配呼吸。但是我们也每天都在呼吸，那个元神在控制我们瞳孔，如果元神没有了，形神分离，这个人就死了，这是我们的命门。

所以，肝刃、心躁、肺散、脾漏、肾弹，就反映了脏器的衰竭，摸着这些脉的人都是要死的人。

第六节　肺病脉法

肺病的脉，"咳而脉浮者，厚朴麻黄汤主之"。一个慢性支气管炎、肺气肿的患者，如果一感冒表现咳嗽，脉浮者用厚朴麻黄汤。

"咳而脉沉者，泽漆汤主之"，这个说的是肺癌，寸脉沉，这个也没看到热象，没有热象为什么用黄芩？没有热象为什么要清热？下面我给大家讲机制。水平高的医生常常在没有热象的时候便清热。

慢性支气管炎、肺气肿发生病毒感染了，第2天打喷嚏，3天后输液了，支气管炎变肺炎了，如果用点石膏，他就不会发生肺部继发感染。真正会治呼吸科疾病的医生喜欢用厚朴麻黄汤，比小青龙汤好。对于心下有留饮、痰饮很重的人，那个小青龙汤的效果比厚朴麻黄汤好。而这个是慢性支气管炎、肺气肿的肺部感染，用厚朴麻黄汤最好，因为有石膏，可以防止肺部继发细菌感染。

《千金》苇茎汤"治咳有微热，烦满，胸中甲错，是为肺痈"，所以肺痈有个独证，解开患者衣服，会看他胸口有像鱼鳞状的皮肤，那是胸中有瘀血。如果患者腹部皮肤像鱼鳞一样，那是腹中有瘀血，中医望诊是很管用的。

第七节　伤寒温病

学员问：老师，昨天背《温病条辨》的时候，背到"秋感燥气，右脉数大，伤手太阴气分者，桑杏汤主之""形似伤寒，但右脉洪大而数，左脉反小于右，口渴甚，面赤，汗大出者，名曰暑温，在手太阴，白虎汤主之"，然后就想到伤寒和温病的时候，放到左右手脉怎么来鉴别？是不是说左手脉比右手脉大，也就是左手脉比较明显，他就是伤寒，右脉比左脉明显就是温病？因为结合《黄帝内经》里面左为人迎、右为气口，人迎比气口脉大的理论，他是阳证；如果气口比人迎脉大，他是阴证。

吴师答：我们是这样看待这个问题的。第一，人的左脉和右脉是不一样的，右脉是肺、脾、命，即气升水布。左脉是心、肝、肾，即火降血下。气升水布，而太阳伤寒为寒水之经，所以我们在太阳病，伤寒首先是太阳病，从太阳经开始，它反映在右脉上。而温病主要反映在左脉上。因为温病是个热病。左手脉的寸、关、尺对应水、木、火，水生木，木生火，他是个热病。所以我们在温病里经常看到的是左手的脉变化很大，而在伤寒里面看到的是右手的脉变化很大。叶天士讲"温邪上受，首先犯肺，逆传心包"，即首先犯肺，上呼吸道感染就出现咳嗽。然后，如果病情出现坏证，会逆传心包。

比如太阳为寒水之经。首先是到了太阳伤寒，我们去看他的这个寸脉，然后传到中焦，传到中焦之后，他就是阳明和太阴，他反映的是右手的关脉。但是，温病刚开始舌尖红，你摸他左手的寸脉；温病传到中焦那就不是单纯的太阴阳明的问题了。温病到中焦常用的是大柴胡汤、甘露消毒丹等。更多地要从肝去治。伤寒到了下焦，出现太少两感证，用的是附子这些药。而温病到了下焦，常用的是定风珠这些方。

温病，第一它是个热病。第二，它入血。首先在病因上它是个热病，最后卫、气、营、血，它出血。而左手的脉，恰恰反映了人体血和火的气机，火降血下，反映的是心、肝、肾。所以温病容易出现动风、动血，这些都是温病的特点。而伤寒是气升水布，寸、关、尺对应肺、脾、肾。太阳是寒水之经，寒性外来物，我们知道肺、脾、肾这3个脏主水液代谢，肺为水之上源，脾能治水，肾为水之根。所以，我们说太阳病有蓄水、动饮这些证，都要从他的右手脉去看。我个人认为，伤寒和温病，伤寒多反映在右手脉象上，温病多反映在左手的脉象上。出现这个区别，主要是伤寒和温病的病邪不一样。一个是寒证，一个是热证。寒热就是阴阳。"左右者，阴阳之道路"。其实就是左手的脉和右手的脉，反映在人体的阴和阳不一样，在病邪上就是寒热，在病名上就是伤寒和温病。

第八节　伏气脉法

还有一个伏气脉法，伏邪主要和慢性病以及严重疑难疾病有关。"冬伤于寒，春必病温"。"辨脉法：师曰：伏气之病，以意候之，今月之内，欲有伏气，假令旧有伏气，当须脉之，若脉微弱者，当喉中痛，似伤，非喉痹也。病人云：实咽中痛。虽尔，今欲复下利"。第一条，是说伏邪之脉是个微细的脉。微是阳微，阳气虚，弱是气弱。由于这个人脉微和弱，他就表现为阳气都虚，感寒不发。我们讲过麻黄附子甘草汤和麻黄附子细辛汤的应用，麻黄附子甘草汤，就是阳虚的人感了寒，二三日无症，他受了寒，但不出现表证，这种人寒气容易潜伏下来，"春必病温"。而麻黄附子细辛汤就不会，"反发热"，他有发烧，感受了寒邪，正邪相争发烧了，用麻黄附子细辛汤帮他一把，病就好了。所以，有伏邪的人一定是脉微弱的人，阳气都虚。阳虚脉微，气虚脉弱。

少阳病，"血弱气尽，腠理开，邪气因入，与正气相搏，结于胁下。正邪分争，往来寒热，休作有时"。就是小柴胡汤证讲人体的发病机制"血弱气尽"，血是营，气是卫，营气虚了，所以腠理开，皮肤不固，邪气就入，就感了邪气。感了邪后结于胁下，与正气相搏，"正邪分争"就"休作有时"，正邪相争时就发，正邪不争时就伏，所以伏邪。伏邪容易导致重大疑难疾病，我们专门有一门课，用了40多个学时讲伏邪。告诉你怎么治疗肿瘤？怎么治疗自身免疫病？怎么治疗病毒感染性疾病？伏邪是正气虚弱，出现微弱的脉，没有力气的脉。

然后，"冬伤于寒，春必病温"，患者是从少阳火化的。他有两个症状，第一个咽痛。这种人，他咽部有滤泡，咽部有充血，这种人是有伏邪的。然后，"今欲复下利"，就是他大便是溏的。这种人的脉是微弱的。例如，慢性扁桃体炎就是伏邪，有时急性发作，咽痛，有时又潜伏下来，可以导致肾小球肾炎、心肌炎。因为他脉微弱，阳虚、气虚不足以抗邪，所以它慢性化，可是急性发作时就表现为温病。当温病缓解的时候，表现为气虚、阳虚、怕冷，脉微弱。急性发作时，他又表现为热病温病，这是"冬伤于寒，春必病温"。

第九节　脾胃病五脏互传脉证

脾胃病五脏互传脉证，就是说我们治疗内伤杂病也用五行立极，那么脾胃病当然以土立极了。因为五行立极反映到各个方面，理法方药都有反应，我们的治疗，我们的用药选方，我们的诊断，我们的脉诊、舌诊都可以看到五行立极的思想。今天以脾胃病为例讲五行立极，就是脾胃病五脏互传脉证。

一、本脉（缓脉）

脾胃病，李东垣认为脾胃是右关所主，其脉缓。右手的寸、关、尺候肺、脾、肾，那么右关所主，它的脉是一个缓脉。因为"伤寒脉浮缓，手足自温者，系在太阴"。中医是有传承的，脾胃病本证的脉是一个缓脉，所以说"伤寒脉浮缓，手足自温者，系在太阴"，就是这个原因。

缓脉是脾的本脉，治疗脾胃内伤，气虚湿胜。脾胃内伤就导致气虚，导致水湿停留，出现怠惰嗜卧，四肢不收，大便泄泻，就是患者想睡觉、疲乏、大便溏泄。这个嗜卧，叫作"头重不举，多卧少起"，这是《金匮要略》太阴虚劳中讲黄芪建中汤"头重不举，多卧少起"。也就是他睡一会儿就好了，尤其到了中午，就想睡觉，是由于气机下陷，因为上午直立了半天，气虚，中午气机不足，就想睡觉，头重不举的表现主要发生在午后。但是如果是肾虚导致的嗜睡，"少阴之为病，脉微细，但欲寐"，他就是真的嗜睡，白天晚上都想睡，整个一天精神都不好，那是肾虚所致的。

脾胃本证用平胃散、五苓散、桂枝汤，这都是脾胃本证，用益气除湿淡渗之剂皆可治疗缓脉。

二、兼脉

1. 弦脉

弦脉，弦是风，风邪属上。风是肝，就是木，木来克土，其脉弦，木来克土可以见到脉弦，风邪属上。出现口苦、咽干、腹痛、胁痛，用逍遥散、芍药甘草汤、黄芪建中汤之类。黄芪建中汤是治疗木来克土的，重用芍药，所以黄芪建中汤治疗十二指肠溃疡，"时腹自痛"的腹痛，木克土引起的痛。

"或甘酸之剂皆可用之"甘健脾，酸泄肝，木克土，健脾用甘药，泄肝用酸药，所以芍药甘草汤中芍药是酸的，甘草是甘的，逍遥散也有芍药、甘草之类药物，不外乎加了柴胡疏肝，加了白术健脾，茯苓利水，健脾利湿；加了白术、茯苓，加强芍药的作用，就在芍药甘草汤的基础上加强甘草的作用；加了柴胡和当归，柴胡疏肝，当归养肝之血，走肝脾两极，那就是逍遥散。所以用甘酸之剂，黄芪建中汤也是甘酸之剂，芍药、甘草是酸的，黄芪、当归、桂枝是辛甘的药物，所以这些方的配伍是有规律的。

2. 洪脉

洪脉是热邪所伤或者虚阳外越。虚阳外越的脉是没有力的，脉大无力不应叫作洪脉，应叫作大脉。这里的洪脉指的是有力的脉，叫作热邪所伤，五行属于心，出现发烧，心里烦躁，用泻心汤、朱砂安神丸、清暑益气汤或甘寒之剂皆可。甘寒之剂为黄芩、黄连，还可用蒲公英、芦根，这些药有一个特点：不伤脾胃。

3. 涩脉

涩脉是燥热所伤，清阳不升，从金上去治。患者的寸脉涩，因为气不够，气到不了寸脉，所以寸脉就很涩，涩脉最先体现在寸脉上，涩脉严重时寸、关、尺都涩，那是肾虚。脾胃病如果出现寸脉涩，说明中气到不了肺，因为寸脉候肺，中气到不了心肺。由于气虚，中气下陷，所以寸脉涩要用提气的药物，如补中益气汤、参术调中汤，或甘温、甘润之剂。气到不了心肺，除了寸脉涩，还会出现胸满少气、短气、咳嗽等，这是气虚所致。

4. 沉细脉

还可以见到沉细脉，这个沉细脉属水，由于寒邪所伤，清阳不升，需要治肾，表现为消渴，小便不利，肾虚夹饮。用补中益气汤、养胃丸、理中丸，如寒甚加附子，甘温之剂皆可用之。就是说，如果这个脉很沉，要在补中益气汤、理中丸的基础上加附子。为什么加附子？因为太阴传少阴。

人体脉搏的位置取决于体内肾上腺素水平，或者说肾上腺素水平决定了脉搏的位置。肾上腺素有3个功能：一是增加心率，导致脉搏的次数增加。二是增加心脏的输出量，导致产生大脉，有力的脉。脉的力气就取决于肾上腺素，因为肾上腺素可增强心脏的收缩。三是使脉搏变表浅，摸到的就是一个浮脉。因为肾上腺素分泌使脉搏变得更表浅，浅表动脉更靠近体表，它散热。比如夏天很热，你要出汗，出汗才能散热。你要通过汗来带走体温，体表在出汗，水分在蒸发，血管更靠近体表，更有利于带走血液中的热，降低内脏的体温。那么脉搏跳得更快，血流更强，那就是脉搏数，夏天的脉搏数、脉搏洪。它都是使脉搏靠近体表，那么人一出汗，就容易带走更多血液中的热量，降低体温，所以肾上腺素作用是使脉搏数、大、浮。

冬天，人的脉沉，人体的水分排出不通过发汗，主要通过尿来排出体内水分，尿液不容易降低体温，而出汗是要降低体温的。因为冬天天气冷，人体就不能再带走热量、降低体温了，但是人体又要排出代谢的水分，那就通过小便，所以冬天摸着就是沉脉。一个脉沉的人，他肾上腺素分泌不足，出现中医讲的阳虚，因此当你摸到脉沉，就可以在补脾的基础上加用附子。

第十节　阴阳结

《伤寒论》里面讲的"阴结""阳结"和《黄帝内经》里面讲的"结阴""结阳"不一样，《黄帝内经》里面讲的"结阴""结阳"指的是阴经、阳经的气血运行不畅，发而为病；而《伤寒论》里面讲的"阳结""阴结"指的是大便干结。大便干结有属阳者，有属阴者。

《辨脉法》讲："脉有阳结阴结者，何以别之？

答曰：其脉浮而数，能食，不大便者，此为实，名曰阳结也，期十六日当剧。其脉沉而迟，不能食，身体重，大便反硬，名曰阴结也。期十四日当剧。"

"脉有阳结阴结者，何以别之？"大便干结的人，有的是阳结，有的是阴结，如何区别？就是寒下和温下这两种治法适合哪些人？

"答曰：其脉浮而数，能食，不大便者，此为实，名曰阳结也，期十六日当剧。其脉沉而迟，不能食，身体重，大便反硬，名曰阴结也。期十四日当剧。"阳结、阴结大便都不好解，不过阴结的人应该便溏，他偏偏大便反硬，所以叫"反"硬。因为阴结的人，他是少阴病。"脉浮而数，能食，不大便者，为实证"，它叫"阳结"，而阴结是一个虚证，脉沉而迟。阳结与阴结的脉象，一个是浮而数，一个是沉而迟。

那么阳结的脉，是不是一定浮而数呢？脉数常常是因为有感染，有炎症。体温增加 1℃，脉搏增加 10 次。感染炎症导致的炎性介质抑制肠道的蠕动，诱发便秘。大家都发过炎，上过火，两三天大便解不出来，所以持续的炎症导致便秘，就出现脉数。这个病可以见到脉沉，也可以见到脉浮。阳明腑实可以见到沉脉，因为压迫脉道。如果兼有外邪，可出现脉浮，比如厚朴七物汤证。

还有一个特点，阴结的脉是迟的，实际上阴结的脉也可以脉数。因为他一旦发热，就会出现脉数，随着体温增加，脉搏就加快。所以经常会出现迟脉，但是也可以见到数脉。

阳明阳结用承气汤，少阴阴结用大黄附子汤。大承气汤证脉浮大数，能食，不大便；少阴阴结脉沉迟，不能食，大便反硬。大黄附子汤证也可以见到数脉。因为胁下偏痛发热，脉搏次数增加；不发热，脉搏就迟。

"脉蔼蔼如车盖者，名曰阳结也。脉累累如循长竿者，名曰阴结也。"

"脉蔼蔼如车盖者"说的是阳明脉大，这个大脉，摸在手上就像一个盖子一样，感觉很大。在指下，感觉脉很宽。这就是"伤寒三日，阳明脉大"，出现大热、大渴、大汗、脉洪大。而阴结是脉细，"脉累累如循长竿者"是指阴结的脉是一个细脉，所以"少阴之为病，脉微细"。

阳明脉大，少阴脉细。如果一个人大便不好解，摸着是一个大脉，它是阳结，阳明脉大。阳明脉大如果兼有发烧，他的脉就数。外邪未去脉就浮，轻轻地摸就能够摸着。如果说这是阳明的脉，辨别的特点是浮大数，也可以沉。因为腑实已成，脉搏可以沉。大脉，也可以用洪脉来表示，脉洪大。

阴结的脉是沉细迟，还可以数，还可以弦。如果他伴有疼痛，就可以出现弦脉或紧脉，那是大黄附子汤有细辛的原因。少阴病胁下偏痛，伴有疼痛，而一有疼痛脉搏就可以表现为弦紧；如果不伴疼痛，就不会有紧弦的脉。如果不伴有炎症感染发烧，就没有数脉，而是沉迟细；发热就数，当然没有实证跳得那么快，因为他本身脉搏次数是减缓的。相对而言，他的那个脉数不像阳明病脉数的那么多。发烧就脉数，然后疼痛就脉紧弦。阳结的脉是浮脉，但是也可以沉，有大便属腑实证就可以沉，不兼外邪脉就可以沉。阳结脉大（阴结脉细），也可出现脉数，因为阳明病常常有热。

所以一个脉大，一个脉细，这是阳结和阴结的脉象。对于阳结和阴结，治疗方法就是寒下与温下。如果他疼痛还可出现脉弦。然后，一个脉浮数，一个脉沉迟。能食，他脉浮数，而如果表现为一个沉脉，他就不能食。而大黄附子汤的阴结，他是一个少阴病，少阴病食欲差，我们说三阴是个递进关系，加上他大便不通，食欲差，不想吃东西，这就是阴结的表现。

重订94条："病腹满，发热十日，脉浮而数，饮食如故，厚朴七物汤主之。"

重订94条讲的是阳结，"饮食如故"是指吃东西不受影响，"病腹满"是大便不解，"脉浮而数"是因为发烧，用厚朴七物汤主之。方用厚朴、大黄、枳实，这是厚朴三物汤加桂枝去芍药汤，来治疗阳结。

至于脉沉而迟是阴结，我们用温脾汤，可以用大黄、附子、人参等药物。如果患者发烧，脉就数了，可以加细辛。

厚朴七物汤加减法中讲"呕者加半夏五合，下利去大黄，寒多者加生姜至半斤"。呕吐者加半夏，寒重者加生姜。厚朴七物汤治两个病，既治阳结，还治下利，下利去大黄。如果厚朴七物汤证表现为大便好解的，也就是"病腹满……脉浮而数，饮食如故"，这是厚朴七物汤证。"脉浮而数，饮食如故"，大便不好解的用大黄，大便好解的不用大黄。呕吐的加半夏，寒多的重用生姜。呕者加半夏、生姜，这是《伤寒论》的固定配伍，因为厚朴七物汤已经有生姜了，所以不用生姜，仅仅加半夏。如果大便好解的，出现腹胀，脉浮而数，饮食如故，仍然用厚朴七物汤，叫作厚朴七物去大黄汤，是厚朴七物汤一个重要的变化。厚朴七物汤既治阳结，脉浮而数，饮食如故，不大便；又治下利，就是把大黄去了。桂枝去芍药汤加厚朴、枳实，治疗发热，脉浮而数，伴有腹胀，它是这样的一个原因。所以它不叫治阳结，因为它不光治阳结，还有加减。

第十一节　虚劳脉法

重订724条：夫男子平人，脉大为劳，极虚亦为劳。(《金匮要略·血痹虚劳病》篇)

虚劳病可以是虚脉，也可以是大脉，所以叫"脉大为劳"。但是，虚劳病的大脉是大而无力，所以用芍药收敛。大家在临床上摸到大脉，需要鉴别是不是虚劳病。

重订725条：男子平人，脉虚弱细微者，喜盗汗也。(《金匮要略·血痹虚劳病》篇)

"脉虚弱细微"说的是脉微细，这是少阴虚劳。"喜盗汗"说明阴虚。如果晚上睡觉爱出汗，脉细又无力，那是少阴虚劳。

重订726条：男子脉浮弱而涩，为无子，精气清冷（一作泠）。(《金匮要略·血痹虚劳病篇》)

"男子脉浮弱而涩"，脉浮而无力叫作劳，脉涩(脉不是很流畅)，这是一个不育症的患者。"精气清冷"，精子含量减少叫作"清"，而且精液还不液化。这种虚劳导致的精子含量减少、精液不液化，叫作"男子失精"。虚劳有四大证：血痹、亡血、清谷、失精。李时珍的《濒湖脉学》讲"涩缘血少或伤精"，就是指这一条，摸着一个浮弱而涩的脉，这样的人患有不育症。

重订 727 条：男子脉虚沉弦，无寒热，短气里急，小便不利，面色白，时目瞑，兼衄，少腹满，此为劳使之然。（《金匮要略·血痹虚劳病》篇）

脉沉虚弦，即沉而无力兼有弦脉。"短气里急，小便不利，面色白，时目瞑，兼衄，少腹满"，这是"劳使之然"，可用建中汤加减。

重订 728 条：寸口脉微而数，微则无气，无气则荣虚，荣虚则血不足，血不足则胸中冷。（《金匮要略·呕吐哕下利病》篇）

这条讲少阴虚劳发生了胸痹。我们在"少阴病篇"已讲胸痹脉是"阳微阴弦"。阳虚之脉可以是迟脉，因为阳虚脉跳得慢。阳虚也可以出现脉数，心阳虚之人就可以见到脉跳得快，叫作"寸口脉微而数"。桂枝甘草汤就可以治疗这种心跳快。桂枝甘草汤有双向作用，对心跳慢的人，能增加心率；对心跳快的人，能降低心率。但是，这种数脉一定兼有寸脉微，这说明不是实证。如果说只是讲寸脉数，那么白虎汤证也可以出现脉数，此时就不能用桂枝甘草汤。

重订 729 条：劳之为病，其脉浮大，手足烦，春夏剧，秋冬瘥，阴寒精自出，酸削不能行。（《金匮要略·血痹虚劳病》篇）

"劳之为病，其脉浮大"，"脉浮大"指浮大无力，"手足烦"指手心烦热，劳宫穴烦热汗出，这都是在讲小建中汤证。"阴寒精自出"是指男子失精，"酸削不能行"是指消瘦，身体瘦瘦的，皮肤白白的。"男子失精，女子梦交""阳虚精滑"应该用桂枝甘草龙骨牡蛎汤等治疗太阴虚劳的处方。

重订 730 条：人年五六十，其病脉大者，痹夹背行，苦肠鸣，马刀侠瘿者，皆为劳得之。（《金匮要略·血痹虚劳病》篇）

人过了五六十岁，女子"七七"49 岁，男子"八八"64 岁，应该是厥阴当令，不应该出现大脉。此时脉大，大部分情况不是阳明在经，而是大而无力的脉，是虚劳的脉。

重订 731 条：脉弦而大，弦则为减，大则为芤，减则为寒，芤则为虚，虚寒相搏，此名为革。妇人则半产漏下，男子则亡血失精。（《金匮要略·血痹虚劳病》篇）

摸脉时手指一起用力，寸关尺是断开的。如果摸着一个大脉，寸关尺没有断开，一用力脉力不够，这是芤脉，大而无力，说明是个虚证。芤脉提示"妇人则半产漏下，男子则亡血失精"。失精为什么会导致脉芤呢？精血同源。张景岳就强调精血同源。《金匮要略·血痹虚劳病》篇讲了 4 个证：亡血、失精、清谷和血痹，清谷是腹泻，血痹是瘀血。

重订 732 条：男子面色薄者，主渴及亡血，猝喘悸，脉浮者，里虚也。（《金匮要略·血痹虚劳病》篇）

男子面色薄，酸削不能行，这是小建中汤证。"面色薄"是说面部皮很薄、毛孔很细、人很瘦（酸削不能行）这是典型的太阴虚劳证。面色白，状若白面书生。因为脾主肌肉，所以"酸削不能行"。还有个问题是"阴寒精自出"，而且"手足烦"，因为这是一个虚性兴奋。这种人特别容易合并早泄，同房时间比较短暂，自己都控制不了。

重订 733 条：脉沉小迟，名脱气，其人疾行则喘喝，手足逆寒，腹满，甚则溏泄，食不消化也。（《金匮要略·血痹虚劳病》篇）

"脱气"指气虚，气虚脉推动无力，表现为"脉沉小迟"。气虚脉推动无力的人，不能够跑步，别人跑 100 米，他跑 10 米就大喘气，上气不接下气。气虚之人运动能力比较差，这是外在的表现。里面的表现则是腹胀、溏泄、不消化，这就是补中益气汤（丸）证。如果手足逆寒，《黄帝内经》讲"阳化气"，阳不离气，阳弱而气虚，可以加附子。参附汤就出自《伤寒论》的四逆加参汤。单纯的气虚，可用补中益气丸。为什么不用黄芪建中汤呢？因为肚子胀、溏泄、食不消化，补中益气汤中的白术、陈皮健脾和胃，帮助消化。假如手还冷，加3克附子，不要用300克附子。

重订734条：平人无寒热，短气不足以息者，实也。(《金匮要略·胸痹心痛短气病》篇）

这条是在鉴别脱气。脱气是"疾行则喘喝"，一活动就短气。这条讲的是"短气不足以息"，连呼吸都觉得有点气短。为什么会出现这种情况？就是下一条讲的"水在心，心下坚筑，短气，恶水不欲饮"，《金匮要略》还讲"夫短气有微饮"，有痰饮之人也会短气，但不是脱气所致。可见这条是在鉴别水饮导致的短气与脱气导致的短气。脱气导致的短气，首先脉沉小迟，脉推动无力；第二是不能活动，动则气喘吁吁，这是气虚。而水饮导致的短气是个"平人"，平时坐着都会短气不足以息。什么叫"平人"？没有气虚症状的人，脉搏、面色都没有气虚症状，但是坐着也短气不足以息，这是因为有痰饮。

第十二节　血虚脉法

下面以一个患者的情况为例介绍血虚脉法，这个患者反映了两个情况，第一她手很凉，手是冰凉冰凉的；第二她舌的颜色淡，舌尖还很红，有芒刺。

舌的颜色淡，手脚冰凉，一般会当成阳虚去治。但是通过诊脉发现是芤脉，说明她是血虚。这个患者合并缺铁性贫血，她的舌质淡是由于贫血引起的，血虚可以出现淡白舌。小细胞低色素性贫血出现淡白舌，大细胞性贫血出现镜面舌。由于她贫血导致血液中血氧减低，基础代谢低，同时释放能量，而她血氧减少，所以她手脚冰冷。但是她不是我们所讲的用附子的指征，她是一个血虚的指征。

吴师：你汗多吗？爱出汗吗？

患者：忽冷忽热的。

吴师：忽冷忽热的，正好。手心都是汗，那么把肉桂改成桂枝，用桂枝，加上白芍、生姜、大枣，川芎也可以用。

学员：这是桂枝汤的架构。

吴师：对，"时发热自汗出"，桂枝汤该加进去了。桂枝汤的基础上加了当归、熟地，就是当归建中汤的架构。为什么要加熟地进去？因为她晚上尿多。桂枝汤有一个特点是养血，这是桂枝汤和其他处方很不一样的地方。

学员：小便已，洒洒然毛耸，手足逆冷。

吴师：对，这是《金匮要略》讲的。

第十三节　漏下无子脉

重订 726 条：男子脉浮弱而涩，为无子，精气清冷（一作泠）。（《金匮要略·血痹虚劳病》篇）

"男子脉浮弱而涩，为无子，精气清冷"，脉涩为无子。临床上看男子能否生育，虚性的要去摸尺脉，如果尺脉涩，则不容易生育。不生育的原因有虚有实，虚性的，脉涩而无子。还有实性的。

"精气清冷"指的是因为患者气虚、产热不够，就会自觉精液清冷。冷指男子的精液温度不够，不能液化。清指精液清稀如水，有的男性精液只比水稍微稠一点，精子数量太少，不容易生育。如果是生殖科医生，肉眼都能辨别正常的精液与精子数量少的精液。如果是建中汤证，那精液就是清稀的。再举个例子，如果连续同房多次之后，再看精液也就清稀了。所以，精气清冷指"劳之为病，阴寒精自出"，患者的精液清稀如水，液化不好，就叫作"精气清冷"。

如果临床上摸到尺脉浮弱而涩，要问患者有没有结婚，有没有生育。涩脉多不育不孕，如何治疗呢？男子用黄芪建中汤，女子用温经汤。实际上黄芪建中汤和温经汤的结构很相似，温经汤是在小建中汤的基础上化裁的，第一要养血，第二体内有沉寒者加吴茱萸、生姜，这就是温经汤。

重订731条：脉弦而大，弦则为减，大则为芤，减则为寒，芤则为虚，虚寒相搏，此名为革。妇人则半产漏下，男子则亡血失精。（《金匮要略·血痹虚劳病》篇）

这一条是出现在"少阴病篇"，也就是说一个女性，如果出现了一个革脉，就是一个芤而紧的脉，这种人，女性表现为半产漏下，会影响生殖；男性表现为亡血失精，其生殖功能也会受到影响。

第十四节　行尸病脉证并治

一、行尸病脉证并治（上）

《伤寒论》在平脉法里面讲到了行尸病："师曰：脉病人不病，名曰行尸，以无王气，卒眩仆、不识人者，短命则死。"仲景的行文很有特点。第一句，"脉病人不病，名曰行尸"。它的临床表现是脉已经有改变了，但人没有症状，人没有病，没有自觉的症状，这种情况叫行尸病。"以无王气"，因为没有王气，所以导致行尸的发生。临床表现为"卒眩仆"。卒就是突然，眩指头晕，仆是倒地。突然头晕倒地，倒地以后不识人，意识没有了。严重的会出现意识缺失，短命则死，最严重的可以导致猝死。所以，这句话就讲了，病为"行尸病"，症状是"脉病人不病"，病因"以无王气"，他的预后为"卒眩仆、不识人者，短命则死"。这是张仲景常用的写作方法。

这段话介绍了行尸病的特点：第一，患者平时没有症状；第二，患者脉有改变；第三，卒眩仆、不识人。突然头晕倒地，意识丧失，这是西医的阿-斯综合征，严重的可以导致猝死。阿-斯综合征就是心源性脑缺血综合征，故出现突然头晕倒地，意识丧失。也可以是快速性心律失常，引起心脏的输出量在短时间内锐减，产生严重的脑缺血，会导致神志丧失出现晕厥。如果人心跳停止2～3秒，他就可以表现头晕；心脏停搏3秒以后，他就会出现脑缺血，表现眩晕；心脏停搏4～5秒，就会面色苍白，神志模糊，倒地；心脏停搏5～10秒，就会晕厥，不识人，没有意识；心脏停搏15秒以上，出现抽搐，直到死亡。

《难经·十四难》说："脉有损至，何谓也？然：至之脉，一呼再至曰平。"也就是我们讲的平脉，平脉的特点就是一呼再至。而对于行尸脉，《难经》说："再呼一至，再吸一至，名曰无魂，无魂者当死也。人虽能行，名曰行尸。"是说行尸病病因是无魂，《伤寒论》讲的是无王气，《难经》说是无魂。它的特点是人虽能行，但无魂者当死，所以说是行尸。《伤寒论》讲脉病人不病，没有症状，脉病就是再呼一至再吸一至，所以叫作脉病。

什么叫呼吸再至？就是呼一次，脉跳两次，再至就是再来一次。那么，一呼一吸脉跳4次，正常人的呼吸18～20次/分钟，去乘以4，就是72～80次/分钟，也是正常人的脉搏70～80次/分钟，就是我们讲的呼吸再至。

所谓"再呼一至，再吸一至"就是要呼两次才有一至的脉，吸两次才有跳一次的脉。以正常人的呼吸是平均20次/分钟。这20次/分钟的呼吸就包含着一呼一吸。所以加上呼和吸，就是40次/分钟。但是行尸病的患者要呼或者吸两次，才有一次脉，所以再除以二脉搏还是20次/分钟。

行尸病从《伤寒论》来看是脉病，从《难经》看到是严重的心动过缓，包含所谓的病理性窦性心动过缓、窦性停搏、窦房传导阻滞和房室传导阻滞。

首先要理解心脏搏动的原因。心脏有自主神经，这个自主神经冲动从窦房结发出来，窦房结发出来再支配心房，通过浦肯野纤维再支配心室。如果这个神经冲动发生缓慢，我们叫作窦性心动过缓，甚至可以停跳。如果由窦房结到心房传导延迟了，叫窦房阻滞，心房到心室传导延迟了叫房室传导阻滞，都可以导致心动过缓。

如果心率≤40次/分钟就是心动过缓，可以出现头晕、一过性眼黑、乏力、心悸、胸闷、气短，有时候心前区有搏动感，心脏跳动的心前区叫虚里。虚里搏动应衣，中医叫心气虚弱，中气虚弱。中气虚弱导致心率波动。患者可以出现主观的心前区的冲击感，严重的可以发生晕厥。他是随着心动过缓发作而出现症状的，另外，还会出现阿-斯综合征。

为什么叫行尸病呢？第一，是他平时可以没有症状，突然发作阿-斯综合征，然后出现猝死。所以，严重的缓慢性心律失常，会影响生活质量。虚里搏动，说明心脏有撞击感，所以不舒服，甚至用肉眼都可以看得到患者心脏在跳，叫作"虚里搏动应衣"，这是精气虚的表现。第二，如果心脏出现停搏≥3秒，可以造成猝死。第三，出现一过性眼黑晕厥，也就是"卒眩仆，不识人"，我们叫作阿-斯综合征发作，需要积极治疗。因为这种情况可以导致死亡，"短命则死"，容易导致猝死。

所以治疗这些病，最直接的办法就是起阳火，用桂枝甘草汤起阳火。要用30克桂枝，15克炙甘草，温他的心阳，起他的阳火，还可以加15克肉桂。因为这个人一定是桂枝证，你摸他手心都是汗，肉桂能够兴奋人体的窦房结，兴奋心脏的内在神经，使内在神经传出冲动提高心率。

除了桂枝甘草汤之外还可以考虑用麻黄和附子。麻黄含麻黄碱，相当于人体的肾上腺素，附子能够内源性地刺激肾上腺素分泌。也就是说麻黄、附子具有神经递质和激素的作用，它能刺激自主神经、心脏的交感神经，提高人体的心率。附子证看的是手背，手背发凉；桂枝证看的是手心，手心都是汗。

《难经·十四难》说："人之有尺，譬如树之有根，枝叶虽枯槁，根本将自生。脉有根本，人有元气，故知不死。"将这句话用在药方中，就犹如附子作为"根"，用根去固护人的根本。树本是人参，用人参去补气。树梢就是桂枝，桂枝是树的嫩枝。所以用附子去固根，人参去固本，用桂枝去固梢，中间是脾胃，上面是心肺，下面是肝肾。用附子，就是麻黄附子汤、麻黄附子甘草汤；用桂枝，是桂枝甘草汤；用人参，就是参附汤。可以在桂枝甘草汤基础上加红参；也可以在麻黄附子甘草汤基础上加红参，都可以增强心率。

二、行尸病脉证并治（下）

支配心脏的神有元神和心神，元神就是大脑，发出冲动，通过交感神经、副交感神经支配着心脏，这个就是元神。另外还有心神，心神就是由窦房结发出冲动，通过浦肯野纤维。从窦房结传到心房，心房传到心室，它来支配人体的心脏，这个叫作心神。

这种行尸病的特点就是患者的心神非常衰弱，导致他的脉搏频率很低，甚至低于 40 次 / 分钟，所以在《难经》讲的"再呼一至，再吸一至"。我们讲的"一吸再至，一呼再至"，正常心率为 80 次 / 分钟，他是"再呼一至，再吸一至"，他的心率 ≤ 20 次 / 分钟，也就是说他的心神非常衰弱，但他的元神没有问题，这个人元神基本正常，当然因为他心神很衰弱，有时候会出现嗜睡、但欲寐的症状。在没有严重缺氧的时候，他是没有症状的，他能睡、能行，命曰行尸。但他随时可能心神离开，也就是西医讲的心跳骤停，因为他心神非常衰弱，容易出现心脏停搏大于 3 秒，这种情况大于 3 秒就是"再呼一至，再吸一至"，相当于一分钟心跳 ≤ 20 次，然后他出现阿-斯综合征。严重的心脏停搏以后不再跳，心神走了，短命则死。

所以在他心神走之前，他元神还在，大脑的神没有问题，但是最后他的元神也是会没有的，会死掉。

这个行尸病是什么？第一，他是能走的尸体；第二，脉病人不病，像正常人一样。他怎么死法？突然头晕倒地，神志没有了，死掉了。所以他叫行尸病，他的特点是心神衰弱，心神首先离开我们的身体，然后元神再离开我们的人体。由于脏器的器质性疾病，导致循环呼吸衰竭，然后导致心脏停搏，大脑缺氧，最后整个人死掉，这是我们一般慢性疾病的经过，但是行尸病不是这个经过。心脏有心神，元神支配它。消化道有谷神，元神也可以支配他。但是心神和谷神都有它自己运行的规律，知道了这个规律，也就知道了行尸病的特征。

对于行尸病，用药一般开始时是20克桂枝，10克甘草，然后是30克桂枝，15克甘草，然后再加9~15克肉桂，然后红参从3克开始，3克一直用到10克都没有关系。如果手脚冰凉很明显的加附子，也有一部分人效果不明显就加用麻黄，用麻黄来增强心率。如果乏力比较明显，可加一点黄芪。大体用药就是这些，见效还是非常明显的。如果用了这些药比较燥，可以用地黄。大家要记住，我们很少用芍药，你去读《伤寒论》就知道，《伤寒论》中处理心脏病用芍药的很少，你去读其中胸痹的介绍，就会发现这个特点。

关于呼吸再至的这个问题，《素问·平人气象论》："黄帝问曰：平人何如？岐伯曰：人一呼脉再动，一吸脉亦再动，呼吸定息脉五动，闰以太息，命曰平人。"这句话，说的是一呼一吸，何为一息，一息四至也。也就是说一次呼吸脉来一共4次，20次呼吸就是80次。呼吸定息，脉动五者，闰以太息，就是患者呼吸一会儿，会喘一口长气。所以正常情况下一息四至，这也就是《难经》讲的呼吸再至。

从人的形、气、神而言，形，就这个人形质是没有问题的，所以叫行尸，他是一个活着的人。气，气上无王气也，就是《难经》讲的元气，也是《伤寒论》讲的"少阴之为病，脉微细"，那个微是指没有力气。形态是好的，从气上看是个微脉，无王气。从神上来讲，没有魂。支配心脏的神经，有内在神经、有自主神经、有中枢神经。内在神经就是窦房结和浦肯野纤维；自主神经就是交感神经、副交感神经；中枢神经能够控制交感神经、副交感神经。

所以人属于三元会通，就是三元通到一起。三元就是元神、心神和谷神。元神就像人的魂魄；心神是指心脏窦房结、浦肯野纤维；谷神是指肠道的壁内神经丛。所以只有三元汇通，才能成为完整意义上的人。假如他哪一神没有了，他都不行，如果谷神没了，这个人一定会死。如果心神没了，他就是一个行尸，说死就死，猝死，突然倒地就死掉了。元神没有了，他的魂魄就没有了。

也可用三元会通去讲真武汤，真武汤是由附子、白术、茯苓、芍药、生姜组成的，具有强心、利尿、扩血管的作用，可治疗心衰。附子强心，茯苓利尿，芍药扩血管，这是从气的角度来讲的。如果从神的角度讲，真武汤中附子能够温元神，白术能够补谷神，促进消化。茯苓能够安心神，所以大剂量茯苓能够镇静，治疗失眠，剂量要大，30～90克的茯苓，一味药就可以治疗舌苔偏腻的失眠。芍药入肝经，能够安魂。生姜发表，能够安魄。所以真武汤能够治疗人的元神、谷神、心神，还能安魂、定魄，能使三元会通。

《素问·天元纪大论》曰："阴阳者，天地之道也，万物之纲纪，变化之父母，生杀之本始，神明之府也。"神明之府等于阴阳，所以治疗行尸病以温阳为特点。神明就是指神光，神是神明、元神，人的元神又叫阳神，所以人需要温阳。明是光明，所以，神明又叫神光。《素问·生气通天论》说："阳气者，若天与日，失其所，则折寿而不彰。故天运当以日光明。"所以人的生气通于天，人的阳气若天与日，就像天上的太阳。"失其所，则折寿而不彰，故天运当以日光明。"是说它有光明，以日光明。

《素问·本病论》："黄帝曰：人气不足，天气如虚，人神失守，神光不聚，邪鬼干人，致有夭亡，可得闻乎？岐伯曰：人之五藏，一藏不足，又会天虚，感邪之至也。人忧愁思虑即伤心，又或遇少阴司天，天数不及，太阴作接间至，即谓天虚也，此即人气天气同虚也。又遇惊而夺精，汗出于心，因而三虚，神明失守。心为君主之官，神明出焉，神失守位，即神游上丹田，在太乙帝君泥丸宫下。神既失守，神光不聚，却遇火不及之岁，有黑尸鬼见之，令人暴亡。"也就是说，这个行尸病的死亡时间为三虚者死。第一，是伤心，因为心阳虚。患者的基本表现是脉搏迟。首先伤心，心虚，这是人病了。第二，天气虚，因为少阴司天，天数不及，人气天气同虚，"又遇惊而夺精，汗出于心"，手心都是汗，这是心阳虚桂枝证。遇惊是指"寸口脉动而弱，动则为惊"。寸口脉动而弱就是患者左手寸脉动而弱。因为他心阳虚，所以脉弱，没有力气。寸脉为什么动？因为他受到了惊吓，夺其精，所以"又遇惊而夺精，汗出于心"。那就成三虚了，人气虚、天气虚，再遇惊而夺精，汗出于心，就构成三虚。因为三虚他就神明失守，神既失守，神光不聚。

《素问·五常政大论》曰："根于中者，命曰神机，神去则机息。根于外者，命曰气立，气止则化绝。"就是神机是在人的身体之中，中脉之上。中脉就是冲脉，冲脉最上面是心，从下到上，水生木，木生火——冲脉也是中脉，在人体的正中间——下面是水，中间是木，上面是火，水生木，木生火。那个火就是我们的心阳，离卦，"根于中者，命曰神机，神去则机息"。就是心脏的心神去了，窦房结不再发出冲动，心神就没有了。"神去则机息"，心脏停搏。

"根于外者，命曰气立，气止则化绝。"呼吸时外界的空气要进来，名曰气立；气止则化绝，如果呼吸停止了，代谢就终止了，人就死了。

第十三章　平脉法与截断法

本章讲平脉法和截断法的关系，所谓"五法六经"，其中的五法包括标本法、平脉法、聚类法、抓独法和截断法。

一、五法归一

五法归一（彩图19），也就是说标本法、聚类法、平脉法、抓独法、截断法，虽然理论上分了五个法，而在临床上运用的时候，并不分开，也不宜生搬硬套，没有五法的界限，也就是五法归一，比如临诊时，患者表现为寸脉缓，再一摸手，手心汗出，是桂枝证，这是抓独法，如果一摸手心汗出，再一摸脉，脉沉而有力，这就不是桂枝证，而是大黄证，这是平脉法，其实在实际临床运用的时候，是不分平脉法和抓独法的。因此，五法要归一，讲理论的时候分成五法来讲，实际运用的时候五法要归一。

二、六经传变规律

疾病的传变规律，即六经传变规律，是由太阳传少阳，少阳传阳明，阳明传太阴，太阴传少阴，少阴传厥阴，每一条经有其独特的脉象，这是我们讲的六经传变的基本规律。把这个图（彩图20）理解、掌握好，再临证的时候就知道疾病会怎么转变了，就不仅仅是辨证论治时在看此时此刻的证，还可以知道上一个证是什么，下一个证又是什么。

在这里，我们介绍四大规律，即四种人：寒体人、热体人、郁体人和伏邪温患者。六条经的传变在不同体质的寒体人、热体人、郁体人和伏邪温患者表现的规律是不一样的。

1. 寒体人

寒体人，太阳—少阳—阳明—太阴—少阴—厥阴，这是六条经传变的一般规律。一个寒体人，感冒了，是太阳病，太阳病之后，传入少阳，经过少阳火化就传入阳明。寒体人病传入阳明，该用白虎加人参汤，因为"其背恶寒加人参"，但是如果误用了白虎汤，这个热一撤，病马上就到太阴，因为患者本身就是气虚的。这时就要用桂枝汤，所以，脾虚的人感冒是桂枝汤证。

当病邪已经少阳火化传入阳明应该用白虎加人参汤，如果只看到大热，大渴，大汗，脉洪大就误用了白虎汤，热一撤，就是太阴虚寒证，太阴虚寒证久了就传少阴，脾虚久了伤肾，理中丸证日久就是附子理中丸证。少阴久了就传厥阴，即厥阴寒化证，这是寒体人的传变规律。

2. 热体人

热体人，太阳—（少阳）—阳明—少阴—厥阴。如果外感，先表现为太阳病，太阳经过少阳火化就传入阳明，出现阳明的热证，阳明热证过后不传太阴，直接表现为少阴的热化证，然后传入厥阴。太阴"本寒标阴"，太阴没有热证。太阴的热证是什么？是虚热，"气虚生大热"，这是第一种情况。第二种情况是太阴兼阳明的热，比如暑温病，暑和湿合起来叫暑温，既有太阴的湿，又有阳明的暑。这个病夏天最多见，所以太阴本经是没有热证的。因为《黄帝内经》上说，太阴"本寒标阴"，标本同气，是寒化，没有热证，所以这种热体的人，体质很热，病邪传入阳明过去之后就是少阴。

大家知道，白虎汤中石膏加知母，就是因为热邪伤阴，所以阳明刚刚开始用白虎汤，如果用了白虎汤不见效，吴鞠通在《温病条辨》说，赶快加生地、牛膝。那就是白虎汤证直接传到少阴了，这里就是少阴的热和阳明的热都还有，所以得用白虎汤，又得用生地、牛膝，这是《温病条辨》的内容。

热体人传入阳明后可以不经少阴火化直接传厥阴。因为热体人受了寒，会火化，有人举个例子，感冒之后合并细菌感染，前3天还是感冒，3天以后就合并细菌感染，出现大热、大渴、大汗、脉洪大，小儿最多见，这就是经过火化的过程。

还有一种人不经过热化，容易感受温病，我们讲太阳病在经伤寒、中风和温病，即《伤寒论》的小三证。那么热体人可以不经过少阳火化，从太阳直接传入阳明，再传入少阴、厥阴，所谓太阳传阳明，本身是个银翘散证，过几天就发展成了白虎汤证，再接下去发展就要用生地、牛膝，再往下要用龟板。

热体人可以不经少阴火化，经少阳火化是因为感到寒邪，要注意，即便是体质偏热，也会感受寒邪，也会感冒，只是说这个体质以温病多见。

3. 郁体人

还有第三种传变，就是郁体人，太阳—少阳—太阴—少阴—厥阴。郁体人本身的肝脏是有问题的。此类人，感冒之后表现为太阳、少阳合病，感冒一解，就是少阳、太阴同病，所以此类人感冒了就表现为柴胡桂枝汤证，表证一解，就变成柴胡桂枝干姜汤证，往后就传少阴、厥阴，肝病传少阴，比如茵陈术附汤证。再举个肝硬化的例子，肝硬化会导致雌激素灭活障碍，出现"肝掌"，肝硬化的男性会出现阳痿、生殖器萎缩，因为雌激素灭活障碍，所以是病传少阴，鳖甲煎丸有个温肾阳治阳痿的药——蜂房。干姜是治太阴，蜂房是治少阴，然后还有厥阴经的药，这就是鳖甲煎丸，可以治疗肝硬化。

4. 伏邪温病

最后讲一下伏邪温病人，太阳—少阳—阳明—太阴—少阴—厥阴。伏邪温病人新感，表现为太阳病，其实是一个温病，太阳类证，太阳类证就是传入少阳——口苦、咽干、目眩、咽喉疼，咽喉疼随后下陷到少阴，陷到少阴再转出少阳，每次转出少阳就发作一次。

比如病毒感染，过两天咽喉肿痛，继发细菌感染，随后陷到少阴，发展成了急性肾小球肾炎，然后再转到少阳，每次咽喉肿痛一发作，肾小球肾炎就发作，这就是伏邪温病体人。

疾病就这 4 条规律。把这 4 条规律弄明白了，来一个患者，就知道他前一个方用啥，后一个方用啥。而不仅仅是此时此刻的用啥方，辨证论治最大弊端是只看此时此刻，不知道"前世"，也不知道"来生"，就只知道当下。活在当下也挺好！那不就少烦恼嘛，但是要真正地理解一个疾病，就要知道它的前世和来生，就是眼下是个什么证，过去是个什么证，将来会发展成什么证，其中的规律大体就是这 4 条：寒体（阳虚）、热体（内热）、气郁体（肝气郁结）和伏邪温病体。

三、六经传变与脉学

（一）太阳传少阳（浮弦）

太阳传少阳见到浮弦脉，是柴胡桂枝汤证。如果不是太阳传少阳，那此人肝有病，也有可能是胆囊的问题，因为中医讲的肝包括肝、胆、胰，不见得就一定非得是肝脏。柴胡是针对痼疾，桂枝是针对新感，此类人因为外感来就诊要考虑用柴胡桂枝汤，首先看看有没有肝炎、胆囊炎、肝硬化、胆结石等病史，去摸一下墨菲点，也可以敲一下肝区。还有感冒之后一侧的脖子牵掣痛，痛得厉害，这是少阳经循行的位置，肝胆疾病也会导致这里的疼痛，这些症状都可以用来鉴别。注意，这里的颈部疼痛与葛根汤证的"项背强"的痛不一样。

（二）少阳传变

1.少阳传阳明（沉弦）

少阳传阳明，沉弦脉，用大柴胡汤。正邪相争太过就传入阳明，那是沉弦脉，要用大柴胡汤。

2.少阳传太阴（弦弱）

少阳传太阴，是个弦弱脉，用柴胡桂枝干姜汤。脉弦没有力气，左边脉弦，因为是个肝病，柴胡证，右边脉弱，桂枝干姜证，"见肝之病，知肝传脾"。太阳传到少阳，少阳传过去，要么传阳明，那是大柴胡汤证，沉弦脉；要么传太阴，弦弱脉。正邪相争，相争太过就传入阳明，在外感病中那个大柴胡汤证最容易死人，阳明病是外感病的极期，如果一个患者表现为大柴胡汤证，说明正邪相争太过，多见于急性温病的极期，比如重症肝炎，或者坏死性胰腺炎等，如果严重者处于急性期，相争太过，反而是会死人的，尤其是青壮年容易出现这种情况。而相争不及，摸脉时会发现右边的关脉弱，这个病容易出现慢性化。"见肝之病，知肝传脾"，如果患者是一个急性肝炎，摸着右边的关脉弱，要小心其转为慢性肝炎，容易表现为一个柴胡桂枝干姜汤证，一个有余，一个不足，这就是少阳传变的规律。

所以一个肝炎患者来就诊，是小柴胡汤证，如果患者表现为大便秘结，炎症反应很严重，容易发生重症胰腺炎，导致死亡；如果这个患者的右手关脉不足，没有力气，容易得慢性肝炎，相争不及，就传太阴，之后就传少阴，出现生殖器萎缩，阳痿，最后传厥阴，出现肝硬化，肝癌，最后死亡，这就是疾病基本的过程。

3. 少阳传少阴（弦 / 微）

少阳和少阴，初起在表证，传到咽喉就是少阳半表半里，由咽入里有两条路：一条路是传入阳明，由少阳传阳明；一条路不传阳明，内陷少阴，特别容易形成伏邪温病。患者本身是一个感冒，感冒以后，病毒感染，后咽喉肿痛，继发了链球菌感染，再往下会继发呼吸道的细菌感染，出现肺炎，即麻杏石甘汤证。先是有鼻塞，那是个表证，可用麻黄汤；然后咽喉肿痛，口苦，咽干，目眩，那是个半表半里证，是小柴胡汤证；随后继发这个支气管、肺部的感染，出现咳嗽、咳吐黄痰等症状，是麻杏石甘汤证。太阳传少阳，少阳传阳明。这种咽喉肿痛，继发链球菌感染以后，如果没有传阳明，会直接内陷少阴，发生肾小球肾炎和细菌性心肌炎、细菌性心内膜炎。肾小球肾炎就是内陷少阴，这种人容易形成伏邪，内陷少阴。

脉象的特点是少阴脉——微脉，"少阴之为病，脉微细"。这种人是阳气虚的，而少阳的脉是个弦脉，我在伏邪的脉法中提到过，脉微弱。为什么？这种人是少阴有寒的，咽喉疼，咽部不舒服。如果这种少阴有寒的人，外感病出现了咽部链球菌感染，特别容易陷入少阴，形成肾小球肾炎这些疾病。炎症的急性发作期就表现为一个少阳的弦脉，就会出现一个热证，用黄芩汤，如果热证再明显，就合并阳明了，用白虎汤之类的方。然后急性期一过，又是一个少阴虚寒证，这就是伏邪温病的规律，少阳传少阴。

明白了这个规律，我们来认识一首吴门验方——加减小柴胡汤。

【方名】加减小柴胡汤。

【组成】柴胡25克，黄芩9克，细辛3克，郁金30克，党参9克，炙甘草9克，生姜3克，大枣9克。

【主治】过敏及自身免疫病病在少阳者，如慢性咽炎等，咽炎复用半夏，甚者入桂枝。

加减小柴胡汤是在小柴胡汤里加郁金30克，细辛3克。郁金能够疏肝解郁活血，然后加3克细辛托住病邪不陷少阴，见效很快。这首方的特点是黄芩配细辛，侯氏黑散、三黄汤用黄芩配细辛。当人体有伏邪出现，虚寒证时，该用细辛，伏邪转出少阳，用黄芩。

另一个方为加味麻黄细辛附子汤。

【方名】加味麻黄细辛附子汤。

【组成】麻黄9克，制附子9克，细辛3克，酒芩6克，郁金30克，炙甘草15克。

【主治】太少两感证，见于西医过敏、多种自身免疫病。咽炎复加半夏，甚者入桂枝。法属咽喉截，可与加减小柴胡汤互参。

在加味麻黄附子细辛汤中，麻黄、制附子、细辛、酒黄芩配郁金，之前小柴胡汤加细辛，系少阳病加少阴病的药，而现在麻黄附子细辛汤，为少阴病加少阳病的药，就是"冬伤于寒，春必病温"，这种寒性的人，要转出少阳，用附子来温阳，但很多人吃了附子咽喉痛，那都是有伏邪的人。如何做到用了麻黄附子细辛汤不出现嗓子痛，那就加黄芩、郁金，所以吴门验方用加味麻黄附子细辛汤，加几克酒黄芩，再加郁金，也能治疗过敏、自身免疫病等。这类人平时表现为微弱的脉，但是一个微弱的脉，如果有弦象，吃了附子就会上火咽喉肿痛，出现无菌性乳腺炎、眼底出血等症状，可用黄芩和郁金。如果发作出来之后，是个弦脉，就用小柴胡汤，如果一个弦脉，再摸着尺脉弱，关脉微，没有力气，那要在小柴胡汤中加细辛。

（三）太阳—少阴（浮／沉）

太阳传少阴的特点是太阳脉浮，少阴脉沉。太阳传少阴有3个方：麻黄附子细辛汤、麻黄附子甘草汤、桂枝加附子汤。桂枝证的特点是手心汗出，如果桂枝证的人出现太少两感证，那是桂枝加附子汤证。如果这个患者不是桂枝汤证，就是麻黄附子甘草汤证；发烧则用麻黄附子细辛汤。

"发汗后，病不解，反恶寒，芍药甘草附子汤主之"。"病不解，反恶寒"指的是发完汗以后还恶寒，即发表后伤了阳气，应用芍药甘草附子汤。阳虚的人若用了麻黄汤发汗，发完汗以后本就不该恶寒了，若还恶寒，那是发完汗以后伤了阳气，所以应该用芍药甘草附子汤。

这就是3个太阳传少阴的方，这是太少两感证，用麻黄附子细辛汤、麻黄附子甘草汤、桂枝加附子汤。如果说表证已经没有了，就用芍药甘草附子汤。

太阳、少阴脉象的特点，一个脉浮，一个脉沉。一个感冒的患者，首先是要去诊他的脉，脉浮是一个正常的反应，但如果是沉脉，说明这个人的肾上腺素分泌是不够的，这个人是一个太少两感证，该用麻黄附子细辛汤、麻黄附子甘草汤，或者桂枝加附子汤，然后具体分析是麻黄证还是桂枝证，再有针对性地用药。

"发汗后，身疼痛，脉沉者，桂枝加芍药生姜人参新加汤主之"。不是说脉沉就一定是要用附子，脾虚的人发完汗以后也可以表现为脉沉，应该用桂枝加芍药生姜人参新加汤，这里的脉主要表现为没有力气。

为什么发汗后身疼痛？因为脾主肌肉，这是中医的说法。应对病毒感染，人体要分泌两种物质，一个是肾上腺素，肾上腺素影响人体的产热和散热，所以治疗感冒的药主要就是靠它，如伪麻黄碱，来解决感冒这个产热和散热的问题，中医讲的汗出而解，那也是用了含肾上腺素药物的缘故。另一个是干扰素，干扰素是用于免疫系统抗病毒的药物，要诱生干扰素就要补气，那些诱生干扰素的药物都是一些补气的药，要结合肾上腺素就要温肾。

一般来讲，用完干扰素之后会产生一身疼痛的副作用，这就是出现了发汗后身疼痛，若脉沉者，就用桂枝加芍药生姜人参新加汤主之。

这种脉沉主要表现为脉搏没有力气，脉位偏小，和附子证的脉象还是有区别的。还有就是要用桂枝加芍药生姜人参新加汤中的芍药，要去托邪，还要用人参，如果用了人参还不见效怎么办？还可以加黄芪。黄芪是治皮的，人参是治肉的。如果患者的溃疡出现皮肤不愈合，得用黄芪；如果溃疡烂到肉了，肉长不起来，就得用人参。黄芪走表，能够固表、利水等。人参走里，能够补肉生肌。如果一个疮疡不愈合，而且这个疮疡很浅，可用黄芪补皮，皮肤长了就愈合了。

如果这个疮疡比较深，就要用人参，肉才能长起来。为什么用人参而不用黄芪？因为身疼痛，是肌肉疼痛，所以用人参，不用黄芪。

也许有人会说，身疼痛又不只是肌肉疼痛，其他地方也会痛，比如用附子的方，在《伤寒论》《金匮要略》中的方就很多，这个身疼痛用的是附子，是关节痛、骨头痛，肾主骨，皮、肉、筋、骨、脉用的药都不一样。比如治肌萎缩，《金匮要略》用越婢加术汤，方中的麻黄含麻黄碱，是一个神经递质，可以兴奋神经，营养肌肉。还有石膏，是治疗炎症的。如果伴有肌炎，可加白术补脾生肌，所以就用越婢加术汤。如果治疗骨头的病，用的是桂枝芍药知母汤，方中就用了附子。

（四）阳明—太阴（大而有力 / 无力、沉 / 浮）

阳明可以传太阴的，阳明和太阴的区别有两点：第一，阳明脉大，大而有力是阳明在经；大而无力是太阴。如果一个人发热，出现阳明病的症：大热、大渴、大汗、脉洪大都具备了，是白虎汤证；再一摸脉，力气不够，加人参，白虎加人参汤。第二，脉浮和沉，阳明腑实证是沉脉，而太阴病可以表现为桂枝证，表现为浮脉。手心汗出要区别是桂枝证还是大黄证。比如便秘，便秘有两种情况，一种是桂枝加大黄汤，可以治便秘，这是太阴病的方，脾虚的人便秘要用桂枝加芍药或者桂枝加大黄汤，只不过是他便秘时间新久的问题；脾虚的人便秘新病就用桂枝加芍药汤，如果都便秘四五天才来就诊，就用桂枝加大黄汤，先把燥屎泄出来，再改成桂枝加芍药汤。

四、截断法方药举隅

1. 常用配伍

心与肝用黄芩配黄连，肝与肾用黄芩配生地，脾与胃用石膏配人参。阴与阳，就是少阴和少阳用黄芩配细辛。这个都有对应的脉，心是寸脉数，肝是关脉弦；肝与肾是一个弦脉，一个微脉；脾与胃是一个大脉，一个弱脉，没有力气。这里的阴与阳是指少阴与少阳，以上这几对药的配伍，是我们经常在一起配伍使用的规律，这个规律学会了，你在处理疾病的时候，考虑的问题会比别人更全面，比如看到一个舌尖红的患者，判断为心火炽盛，摸一下关脉弦不弦，是不是木生火，就知道黄芩该不该用。再比如一个肝病患者，口苦、咽干、目眩，摸一下尺脉，尺脉有没有力气，就知道地黄该不该用。

2. 黄土汤

少阴经的用药以黄土汤为例，黄土汤用黄芩和生地。既然是出血，就会有热。阳虚用附子，有热用黄芩，用生地把肾固住。

3. 九味羌活丸

九味羌活丸治疗表证初期很有效，如果刚刚着凉，症状还不明显，仅仅有轻微的咽喉不舒服，没有鼻塞、流鼻涕、咽喉痛，九味羌活丸是见效非常快的。其实，表证初期不分寒热虚实，这个方就有效。感冒了，要防止传少阳经用黄芩；要防止内陷到少阴经，少阴经与太阳经相表里，用细辛；然后再用生地把肾给固住。

4. 续命汤

"治中风痱，身体不能自收，口不能言，冒昧不知痛处，或拘急不得转侧。兼治妇人产后去血者，及老人小儿。并治但伏不得卧，咳逆上气，面目浮肿"。这个是续命汤证，续命汤既治中风也治阻塞性肺气肿。续命汤就是麻黄汤加当归、川芎、人参、干姜、石膏，治中风，脾主肌肉，患者长期不动，肌肉会萎缩，可以吃一点补脾的中药，然后要刺激一下神经，麻黄碱的作用与扎针是一样的，可刺激肌肉；急性期中风多死于肺部感染，长期卧床也容易发生肺部感染，加些石膏。这个续命汤证是没有热的，没有热也用石膏。因为他一感染就有热。

5. 厚朴麻黄汤

"咳而脉浮者，厚朴麻黄汤主之"。慢性支气管炎的人感冒了，表现为浮脉，厚朴麻黄汤主之。感冒了，前3天感冒，后3天住院，因为细菌感染了，所以一旦感冒就可以用石膏。

6. 泽漆汤

"咳而脉沉者，泽漆汤主之"。那为什么泽漆汤用黄芩呢？肺癌患者，第一个症状就会出现阻塞性肺炎，很多人就是因为阻塞性肺炎去就诊的，所以说，不管他有没有阻塞性肺炎，先用黄芩清热。

为什么厚朴麻黄汤与泽漆汤一个用石膏，一个用黄芩呢？肺癌木火刑金要咳血的，肺癌是容易咳血的，所以要清肝，阻塞性肺炎不咳血。所以我告诉大家一条，咳而脉浮这是脉学，咳而脉沉，这也是脉学，是不是有热才能够清热呢？"上工治未病"，这个才是治未病，不是说没有病给人家吃药，这个思路要打通。

第十四章 平脉法与聚类法

一、聚类法

聚类法（彩图 21）在六经辨证运用中的时候是非常简单的，分三步就可以很好地应用。

第一步，先别阴阳。《黄帝内经》云："审其阴阳，以别柔刚，阳病治阴，阴病治阳。"首先要先别阴阳，"病发于阳，病发于阴"，这是《伤寒论》讲的。"病发于阳"，说明他是个三阳的病。"病发于阴"，说明他是个三阴的病。三阳是个实证，三阴是个虚证。所以，要学会辨别阴阳。

第二步，次辨何经。辨出病发于阳、病发于阴之后，那就简单了。病发于阳即为太阳、少阳、阳明，病发于阴也就是太阴、少阴、厥阴三条经。太阳、少阳、阳明这 3 条经是传变关系，太阴、少阴、厥阴这 3 条经是递进关系。有消化道的症状就是在太阴，有阳虚的症状就是在少阴，有肝的症状就是在厥阴。厥阴有少阴和太阴的症状，少阴有太阴的症状，因为它是个递进关系，六经辨证其实很简单。你辨出来病在哪一条经就可以了。

第三步，末辨其证。三阳，不在经，就在腑。三阴，不寒化，就热化，要不就寒热错杂。这样就可以处方了。六经辨证可以说是最简单的辨证方法。当然，如果既不是寒化，又不是热化，那就是寒热错杂。

总之辨三阴好辨，因为三阴的脉有区别，三阴是递进的关系。太阴的脉没有力气，不管表现为浮缓还是大，总之是一个没有力气的脉。少阴的脉不仅是没有力气，程度更严重了，是一个微细的脉。

厥阴的脉微细欲绝或者兼弦而无力。

三阳就更好辨了，太阳、少阳、阳明怎么辨？看血管，位置高，那是太阳；长度长，而且寸、关、尺血流压不断，那是少阳；血管宽，那是阳明。太阳脉浮，少阳脉弦，阳明脉大。感染以后，肾上腺素分泌增加，脉就浮了。当浮不浮，那少阴有问题。太阳在上面，下面就是少阴，脉沉这个肾有问题。第二个是脉弦，这个血管张力这么高，肾素－血管紧张素分泌增加，是个弦脉。脉大，高动力循环，这个人有炎症，处于炎症的急性期，是个阳明病。

三阳和三阴在脉学上是非常好区别的。摸着一个少阳脉，是一个弦脉，如果这个血管张力增加得很明显，然后这个人平时体质又不是一个非常壮实的人，他表现为一个细脉，他这个细脉和少阴的细脉是有区别的。少阴的细脉是因为血管容量不足，血管管壁的张力不够。少阳的细脉是因为是血管管壁张力很强，在弦的基础上见细。"少阳之下是厥阴"，弦又没有力气的脉，细，又细的没有力气，摸不到脉了的就是厥阴的脉。"阳明之下是太阴"，阳明是大脉，大而无力，那就是太阴，如果见着一个大脉，没有力气，可以用石膏配人参。

二、阴阳脉法

阴阳脉法，从脉位上看，寸脉是阳脉，尺脉是阴脉；从脉性上看，《伤寒论·辨脉法》云："凡脉大、浮、数、动、滑，此名阳也；脉沉、涩、弱、弦、微，此名阴也。"辨脉去辨他的阳脉和阴脉，也是帮助我们辨病发于阳，病发于阴。

《伤寒论》辨"病发于阳，病发于阴"有3条。第一条，"发热恶寒，发于阳；无热恶寒，发于阴"。第二条，"病人身大热，反欲近衣者，热在皮肤，寒在骨髓也；身大寒，反不欲近衣者，寒在皮肤，热在骨髓也"。这是辨真寒假热和真热假寒，是用来区别病发于阳，病发于阴的。第三条，就是平脉法，辨脉法里的"脉浮大数动滑，此名阳也；脉沉涩弱弦微，此名阴也"。也是用来辨病发于阳，病发于阴的。

三、六经脉法

"太阳之为病，脉浮，头项强痛而恶寒"，太阳是浮脉。"伤寒三日，阳明脉大"，阳明是大脉。"伤寒脉弦细，头痛发热者，属少阳"，少阳是弦脉。这个是脉的长、宽、高，也可用来辨桡动脉这一血管的长、宽、高。

太阴脉，浮缓大虚，"伤寒脉浮而缓，手足自温者，系在太阴"。

少阴脉，沉微迟细，"少阴之为病，脉微细，但欲寐也"。

这个浮沉、大微，迟缓，都是对应的，细对应大，微对应虚。太阴的脉浮、大、缓、虚；少阴脉沉、迟、微、细。相反的就是太阴是浮大脉，少阴是沉细脉。然后太阴是个缓虚脉，少阴是个迟微脉，缓虚和迟微是一个程度的递进，浮大和沉细是一对相反的脉。

然后厥阴脉，厥阴脉表现为微细欲绝和微弦濡弱，这脉是弦而无力，细得摸不着，这就是厥阴的脉。如果这个脉细，弦细有力，那是少阳脉。

第十五章　平脉法与抓独法

一、脉学抓独歌诀

其实脉学最简单、最直接的是抓独法。抓独法有抓独法的歌诀，我们选取了一部分与脉学有关系的歌诀进行介绍。

三阳脉法
太阳脉浮少阳弦，阳明在经大脉现，
沉而有力是腑实，无力而沉附子见。

这个口诀是讲三阳的脉法，"太阳脉浮少阳弦"，脉位高的是太阳，脉长的是少阳；"阳明在经大脉现"，大脉是阳明在经，"沉而有力是腑实"，阳明在经一旦传腑证，就会变成一个沉脉。"无力而沉附子见"，如果脉沉，没有力气，那就是附子证，这是第一个口诀，讲三阳的脉，把三阳的脉相互鉴别，以及附子、大黄证相鉴别。

三阴脉法
太阴脉大缓无力，少阴沉迟并微细，
微细欲绝是厥阴，弦而无力即肝虚。

这是讲三阴的脉。太阴的脉是浮、大、缓、虚，少阴的脉是沉、迟、微、细。沉和细，与浮和大是反的，缓和虚与迟和微是递进的，这是第一个，鉴别太阴和少阴。"微细欲绝是厥阴，弦而无力即肝虚"，这是把少阴和厥阴相鉴别。厥阴的脉是微细，摸不着了，那是厥阴。

弦而无力是肝虚，那是把厥阴和少阳相鉴别，少阳是弦而有力，厥阴是弦而无力，少阳的细脉是弦细有力，厥阴的细脉是微细欲绝，这里是鉴别厥阴和少阳。所以要把歌诀背得滚瓜烂熟直到运用时都不需要用这个歌诀了，一摸脉，搭手就知道是什么脉，摸脉的时候再想着歌诀，就是还不熟，一旦把歌诀背得滚瓜烂熟，摸脉的时候就不想歌诀了。

桂枝／附子

劳宫汗出为桂枝，反此阳明腑气实，

手心为桂手背附，表里浮沉虚实知。

这个歌诀首先在说劳宫汗出。为什么手心叫劳宫啊？因为虚劳病就是从这里来的，虚劳分为三阴：太阴虚劳、少阴虚劳、厥阴虚劳，三阴病的虚劳都是从劳宫去找它，劳宫有汗的用桂枝，劳宫干的用地黄。因为阴虚会出现手足烦热，所以用地黄。

"劳宫汗出为桂枝"，我说了出汗的用桂枝，其实这句话有问题，"反此阳明腑气实"，阳明腑实证也出现手心出汗，但是最后一句话，"手心为桂手背附"，手心摸桂枝，手背摸附子，手背凉的用附子。

"表里浮沉虚实知"，就是说桂枝是表证，大黄是腑证，一个是浮脉，一个是沉脉。这个表里虚实，要区别桂枝证和阳明腑实证，二者手心都冒汗，一个脉浮，浮而无力，是虚脉；一个脉沉，沉而有力，它是实脉。

"手心为桂手背附"，就是摸手指头是凉的，是附子证，用吴茱萸也可以。如果手背摸不清楚，就摸尺侧，尺侧的皮温比手背凉。如果摸尺侧还摸不清楚，可以摸脚，脚的温度最低，所以很多人去看病，说："大夫，我不洗脚，我都睡不着觉啊。"因为他阳虚，他冬天不洗脚，半夜睡不着，他的脚都是凉的，捂不热的。还有的患者会这样说："大夫，我洗完脚，看会儿电视，半小时不上床，我脚就冰凉了。"这就是阳虚的表现，有时候对于疑难病，我们查房的时候就需要摸脚，虚实辨别的时候，也要摸脚。伏邪转出少阳，表现为温病，"冬伤于寒，春必病温"，温病的时候往往掩盖那个寒象，那个时候患者的寒热往往分不清楚，你摸手，手是暖的；摸尺侧，尺侧是暖的；再去摸脚，脚是凉的，因为伏邪有热可以把寒盖住，所以，在诊断不出时就可摸脚。这是通过脉的浮沉虚实，来鉴别是桂枝证还是大黄证。

太阳抓独

浮为太阳多恶寒，缓风紧寒无力虚，
咳而遗尿是蓄水，色黑反易为血蓄。

"浮为太阳多恶寒"，浮脉是太阳病。缓风，那是中风；紧寒，那是伤寒；无力是个虚证，浮而无力是个虚证，太阴虚劳就脉浮，虚劳病可以出现浮脉，所以用芍药，用小建中汤去收敛。

少阳抓独

脉弦少阳半表里，口苦咽干一证备，
弦而有力属少阳，无力而弦厥阴具。

少阳脉的抓独歌诀不再详细讲，前文已多次讲解。

阳明抓独

大脉即是阳明病，日晡潮热是在经，
大而无力是虚劳，细涩夜热与失精。

阳明在经是大脉，阳明在经的特点大热、大渴、大汗、脉洪大。

还有个特点是下午发热，太阳偏西的时候发热，就是阳明病。六经为病欲解时，每一条经有主的时辰，所以日晡潮热是在经。"大而无力是虚劳"，是气虚生大热，是小建中汤证。如果不是小建中汤证，还有大热、大渴、大汗、脉洪大，那就是白虎加人参汤证。有热是白虎加人参汤证，无热是小建中汤证。虚劳有两种，一个是脉大，一个是脉细。"细涩夜热与失精"则是阴血亏虚的人。"细涩夜热与失精"，为什么晚上发热？因为阴虚，合成代谢低，血量少，脉就细。血液浓缩就表现为涩脉，血容量不足就表现为细脉，细脉最常见阴虚的人，桂枝加龙骨牡蛎汤证的人也是阴虚。"细涩夜热与失精"，涩脉的人是失精，还有一个特点就是精气清冷无子。如果是桂枝加龙骨牡蛎汤证，这样的人生育比较麻烦，吃了药也能生育，如靠自己，可能两三年都不能生育。

少阴抓独（一）

少阴阳微与阴细，咽痛干呕但欲寐，

浮缓即是桂枝证，沉迟附子温阳气。

少阴微是阳微，阳气虚弱，肾上腺素水平低才微。细是阴细，血不足，血管收缩才细。血受寒它也会细，寒冷的刺激收缩血管，也会细，总的来讲是阳微阴细。少阴病如果是桂枝证，就是个浮缓脉。如果是附子证，就是个沉迟脉。一个是温心的，一个是温肾的。

少阴抓独（二）

表脉反沉麻附甘，阳气虚弱多两感，

反热即向细辛求，但寒不热病缠绵。

表证不一定是感冒，表证有很多，有可能是感冒、过敏等。脉沉的是麻黄附子甘草汤。这种阳气虚弱多两感，反反复复感冒。如果麻黄附子甘草汤发热，就用麻黄附子细辛汤。假如不发热，只寒不热，这个病不好治，病缠绵，容易形成伏邪。有的人感冒之后发不起来烧，这是麻黄附子甘草汤证，这种情况容易形成伏邪。这是具备伏邪的第一个条件。第二个条件是他要有肝的疾病，这个人如果再兼一个弦脉，基本上就会形成伏邪了，然后就去找他身体哪个部位的伏邪，转出来就是个温病、热病，陷下去还是寒。为什么肝脏不好？"冬伤于寒"，就是一个少阴病的特点，"春必病温"，是温病的特点。肝脏不好，他就病温，他一定有肝胆系统的疾病，会出现伏邪的"春必病温"。

二、黄疸脉证抓独

中医：

阴黄（湿重）：脉缓，苔白，黄疸颜色晦暗；

阳黄（热重）：脉数，苔黄，黄疸颜色鲜明。

西医：

胆汁淤积性黄疸：迷走神经兴奋，脉搏变缓；

肝细胞性黄疸；

湿重＝？＝胆汁淤积性黄疸；热重＝？＝肝细胞性黄疸。

以上是黄疸的证型客观化，这是我们做的研究，阴黄的特点是湿重，湿重是脉缓，苔白，黄疸颜色晦暗。热重是脉数，苔黄，黄疸颜色鲜明。大家知道这个区别是什么原因吗？我们研究过，这个胆红素分为直接胆红素和间接胆红素，大家知道肝胆外科做胆汁引流，引流出来的胆汁成分大部分都是直接胆红素，因为淤胆他才引流，引流出来的胆汁是暗黄色，所以黄疸颜色晦暗，那说明直接胆红素水平高。间接胆红素是亮黄色，所以热重的人，黄疸颜色鲜明，是体内间接胆红素高。

西医说直接胆红素能够兴奋迷走神经，导致脉缓，在中医则认为是湿重。中医讲湿重的人，他实际上是直接胆红素升高，因为直接胆红素的作用特点就是兴奋迷走神经导致脉搏变缓，直接胆红素是暗黄色，所以黄疸的颜色晦暗。以直接胆红素升高为主的用茵陈五苓散。

我们再讲一下栀子汤，昨天有人问我这个栀子汤的问题，他说："老师，我请问您一下，您讲栀子干姜汤，有个证叫痞证，还有个卦叫否卦的，这个疾病怎么治疗？痞证用黄芩、黄连，又用干姜、半夏，这不是半夏泻心汤吗？"我说："对啊，他为什么叫痞呢？上焦法天，下焦法地，中焦法人，痞就是阴阳交错形成的，所以表现痞证，寒热错杂的证候很多。寒热错杂就是用黄芩、黄连加干姜、半夏。《易经》上面有一卦叫否卦，那个就是寒热颠倒的，半夏泻心汤是用来治虚痞。"

什么叫作虚痞？虚痞《伤寒论》里说过，为"胃中空虚"，这个胃中空虚是指上腹部胀满，里面是没有东西的，如果摸着里面是硬的，那半夏泻心汤治不了，那是胃癌。那胃里摸着像石头一样硬的东西，他也表现为腹胀，那就不是单纯的半夏泻心汤能解决的问题了，那个腹胀，是要当肿瘤去治。虚痞的条文，我们没有仔细读，他说的那个虚痞，不是正虚的原因。正虚怎么还用黄芩、黄连啊？他这个虚，《伤寒论》说得很清楚，"胃中空虚"，就是西医讲的胃动力减退导致的胃胀。

学生问的第二个问题："你是用栀子干姜汤，人家张仲景是用半夏泻心汤，黄芩、黄连配干姜、半夏。"我说："栀子干姜汤就不如半夏泻心汤。"用半夏泻心汤，他痞、呕、利，恶心，不一定要吐，因为这属于胃动力减退，呕，所以用半夏。利怎么办？大便稀用干姜收一下，干姜抑制腺体分泌。所以张仲景的半夏泻心汤好在哪里？它黄芩、黄连配半夏、干姜。为什么说栀子干姜汤不如半夏泻心汤？就是用栀子汤的时候可以加半夏。但是这个方不好在哪里呢？栀子在治疗炎症的时候，它治的炎症是偏上，胸中窒，胸里面憋气，胸里面烧，那是个胃食管反流病，反流性食管炎才用栀子干姜汤或者栀子豉汤。如果反流性食管炎往下走，走到贲门，"正心下按之痛"，那个是贲门炎，应用小陷胸汤。贲门再走到下面是胃体，胃体胀，应是半夏泻心汤证。其实我们看着胃镜都可以开中药。

再往下，十二指肠球炎、十二指肠球部溃疡的空腹痛、饥饿痛、夜间痛，那是小建中汤证。再下去就是空回肠，腹胀，消化吸收不良，大便稀，那是理中丸证。上面小建中汤证，下面理中丸证。到了空肠和回肠的交接处，那个地方容易形成肠套叠，一旦形成肠套叠，"上冲皮起，如有头足"，那是大建中汤证。上面小建中汤证，中间理中丸证，再下面大建中汤证，是不是看着CT就可以开中药？所以，如果把中医学明白了，很多疾病都好治疗。

我再和大家讲一个例子，就讲湿重和热重。如果说阴黄，直接胆红素升高的人，脉搏不缓，舌苔变黄，有没有？有。这是合并细菌感染。重度肝炎可以合并细菌感染，合并了细菌感染，体温增加1℃，脉搏就增加10次。细菌感染以后，白细胞吞噬了细菌变成了脓细胞，跑到了舌面上，舌苔就染黄了，因为白细胞吞噬了细菌以后就变成黄色的了，大家看过脓液，那个脓液里面就是白细胞吞噬了细菌，就成脓细胞，它就循环跑，跑到舌面上来，它就染成黄色，说明是合并细菌感染化热了。

黄苔有两种原因，一种是白细胞把舌苔染成黄色，还有一种从舌根往舌中染成黄色，那是大便不通，大便不通以后，产生小分子的气体，从肠道反上来到舌根，把舌根染黄了，那个气体是黄色的，所以排出的口气比较臭。而且阳明在经的黄，他的舌头看着是一个一个细胞团，黄色的细胞团，那是阳明在经的表现。他大便不通用药后，很容易下的，"下之黄自去"，把大便弄通了，那个气体就排出去了，舌面上的黄就退了。"苔黄未下者，下之黄自去"，大便一出去，这些气体一排出之后，就不能够再染色你的舌苔，舌苔自己就变白。

有关黄疸中阳黄的治法，一个是热重的茵陈蒿汤，一个是湿重的茵陈五苓散。

茵陈蒿汤

茵陈蒿（六两）栀子（十四枚）大黄（二两）

上三味，以水一斗 二升，先煮茵陈，减六升，纳二味，煮取三升，去滓，分温三服。小便当利，尿如皂荚汁状，色正赤。一宿腹减，黄从小便去也。

茵陈五苓散

茵陈蒿末（十分）五苓散（五分，方见痰饮中）

上二味和，先食饮方寸匕，日三服。

热重的茵陈蒿汤从大便去，湿重的茵陈五苓散从小便去。湿重利尿，热重通腑。湿郁可以化热——苓桂甘露饮。茵陈蒿汤加石膏、滑石、寒水石，那就成了苓桂甘露饮。我们做过它的研究：

湿重的瘀胆患者，他舌苔白 (DBIL/IBIL=1.89)；

热重不伴细菌感染的患者，舌苔稍微发黄（DBIL/IBIL=0.42）；

湿郁化热合并细菌感染病人就变成黄苔 (DBIL/IBIL=2.61)；

合并真菌感染就变成黑苔，他是湿化热 (DBIL/IBIL=1.52 伴尿路感染）。

明明是个瘀胆的患者，我们一看到这个舌象，是有感染，赶快去找细菌、真菌，查血，培养分泌物，查体。患者脉搏不缓，反而正常或数，赶快去找感染灶在哪儿，我们的化验单就开出去了。湿病就应该脉缓，属于茵陈五苓散证，桂枝证也是缓脉。明明是茵陈五苓散证，为什么脉不缓？因为有热，哪里有感染？明明是湿重，应该表现为白腻苔，为什么是黄苔？这些都可以通过中医经典来解决。

三、洪大脉与微细脉

（一）洪脉与大脉

阳明在经，白虎汤证的表现，用"四大"来形容：大热、大渴、大汗、脉洪大，这是阳明在经的特点，但是很少有人仔细去体会它的脉洪大。

脉洪大，洪与大说的是两回事儿。大，指的是脉形宽，指下感觉这个脉形宽，它的本质是血管床扩张，在急性炎症反应的时候人体的血管床扩张，因为处于高动力循环，使血管床扩张，输送更多的血液，所以在急性炎症反应的时候，患者的脉是大脉。"伤寒三日，阳明脉大"指的就是它的血管床扩张。

脉洪，洪指搏动有力，这个脉搏很有力气，这是心脏收缩增强，心脏输出量增加，导致了它的脉搏搏动非常有力气，叫作脉洪。所以，阳明病，阳明在经，白虎汤证的脉是既大，摸着脉体很宽，血管床扩张；又洪，很有力，搏动很有力，心输出量增加。脉搏的洪大在阳明病，它就是由于炎症反应高动力循环所致的全身炎症反应综合征，它表现为一个高动力循环，运行更多的血液到外周，去抵御微生物感染，这是炎症反应所导致的。所以你去体会它的脉洪大，如果一个脉单纯地大，不见得是阳明病。因为血管床扩张它不一定就是一个高动力循环。

例如，芤脉，有时候你摸的血管床都觉得大，但是一按就没有力气。这是因为他失血以后大量的液体进入血液，但是血细胞减少，所以你摸患者的脉一按就空。再比如气虚的桂枝汤证，或者小建中汤证，太阴病的建中汤证，就表现为脉大为劳，这是气虚失司导致的脉大，是个虚大的脉，它并没有力气。这个脉洪大和脉虚大，就可以把建中汤证和白虎汤证区别出来了，所以白虎汤证的脉大一定是有力的脉，叫脉洪大。

（二）微脉与细脉

"少阴之为病，脉微细，但欲寐也"。少阴病的脉微细和阳明病的脉洪大完全就是对立的，微就是没有力气。如果在太阳病，它是一个缓脉，就是它稍微有一点摸着这个脉力不够。但是在这个少阴病，它的脉力就很不够了，它呈现一个微脉，这个微脉和洪脉是对应的。因为我们说三阴的脉都没有力气，太阴是个缓脉，脉力不够。而少阴，就是个微脉，感觉这个脉力就很弱了，到了厥阴，摸都摸不清楚，微细欲绝。所以，少阴病的脉微细，微和洪是反的，大和细又是反的，微为阳微，细为阴细。所以阳虚的人，摸着应该是一个微脉。

但是大家有没有看过很多阳虚的人，摸着是个细脉，你再去问他，他有耳鸣、口干。这种伴有耳鸣、口干的人，实际是个阴阳两虚的人。他吃了温阳的药物，会出现不舒服。所以我们要阴中求阳，用金匮肾气丸的架构。在六味地黄丸的基础上，它还多了桂枝、附子，再加牛膝、车前子就是十味肾气丸，一个阳虚的人摸着一个细脉，说明他有阴虚，当然不见得脉细就一定是阳虚合并阴虚，阴阳两虚。因为阳虚如果受了寒，寒性收引脉也会细，但是寒性收引的人往往伴有疼痛。即便是寒性收引的人也要考虑到他阴血不够的因素，比如当归四逆汤，重用大枣。仔细去研究他这个脉，当归四逆汤的脉微细欲绝明显是一个阳虚厥阴病，但是它重用了大枣，确实当归四逆汤重用大枣效果好，大家可以去试。

其实还有一种脉也会细，伤寒脉弦细，头痛发热者，属少阳。少阳病的脉不光表现为弦，也可表现为细。少阳病的特点是影响平滑肌系统，导致平滑肌系统收缩，这种平滑肌系统的收缩就可以表现为脉弦，血管的张力增加，摸着像琴弦，你横着摸，这个血管壁的血管很长，端直以长，如按琴弦，3个手指轻轻地压，压不断，这是脉弦。脉细是平滑肌收缩以后管腔缩小，就是管壁张力增加所导致的，也就是说少阳病也会导致脉细，那个脉细是弦细有力的脉，因为他血管是收缩的，管壁的张力增加，他表现的是一个细脉。

少阳病的脉弦细、少阴病的脉微细和厥阴病的脉微细欲绝都不是一回事儿。所以说肝气欲绝会脉细，阴阳两虚会脉细，阳虚寒凝也会脉细。少阳病是个实证，在三阳经，少阳病脉弦是弦而有力的。厥阴病脉弦是弦而无力的。少阳病脉细是因为血管平滑肌收缩，出现弦细脉。而厥阴脉的细脉是微细脉，而且微细欲绝。一个是弦细，一个是微细；一个是弦而有力，一个是弦而无力。同样的脉洪大，如果洪大有力的脉是阳明在经，用白虎汤；如果是脉大而无力是建中汤证；如果这个脉大轻轻一按就没有了，是芤脉，见于血虚，用黄连阿胶汤，那是要补血的，通过这些就可以看到那些脉的区别。如果脉不洪反弱，是白虎加人参汤证；如果见到了阳明在经的症状，脉不大反细，那是玉女煎证。所以需要认真去体会脉，去弄清楚每一个脉的机制，这样治疗疾病就会更加简单和直接。

这里需要说明的就是阳明在经的洪大脉，如果见到脉弱，就是这个脉力不洪而是个弱脉，它是伴有气虚，白虎加人参汤，如果是伴有微脉，那就是要石膏配附子，张仲景就有这个配伍，越婢汤先有汗加附子，所以石膏是可以配附子的，那个是脉微，就是阳虚的人合并了急性的炎症。而那个脉弱是气虚的人合并急性炎症，但是你记住有一条，尤其是加了人参之后他的脉搏会变得有力，这时就有可能加重炎症反应。也就是说这个人参的量要掌握好，为了防止出现这种加重他的急性炎症反应的情况，常常用太子参，剂量可以大一点，30克、50克都可以，对于普通的脉弱的，太子参没有人参的副作用，当然补气的作用也没有人参那么好，但是太子参在急性炎症中使用更加的安全。

第十六章　平脉法与标本法

一、标本法概述

标本法（彩图22）是讲《素问》的七篇大论，七篇大论讲什么？"太阳之上，寒气治之，中见少阴"。这是说太阳。说了太阳之后说少阳："少阳之上，火气治之，中见厥阴。阳明之上，燥气治之，中见太阴"，它与六经就是这个关系。外面是太阳，里面是少阴；外面是少阳，里面是厥阴；外面是阳明，里面是太阴。这是一个表里的关系。然后它又说了这两条经之间的特征：太阳之上，寒气治之，中见少阴热化。如果少阴热化太过，它就是一个温病，少阴热化不够就是一个两感，太少两感。每条经都有它的特征，标本法就讲这个。再比如阳明之上，燥气治之，中见太阴湿化。太阴之上，湿气治之，中见阳明燥化。如果阳明燥化不够就会出现腹泻。

6条经说的是阴阳化生五行，五行运化六气，就是风、寒、火、热、燥、湿。太阳是寒，少阴是热，阳明是燥，太阴是湿，少阳是火，厥阴是风，六气配在这6条经上，其实它一转就是一个太极图（彩图23），上面一个圆，下面一个圆，左边一个圆，右边一个圆，太极图是个球，这个球古人画不出来，怎么办呢？做了一个平面投影，就是我们看到的太极图。这太极图是一个球，球外接6个圆，里面是个正立方体，外接6个圆就是六经。

二、标本法与脉学

1. 太阳 / 少阴
太阳的脉是浮脉。浮紧为寒，浮缓为风。太阳之下是少阴病。

太阳是寒，寒气治之，少阴是热，热气治之。少阴的脉是什么脉？沉脉。沉微为阳微，沉细为阴细，这是太阳病和少阴病在脉学上的区别（彩图24）。故太阳病是个浮脉，少阴病是个沉脉，阳虚的人是沉微脉，阴虚的人是沉细脉。

太阳病的特点是恶寒发热，所以太阳病有寒热两证，寒是指伤寒中风，热是指温病。少阴火化不及，它就是伤寒中风；少阴火化太过，它就是温病。

太阳腑证是蓄水和蓄血。少阴病篇讲了两个证，除了寒化热化之外，它有两个兼证：夹饮和动血。夹饮：寒化夹饮是真武汤证；热化夹饮是猪苓汤证。寒化是四逆汤证，热化是黄连阿胶汤证，这是没有带饮的。然后是少阴动血证，就是说少阴病可以导致出血，因为心主血脉。

2. 阳明／太阴

阳明病是燥，太阴病是湿。

阳明病的脉有两个特点：一是脉大有力，那是阳明在经；二是沉而有力，那是阳明在腑。

太阴病的脉有两个特点：一是大而无力，太阴、阳明病都脉大，二是大而有力。太阴病的脉可以表现为一个大脉的，是建中汤证，但是它的这个大脉是没有力的；阳明腑实的承气汤证的脉是沉而有力的，阳明在经的脉是大而有力的。

阳明主阖，特点是便秘；太阴主开，特点是"腹满而吐，食不下，"出现腹泻。阳明在上是阖，太阴在下是开，所以太阴腹泻，阳明不大便。

从气化上来讲，阳明燥化，我们说的燥气治之，所以阳明在经表现为口渴，还有大热、大渴、大汗、脉洪大。燥化，阳明在腑，表现为大便不通，排出来的是像羊屎一样的便。而太阴主湿，太阴的特点是自利不渴，因为它有湿所以它表现为不渴。渴者属什么？渴者属少阴。"渴是少阴不化津"，这是我们抓独法中的一条。

3. 少阳 / 厥阴

少阳主降，厥阴主升。胆火宜降，肝阳宜升。胆火要降下来，胆火不降下来，少阳就有热。肝阳要升上去，肝阳不升，心阳就不够。我们说水生木，木生火，所以胆宜降，肝宜升。

"少阳之为病，口苦，咽干，目眩也"。厥阴表现为消渴。少阳心烦，厥阴心中痛热；少阳是默默不欲饮食，厥阴是饥而不欲饮食；少阳是喜呕，厥阴是吐蛔。吐蛔是两个含义：吐和蛔，它既可以吐别的，也可以吐蛔虫。它们又有区别：一个是实证，一个是虚证；一个在三阳，一个在三阴。这样就把它给区别开来了。

少阳病常常是经腑同病。少阳在经是四逆散证，少阳在腑是黄芩汤证，经腑同病是小柴胡汤，合并阳明腑实那是大柴胡汤证。厥阴病表现为寒热错杂。少阳病的基本病机是正邪相争，是实证；厥阴病的病机是厥热胜复，是虚证。

少阳病上焦得通，津液得下，它调节人的气化。厥阴病气上冲胸，冲逆。少阳病的特点是，胆火不降。厥阴的特点是气机上逆。所以少阳病用小柴胡汤，"上焦得通，津液得下，胃气因和，肾气因下，汗出而解"。小柴胡汤可以治便秘，能治那种舌苔不黄、苔白的便秘。《伤寒论》有原文的："舌上苔白者，小柴胡汤主之。"这是小柴胡汤的特点。小柴胡汤还治尿路感染，小便不利，因为津液得下，小便利了。

厥阴病的特点，气机上冲。这个病不仅呕吐，它还会出现心烦、心悸、胸闷、头晕，是气机往上走。厥阴病也表现为一个细脉，微细欲绝是厥阴，那是当归四逆汤证。

第十七章　四诊合参

一、四诊合参

脉学最大的用处是用于什么呢？用于四诊合参。所以四诊合参对大家去理解脉学是有帮助的。

二、色脉合参

《难经·十三难》曰："经言见其色而不得其脉，反得相胜之脉者即死，得相胜之脉者，病即自已。""色之与脉当参相应，为之奈何？"

《难经》提到了望诊成象和脉诊成象之间的关系，其实就是四诊合参。就是说见其色而不得其脉，如果得相胜之脉，死；得相生之脉，生。如果一个肺病，得了相胜之脉，就是在慢性肺病摸到一个很数的脉，这个病不好治。因为数脉是火，数脉为热，而肺是金，火克金，所以慢性肺病的人如果表现为数脉，就不好治。《濒湖脉学》讲："数脉为阳热可知，只将君相火来医，实宜凉泻虚温补，肺病秋深却畏之。"如果是一个长期的慢性肺病，在秋天摸着数脉（不是由于肺部感染所引起的），这是火克金。肺属金，秋天属金，这叫作 3 个因素致人死。

《黄帝内经》的三虚理论讲了几种情况：第一种情况，一个是天虚，一个是人虚，一个就是脏虚，然后又感受虚邪，容易导致猝死。第二种情况，肝病在春天，肺病在秋天。其他以此类推。肺病在秋天，如果见到个数脉，而且这个人数脉是由于这个病引起的，不是因为他感冒、咳嗽、吐痰引起的，这个病就很难治。

三、尺肤诊与脉诊合参

《难经·十三难》讲："五脏有五色，皆见于面。"这个"见"字，同"显"，都可以在面上看见。"亦当与寸口、尺内相应"。既可以去望诊取象，还可以在寸口脉取象。"假令色青，其脉当弦而急；色赤，其脉浮大而散；色黄，其脉中缓而大；色白，其脉浮涩而短；色黑，其脉沉濡而滑。此所谓五色之与脉，当参相应也。""脉数，尺之皮肤亦数；脉急，尺之皮肤亦急；脉缓，尺之皮肤亦缓；脉涩，尺之皮肤亦涩；脉滑，尺之皮肤亦滑。"

尺之皮肤就是手上温度最低的地方，阳虚的人，他手指冰凉，但是在很温暖的环境里面，对于很多阳虚的人就摸不出来手是冰凉的。只有一个地方藏不住，就是尺侧这个地方凉，这个地方手部的皮温最低。当然，这个地方不是人皮温最低的地方，人皮温最低的地方在脚趾头。

所以，"脉数，尺之皮肤亦数；脉急，尺之皮肤亦急；脉缓，尺之皮肤亦缓；脉涩，尺之皮肤亦涩；脉滑，尺之皮肤亦滑"，脉缓指尺侧皮肤很松弛。脉涩，精血不足，皮脂分泌减少，皮脂分泌受雌激素的影响。皮肤的新陈代谢受雌激素的影响，精血亏虚，说明激素不够，皮脂分泌就减少，皮肤的代谢缓慢，皮肤既没有那么细腻，也比较干，因为他皮脂分泌减少，所以就出现脉涩，皮肤亦涩。脉滑，比如高脂血症出现的滑脉，他那个血脂很多，皮脂分泌也旺盛。

尺肤诊就是我们的触诊，望、闻、问、切，除了摸脉，还有一个很重要的触诊就是摸尺肤，还可以摸患者的腹部——腹诊，日本人经常喜欢进行腹诊，还有摸全身。摸全身找什么？找反应点。耳朵，你去摸他的反应点，脚底去摸他的反应点，还有背上，背上去摸他的反应点，背上的反应点往往都在穴位上，哪个穴位上有问题，在哪一条经，你大概就清楚了疾病的情况。这个与摸脉摸出来的信息是一样的。

反应点有两种：一种是痛点，痛点是功能性；另一种是结节，结节粘连，那种东西往往就是受形质的影响了，持续的疾病容易导致人体的结节粘连，这就是反应点。

脉急，这个"急"通"疾"。疾脉就是脉跳的很快，比数脉跳的还要快，他的皮肤就会绷急，所以当脉很急的时候，皮肤绷紧，感觉比较明显。脉数的时候，就没有很明显的这个感觉。

脉缓的人往往脾虚，脾虚的人皮肤肌肉很松弛。比如有些老年女性，进入老年后皮肤就松弛了，面部没有轮廓，就是那个肉堆在那里，脸上的肉都在抖。她的脉就是一个缓脉——浮、大、缓、虚，是太阴脾虚的脉。

四、舌诊与脉诊合参

1. 镜面舌

如果一个人表现为镜面舌，舌红少苔，那这个人是阴虚还是血虚啊？通过诊脉可以判断。出现细脉就是阴虚，出现芤脉就是血虚，血虚就是黄连阿胶汤证。

阴虚出现舌红少苔的原因是出现的体液减少，唾液分泌减少，导致舌黏膜脱落，所以就出现少苔。如果是血虚，大细胞贫血，出现的舌红少苔是由于维生素 B_{12} 缺乏所致，也导致舌黏膜脱落。这两种情况还是有区别的，也就是说阴虚的舌红少苔，一般是唾液少。而血虚的舌红少苔不一定伴有明显的唾液少。

当然，通过舌诊来鉴别阴虚和血虚，也不是最简单的方法，最简单的办法就是通过诊脉来鉴别。

2. 淡白舌

淡白舌既可见于气虚，也可见于血虚、阳虚。人体血虚时会贫血，血色素减少，黏膜下的血细胞少，就出现淡白舌，阳虚也可出现淡白舌。出现淡白舌，很难区别这个人是气虚、血虚，还是阳虚的，通过摸脉就能判断，气虚的脉是无力的；血虚的脉是芤的；阳虚的脉是沉迟的。

也可通过望诊来判断，因为阳虚是动力循环系统减退，末梢循环不好，静脉血多，动脉血少，所以很多阳虚的人脸色是发青的，这个青，不是肝气郁结的青，而是青灰色。

五、四诊合参举例

1. 发热

"病者如热状，烦满，口干燥而渴，其脉反无热，此为阴伏，是瘀血也，当下之"。说的是发热。这个是患者自己觉得发热，但是一看体温，不升高。说明体内有瘀血，我们叫灯笼热，所以要四诊合参。如果患者说他发热，你首先去看体温，他体温不高，脉搏就不数，他就是灯笼热，有瘀血的症状。

"病患无表里证，发热七八日，虽脉浮数者，可下之。假令已下，脉数不解，合热则消谷喜饥，至六七日，不大便者，有瘀血，宜抵当汤"。有瘀血的人，既可有灯笼热，体温不高，也可有体温升高。体温升高的人，他的脉搏是数的。瘀血有两种：一种是自觉发热，体温不升高，脉不数，那叫灯笼热。另一种是自觉发热，体温有升高，脉数。瘀血的特点是"屎虽硬，大便反易，其色必黑"。这种情况可用抵当汤下之。

2. 湿热下注证

男性患者，失眠、疲乏、脱发；木形人：鼻梁附近发青；皮肤油腻：肝经湿热；尺脉弦数：湿热下注，弦则为泄，早泄；数则为热，泌尿系统感染。会阴部潮湿，汗出如油，腰酸；脉弦——小柴胡汤；尺弦——四妙散，合起来柴胡四妙散；脉数，用蒲公英、白花蛇舌草。

"弦则为泄"，说明这个人早泄；"数则为热"，这个人下身有热，往往是泌尿系统感染；"滑则生疮"，一般是指生殖器上有疳生疮。

有学员问："带状疱疹也算是疮疡？"对啊，它也是疮疡，带状疱疹病毒是潜伏在神经根上的，需要通过抗病毒的治疗，要用大青叶、升麻等药，还有解毒的药，比如土茯苓、苦参等。

3. 男女脉

《难经·十九难》："曰：经言脉有逆顺，男女有恒（常）。而反者，何谓也？然：男子生于寅，寅为木，阳也。女子生于申，申为金，阴也。故男脉在关上，女脉在关下。是以男子尺脉恒弱，女子尺脉恒盛，是其常也。反者，男得女脉，女得男脉也。"

男女有恒中的恒就是常，男女有常。反即反常。木为龙，"故男脉在关上，女脉在关下。是以男子尺脉恒弱，女子尺脉恒盛，是其常也。反者，男得女脉，女得男脉也"。如果男得女脉，那这个男人是有点问题的。如果女得男脉，那这个女子也是有点问题的。什么样的人得女脉？就是特别娘娘腔的人。"阳气者，若天与日"，男人是重阳气的，像天上的太阳。所以他在关上，他的脉要偏大一些。女人是坤位，坤的柔顺主水，所以她在关下的脉，要大一些。如果女子关上的脉很大，这个女性会很外向。

六、虚劳脉象

《金匮要略》里有"虚劳病篇"，专门介绍了虚劳的脉学，可以去体会这个脉学是如何去应用的。

1. 脉浮弱而涩

"男子脉浮弱而涩，为无子，精气清冷"，这是《金匮要略》的虚劳。

2. 虚脉、大脉

"夫男子平人，脉大为劳，极虚亦为劳"，说的是一个虚脉和一个大脉都可以是劳，大脉一定是大而无力。

"男子面色薄者，主渴及亡血，卒喘悸，脉浮者，里虚也"。所以男子面色薄，它就是一个虚劳的面色，就包括面色㿠白，还包括我们使用建中汤的一些男性他就可以呈现女脉的一些特点。

3. 脉浮

"脉浮者，里虚也"，说明浮脉也可以见于虚劳。就是说浮大虚，都可以见于虚劳的脉。"男子面色薄者，主渴及亡血，卒喘悸"，说明面色薄的人容易出现 4 个症状：一渴，二亡血，三喘，四悸（心悸）。所以你看那个面色㿠白的男性容易心慌，而且做不得重体力活，搬两天砖就心慌、气紧的。

4. 脉虚沉弦

"男子脉虚沉弦，无寒热，短气里急，小便不利，面色白，时目瞑，兼衄，少腹满，此为劳之使然"。劳之使然，男子脉就出现虚沉。但是多了一个弦。就是说虚劳男子的脉除了虚沉，还可以见弦。那么弦脉反应在哪里？如果你想在其他的地方取象，哪里去取？里急。日本人就摸那个腹肌，摸着很紧张的，他就是个弦脉。一般人腹部是软的，练气功的人、练功夫的人，他的腹部是很有弹性的。他说话的声音都是从腹部里面钻出来的。那么，气虚的人，他的腹部是软的。如果是真的有实的人，比如阳明腑证，他的腹部是硬的。

如果是一个气虚的人，他的腹部应该是软的；如果摸着他的腹肌是紧张的，这个气虚的人一定兼有弦脉，就是小建中汤证，有虚劳里急的症状。而这种弦脉又是虚弦的脉，小建中汤里边的芍药就能调这种脉，不过这个脉还沉，又没有力气。

有学员问："这是虚中带弦？"不是的。厥阴的脉，就是弦而无力，不一定沉。而这个脉一定是沉的，因为患者的腹肌紧张，容易出现腹痛等症状。如果他这个腹肌松软了以后，比如你用完小建中汤，他的这个虚沉的脉还在，弦脉就没有了。

5. 脉浮大

"劳之为病，其脉浮大，手足烦，春夏剧，秋冬瘥，阴寒精自出，酸削不能行"。劳之为病，其脉浮大。春天的脉浮，夏天的脉大。如果这个人本身是一个浮大脉，他的症状就是"春夏剧，秋冬瘥"。太阴气虚的人什么时候难受？春夏。因为春夏气温高，需要高代谢，但是如果他是个虚劳的人，其代谢水平越高，他的症状越严重，就好像你让气虚的人去跑步，"劳则气耗"，气会更虚，因此症状加重。所以气虚的人，春夏季严重，秋冬季就好一些。

"手足烦"，就是阳气出表了。"阴寒精自出"，因为他的脉大，他不能够收敛，所以这个人就"阴寒"，出现龟头冷。

6. 脉芤动微紧

"夫失精家，少腹弦急，阴头寒，目眩，发落，脉极虚芤迟，为清谷，亡血失精。脉得诸芤动微紧，男子失精，女子梦交，桂枝龙骨牡蛎汤主之"。这个描述非常精辟。"脉得诸芤动微紧"，芤是结果，动是原因。为什么他会脉动？因为他肾阳虚，他的龟头寒。

"虚劳里急，悸，衄，腹中痛，梦失精，四肢酸疼，手足烦热，咽干口燥，小建中汤主之"。《金匮要略》中有两个：治疗"梦失精"一个是桂枝加龙骨牡蛎汤，另一个是小建中汤。这两个方都没有用固肾的方，都是镇静的方。如果动脉不去，继续补肾，会越补越虚。

张锡纯认为硫黄温阳效果好，硫黄就在五石散里，五石散是毒药。《金匮要略》中有个紫石寒食散，是给阳虚的人吃的，没有毒，所以因为张仲景把其中的硫黄去掉了，就更加稳妥了。

7. 脉沉小迟

"脉沉小迟，名脱气，其人疾行则喘喝，手足逆寒，腹满，甚则溏泄，食不消化也"。就是这个沉小迟脉，说明他的心脏收缩功能减退，叫作"脱气"。"疾行则喘喝，手足逆寒，腹满，甚则溏泄，食不消化"。

8. 革脉

"脉弦而大,弦则为减,大则为芤,减则为寒,芤则为虚,虚寒相搏,此名为革。妇人则半产漏下,男子则亡血失精"。我们刚才讲了,这条指的是脉芤而紧,叫作浮大中空,脉又芤,脉管张力又增加,浮大中空紧就是个革脉。革脉主妇人半产漏下、男子亡血失精。如果女性有革脉,就容易流产。

其实通过望诊也能看出孕妇是否流产,因为孕妇一流产,面部有一个地方马上就改变了。即下眼皮,这个位置叫"卧蚕",卧蚕又叫子嗣宫,这个位置本身是饱满的,像个蚕一样,一流完产,马上就凹陷下去了,形成一个坑,等她精血恢复了,它就鼓起来了。此时,这个革脉也变成一个正常的脉,气血恢复了。

小　结

1. 十二脉诀

浮沉定表里(脉位):麻黄(桂枝)、大黄(附子)。

弦软定阴阳(脉力):柴胡、乌梅。

大细定虚实(脉形):石膏(芍药)、地黄(细辛)。

滑涩定气血(脉流):南星、当归。

长短定升降(脉体):升麻(桔梗)、牡蛎(牛膝)。

迟数定寒热(脉率):附子、黄连。

"浮沉定表里,大细定虚实;长短定升降,弦软定阴阳;滑涩定气血,迟数定寒热"是我们的十二脉诀。张仲景对这 12 个脉的用药习惯如下:"浮沉定表里",浮脉,用麻黄、桂枝,一虚一实。沉脉,用大黄、附子,一虚一实。"弦软定阴阳",一个是少阳,一个是厥阴,用柴胡、乌梅。"大细定虚实",大脉,实证是石膏,虚证是芍药;细脉,虚证是地黄,实证是细辛。如果你摸着一个脉很细,寒性收引的,用细辛。"滑涩定气血",气分的滑,用半夏;血分的涩,用当归。如果脉细涩,用地黄加当归。如果是尺脉细涩,关脉、寸脉又滑,也就是说他的这个桡动脉的末梢形成湍流，但是他的桡动脉的进行端表现为一个细涩脉，尺脉没有力气，寸脉又滑，为肾虚痰泛，用金水六君煎，还可通过询问他痰咸不咸，痰咸就是金水六君煎证，肾虚痰泛。"长短定升降"，寸脉不够的，用升麻。寸脉太长的，用牡蛎，也可以用龟板、龙骨、代赭石。如果寸脉很长，要往下引，用牛膝。如果寸脉不够，可以往上提，用桔梗。"迟数定寒热"，迟的用附子，数的用黄连。如果这个数是虚热，是阳虚的热引起的，可以用附子配黄连，就是附子泻心汤。如果这个人脉数，有热，但是，其尺脉完全没有力气，平时患者手脚冰凉。那现在是因为他阳虚发热，就可以用附子配黄连。有虚热，气虚往外走，用龙骨、牡蛎来收一下。然后，针对阳虚，加一些当归、熟地、山药、吴茱萸，补一补，再加些牛膝，把虚热往下引。三阴是个递进关系，肾阳虚的人如果脾虚，加些人参、白术。这就是《冯氏锦囊》全真一气汤。

对于太阴病的虚热，《金匮要略》用黄芪建中汤或桂枝加龙骨牡蛎汤或小建中汤。那么，如果是少阴病的虚热怎么办？如虚劳浮热汗出，可以去桂枝加附子，再加白薇，那叫二加龙牡汤。可以将太阴病的方加一点就到了少阴病，也可以直接用少阴病的方，用附子。用完附子以后，要知道，三阴是个递进关系。这个人有没有太阴气虚，太阴气虚明显，加一些人参、白术，那就是全真一气汤。这两个方的思路是一样的，不外乎从太阴到少阴，从少阴到太阴。

2. 左右手脉法

左右手脉法特别强调了冲脉，因为人直立行走，冲脉变得非常重要。这些内容可以参考我们的相关课程，对于左右手脉法的理解很有帮助。

3. 阴阳脉法

阴阳脉法中脉率是比较重要的。关脉以上为阳，关脉以下为阴，关脉既阴又阳。天气下降是寸脉，地气上升是尺脉，天地气交是关脉。

阴阳脉指的是阴证与阳证的脉。在《六经标本阴阳诀》里面讲的阴阳中，阳证，只要你是人，不管你是虚证、实证、寒证、热证，都是阳证。

阴证包含两个：一个是无形之病，往往表现在神志上。另一个是有形之病，有形之病主要是指肿瘤。比如这个阴阳搏，阴阳搏就是阴证与阳证，阴证的人，他的阴和阳在那里夺舍，在那里打架，这叫阴阳搏。

4. 脉位法

取象的办法有很多，比如五脏，既可用寸、关、尺来取，也可用浮、中、沉来取。浮之浮是肺，浮之沉是心，中是脾胃，沉之浮是肝，沉之沉是肾，一样可以取。为什么寸、关、尺取的多呢？因为寸、关、尺好取。浮法天，对应人的上半身。沉法地，对应人的下半身，这是一个道理。

5. 脉学一统

脉学可以统一起来，统于象，合于理。阴阳、五行、气运、卫气营血、三焦、六经，它都是通的，只是用了不同的模型去解释。我们叫作寸脉，也叫作上焦。我们叫作尺脉，也叫作下焦。所以我们认为可以把脉学统一起来，叫作脉学一统，甚至可以走出寸、关、尺，到了人迎、寸口、少阴。

然后进行四诊合参。其实四诊合参取决于取象的水平。如果取象的水平很高，望诊时也能够把信息抓全，再结合脉诊，就能进行四诊合参。中医的望、闻、问、切4个诊法都是以不同的角度去取象的，然后根据取象的整个内容来综合患者病机的过程。这个需要训练象思维。

6. 虚劳诸脉

虚劳可以出现浮、大、缓、虚，还可以出现沉、弦，弦脉是伴随症状出现的，腹肌紧张、腹痛的时候脉才弦。还可以出现芤、动，芤是因为失精，动是因为特殊的原因，在虚劳中，它就会出现。

浮、大、缓、虚，比如太阴病，比如桂枝汤证或者桂枝加龙骨牡蛎汤证、小建中汤证，患者的症状可以发烧。你知道他什么时候发烧吗？你摸着他的脉浮大了，马上就要发烧了。发完烧他的脉就退下去了，就不是发烧时候的浮大脉了。假如一个老年患者今天来看诊，一摸，这脉比平时浮大，马上就要发烧了，或者已经发烧了。一测体温就热了，再不然坐一会儿他就发烧了，出现潮热，大家知道涨潮吧，什么叫作潮？潮是水，我们血管里流的是什么？也是水，那个和我们的涨潮是一样的，都是一个流体力学的现象。只不过它这个流体力学力量的来源不一样，本质上是相通的，可以类比。还有就是我给大家讲脉学，不可能讲的面面俱到，但是我没讲到的你要能够想到。比如我们讲到浮大，这个脉"秋冬瘥，春夏剧"，你就知道为什么春夏剧？高动力循环，代谢增高，所以春夏的脉浮大。你就知道摸着浮大的脉，这个人马上就要发烧了——"气虚生大热"，热就要来了。他发烧，体温一退，这个浮大脉就下去了。

脉浮大缓虚，这是第一组。第二组是沉弦动芤，又出现微紧，因为这个紧脉不是很明显，我们叫作芤和动，即沉弦芤动，但是这里多了个革，为什么我们这个革脉没有提到？革脉本质上就是个弦脉，弦脉又紧的很明显就是个革脉，虚劳的人，我们叫作"神光不满，神失其守"，就是指人在虚劳时，病邪会乘虚而入。

附录一 补讲

一、补讲脉学原理

（一）明理取象

脉学的核心内容是明理取象的问题。这里的脉学实际上包括3部分内容：生理脉、位理脉和命理脉。生理脉是通过摸脉可以知道这个人的病理、生理的情况。位理脉是古代根据人所处的位置，判断其脉象。命里脉是古代根据人的脉象判断命运的情况。我们这里主要介绍生理脉。

对于生理脉，我们主要讲十二脉法，讲12种脉象的基本成因。我们知道《濒湖脉学》有28脉，我们简化为12种基本的脉象，主要讲12种脉象的生理，然后去进行组合，脉学的内容不外乎明理取象，摸到的浮、沉、迟、数是个像，是用触觉成的像，望诊是用视觉成的像。所谓"有诸内，必形诸外"，要弄清楚这种基本脉象的成因，这就叫作理。把这个理弄明白了，就会取象，而且一旦知道是什么原因导致的这个象，就会去治疗。

我们太湖脉学的核心就是十二脉法。前面的阴阳脉法、五行脉法、气运脉法，那都是讲理论的，都是提高知识修养的。在脉学里面，太湖的脉学是把这个生理脉说的比较清楚的，把它每一种脉后面形成的生理机制、物理机制都讲清楚，就知道脉形成的病理因素，也就知道怎么去治疗。

《黄帝内经》有一篇叫"外揣"，由外揣内，由内揣外。内是理，外是象。知道了它的理，就可以揣它的象；反过来知道了它的象，就可以揣它的理。例如，有个孕妇难产，大出血，她应该是个芤脉。

半产，漏下，《金匮要略》讲了这种情况表现为芤脉。芤而有力，脉管张力比较大。

（二）脉学基本原理

1. 取象、比象和意象

临床上诊脉属于象的范畴。大家知道，我们东方文化讲理、气、象、数，脉象属于象的范畴。我们大体上把象分为三类，第一类是取象，就是通过摸脉去感知，比如浮脉、沉脉、滑脉，这是取象。第二类是比象，就是取类比象，用树皮类比人的皮肤，以皮治皮，法象药理就是在比象。第三类是意象，所谓的意象，也就是在我们的头脑里成像，这个像实际上不是用眼睛看到的，它是感知到的。

理、气、象、数是东方文化的内涵，而中医主要是从东方文化的理，发展出了中医的理、法、方、药。所以，关于脉象的问题，我个人更倾向于取象。至于比象，那是东方的一个类比的形象思维，我们学中医的人都会去训练它，这方面我们的法象药理讲的很多，刚才讲的以皮治皮、色红入血、脉浮主表等。这些比象的问题，大家学中医都有很多体会，本质上是一种类比的思维模式，有它的优点，和西方的归纳与推演的思维模式不同，西方的思维模式是在形式逻辑学基础上建立起来的，以概念、判断、推理为核心的思维模式。形式逻辑学这种思维模式是可以证实或者证伪的，而比象，也就是我们的类比，它是有一定风险的，但是可以极大地开拓我们的思维，这个我们不过多地去评价。意象，我们这里不讲。

2. 脉象的机制

脉象是我们指下桡动脉搏动的感觉。感就是一个取的过程；觉就是象。比如，光线先要进入你的眼球，然后你才能够在脑子里成像，这是一个取象的过程。

实际上脉学原理主要有两个：一个是全息原理，另一个是物理原理。

（1）全息原理：全息就是中医的见微知著，即身体的任何一个部位都可以反映身体整体的改变。寸口脉的寸、关、尺可以反映全身的情况，同样，耳朵可以反映全身，头顶可以反映全身，足部可以反映全身，手部也可以反映全身，合谷穴处的第二掌骨也可以反映全身。这种情况非常多，就是中医全息原理。比如，寸候心、肺，关候肝、脾，尺候肾等，分类方法有很多，还有浮、中、沉等，都去对应人体的不同部位，这就是全息原理。

（2）物理原理：脉学原理最主要的是物理原理，这个原理才是非常直观、直接的，它就是人体的心、血、脉。

①心：脉象就是桡动脉搏动，桡动脉搏动就有它的物理原理，是心脏收缩形成的，通过血管由中央的动脉向外周的动脉传播。桡动脉有个优势，便于我们掌握，可以通过摸桡动脉的搏动所形成的波去取象。所以，脉是个波，这个波有波峰和波谷，实际上是在做一个波形的传播运动，诊脉时只是摸着这个波的一段而已。

这个波的形成原因，第一是心脏收缩的力量，决定了这个波的强弱。第二是由心脏收缩的频率所形成的。正常情况下，脉搏的次数和心跳的次数是一样的，脉率就等于心率。除非特殊的疾病，比如房颤、室颤等，这个波不能够有效地传递。也就是说正常情况下，心脏收缩的力量，决定了脉是有力还是无力，心脏收缩的频率就是脉的次数。

②血：指血管里面的血液，它对脉的影响最主要的有两个因素：第一，血液的充盈度，就是血管里的血液是多还是少。充盈度不足的比如细脉，因为血少了，血管收缩，摸着脉很细。再比如芤脉，虽然血液中水分充足，但是血细胞少，所以它不耐重压，一按脉管就扁了。第二，是血液的流畅度，这个脉是形成了往来很流畅的滑脉，还是形成了不流畅的涩脉。

③脉：就是我们的血管，包括血管壁的张力，就是血管在指下

的感觉。比如血管张力高时出现弦脉、紧脉，还有疼痛的情况下出现的脉象，以及血管收缩、脉扩张时的脉象。比如，疼痛导致血管壁收缩，也可以出现细而有力的脉。

（3）脉学原理的重要性：脉形成的机制很重要，阳虚的人，肾上腺素水平低下。当人体肾上腺素水平低下的时候，第一，脉搏变沉。肾上腺素决定了人体浅表动脉的脉位，病毒感染后，肾上腺素分泌增加，导致血管更靠近体表，就是浮脉。因为他随后要发热，浅表动脉靠近皮肤有助于带走水分，有助于散热。通过发热、出汗带走水分和体温。这是感冒、病毒感染以后肾上腺素分泌增加所致。所以，阳虚之人，肾上腺素水平低，脉搏就沉。

第二，肾上腺素能增强心脏的收缩。抢救患者时，心脏骤停需要行心肺复苏，要注射肾上腺素，它能增强心脏的收缩。所以，肾上腺素水平低，这个人心脏收缩没有力气，脉象表现为微脉。

第三，脉搏为迟脉，因为肾上腺素能加速传导，增加心率，所以肾上腺素水平低的患者常脉迟。肾上腺素是交感神经递质，它能改变人的心率，它对心脏的影响就是使心脏搏动有力，使心脏搏动次数增加，使浅表动脉变得更表浅。这就是我们讲的肾上腺素水平低了以后就会出现沉脉、迟脉、微脉。

3. 脉的形、气、神

摸脉要摸出人的形、气、神，脉学一般都讲气，属于功能性疾病；不太讲形，就是形质，一些器质性疾病，尤其以肿瘤为代表。如何判断患者有没有新生物的形成，是良性的，还是恶性的？通过摸脉是有办法判断的。这方面内容《金匮要略·五脏风寒积聚病》篇讲了一大段，我在脉学里也讲了一些，大家去领会。

《金匮要略》云：　"寸口脉动而弱，动则为惊，弱则为悸。"是在说这个人的左手寸口脉的寸脉，如果表现为一个动而弱的脉，说明这个人受到惊吓。因为他左寸脉动，所谓动就是一个滑脉。那么动和滑脉如何区别？一般的滑脉是三部摸到都是滑脉，但是动脉仅仅是一部独滑，就像一个豆子一样在指下转动，无头无尾，单在一部出现。如果单手摸到左手的寸脉动，只有寸脉滑，说明这个人受到了惊吓，这是第一。

第二，为什么他会受到惊吓？因为他左寸脉弱，左寸脉弱代表他心阳虚，他的心阳虚，所以他才会容易受到惊吓。《金匮要略》讲："心气虚者，其人则畏。"心阳虚了他才胆小，胆小才容易受到惊吓。所以你要治他的寸口脉弱，用桂枝甘草汤；如果说他的脉还动，用桂枝甘草龙骨牡蛎汤；如果他受惊吓后，卧起不安，用桂枝去芍药加蜀漆牡蛎龙骨救逆汤，脉学就这么简单。

二、补讲左手脉法

少阴寒化证分夹饮和不夹饮、少阴心和少阴肾。少阴心的一个主要特征是寒痰凝结，即为"病痰饮者，当以温药和之"。心阳虚之后导致寒痰凝结，发生胸痹，主要用瓜蒌、桂枝等药。

（一）心阳虚

重订 572 条："师曰：夫脉当取太过不及，阳微阴弦，即胸痹而痛，所以然者，责其极虚也。今阳虚知在上焦，所以胸痹、心痛者，以其阴弦故也。"

阳微者，寸脉微，此为阳虚，可用桂枝等药。阴阳脉法，寸脉之后属阴，尺脉之前属阳。阴弦是关脉弦，因痛而弦，疼痛之人可摸到弦脉。胸痹心痛不是时刻都发作，发作时可表现为阴弦，不发作时是阳微。"阳微阴弦"，这是冠心病的脉。望诊也可见到耳朵上的心脏皱褶，若耳垂对应心脏的部位出现皱褶，提示血管堵塞。

如果寸脉微，而且手心都是汗，那是桂枝甘草汤证。关脉弦，对应瓜蒌、薤白、桂枝等药。阳微阴弦不仅讲脉，还讲病机，阳微是阳虚，用薤白、桂枝；阴弦有痰饮，用瓜蒌、半夏。张仲景指出了胸痹的绝大部分症状，但是胸痹还有其他症状，比如合并高血压，出现阴虚，可用三甲复脉汤；还有瘀血导致的胸痹，需活血化瘀。

（二）惊狂病机

重订129条"师曰：病奔豚，有吐脓，有惊怖，有火邪，此四部病，皆从惊发得之。"

重订130条"师曰：奔豚病，从少腹起，上冲咽喉，发作欲死，复还止，皆从惊恐得之。"

重订131条"太阳伤寒者，加温针必惊也。"

重订132条"寸口脉动而弱，动即为惊，弱则为悸。"

前面讲了心阳虚夹痰饮，现在开始讲心阳虚的惊恐，心阳虚之人容易发生惊狂。"寸口脉动而弱，动即为惊，弱则为悸"，这句话很重要，要背下来。寸脉没有力气，手心都是汗，这种人容易发生心悸。如果单纯寸脉滑，像豆子一样的，这是受了惊。这里条文讲的不透彻，没有讲明受了什么惊。只是讲从医学上看，脉象能够反映出来，受了惊吓脉就动。因为寸脉弱，左手的寸脉弱，说明心阳虚。按《黄帝内经》的说法，心主神灵，心阳虚之人神光不满，脉微细，但欲寐，容易受到惊吓。如果寸脉动，中医治疗可用桂枝甘草汤。

（三）解读"寸口脉沉而迟，关上小紧数"

"胸痹之病，喘息咳唾，胸背痛，短气，寸口脉沉而迟，关上小紧数，瓜蒌薤白白酒汤主之"。"寸口脉沉而迟，关上小紧数"，寸脉迟，迟是脉跳得慢；关脉数，数是脉跳得快。后世对这一条的解释分歧很大，有的注解就是一个"神解"，一般的注家是这么解释的：寸脉迟是一种感觉，是一种势态，是一种形势，这种势态、形势、感觉没有物质基础，你觉得它迟，势态上来得迟，迟而未迟，感觉脉搏跳得迟，实际脉搏不慢，不迟；或者说关上数，数是一种感觉，你觉得它跳得快，实际上脉搏的至数并不增加，所谓数而未数。《伤寒杂病论》的脉法，迟和数相对应，迟是脉搏次数减少，数是脉搏次数增加；迟和疾也相对应，疾就是快，迟就是慢。这里的疾（快）和迟（慢）指什么呢？指的是脉搏冲击手的速度。因为桡动脉的搏动是跳上来冲击手，再掉下去，疾和迟是比较脉搏冲击手与掉下去之间的速度快慢，辨别是脉搏冲击手的时候快，还是掉下去的时候快。我们讲这是指来去，脉诊时手按在桡动脉上，桡动脉冲击手的速度叫来，掉下去的速度叫去；还有一个意思指至数，就是脉搏跳动的次数。栝蒌薤白白酒汤条文讲的脉沉而迟，就是指脉搏冲击手的速度。

《金匮要略》还有一条："夫脉当取太过不及，阳微阴弦，即胸痹而痛，所以然者，责其极虚也。今阳虚知在上焦，所以胸痹、心痛者，以其阴弦故也。"这条讲胸痹脉阳微阴弦，因为阳虚，所以寸口脉沉而迟；因为阴弦，所以关上小紧数。平脉法有一条讲："师曰：呼吸者，脉之头也。初持脉，来疾去迟，此出疾入迟，名内虚外实也。初持脉，来迟去疾，此出迟入疾，名内实外虚也。"这条的疾与迟就是指脉搏冲击手的速度，它讲脉搏冲击手的速度很慢，掉下去就很快，这是"出迟入疾，名内实外虚"，外指的是阳，指寸脉，内指的是阴，指关尺脉。正因为阳微所以用薤白，正因为阴弦，所以用栝蒌，这就是栝蒌薤白白酒汤证。

三、补讲"脉学·上"课后

（一）补讲芤脉

芤脉的形成有两个原因：严重的失血或者贫血。当人失血的时候，他的血管床扩张，大量的体液、组织液回到血管以维持血容量，维持组织的灌流，要不然他会休克。血管中进来的都是水，水不着力，一按就扁了。所以你摸着这个血管，感觉有，再一重按，就是没有的感觉，这是芤脉的第一个原因。第二个原因就是当人严重贫血的时候，他的红细胞、白细胞、血小板的数量减少。白细胞降低的人，可以表现为芤脉，你去肿瘤科看，患者做完化疗之后，白细胞降低的人表现为芤脉，白细胞减少是典型的中医的气虚，要补气或者补肾，因为肾精化气。

芤脉的特点是血液中的固形物减少，水分增加了，固形物阻抗大，水分的阻抗小，所以一按就空了，导致芤脉。如果患者同时又合并严重低蛋白血症，他的水分恰恰又从血管移到了血管外。这个时候，很多患者会出现反应性血管收缩，变成一个细脉。

细脉是由于血液的晶体渗透压减少，比如低蛋白血症，水分从血管跑到血管外，血管床收缩形成细脉，而恰恰这个水分减少抵消了这个血细胞减少，此时芤脉的敏感度降低，基本上判断不出芤脉。

芤脉反映了血液的垂直阻抗，它根本的原因是血液中的血细胞减少，所以芤脉对应西医的血细胞比容或压积，也就是血细胞对血浆的这个比值降低了，明白这个道理，你就会知道大细胞性贫血与小细胞性贫血的脉象不一样。

体会芤脉，应该去找小细胞低色素性贫血患者，也就是缺铁性贫血或者失血。如流产、崩漏等失血引起的贫血，这样的患者芤脉是非常明显的。而大细胞性贫血是由于叶酸缺乏导致血色素合成障碍，轻度贫血时红细胞的数量没有显著减少，但是由于他的红细胞体积增大，所以其芤脉的表现是不明显的。

黄连阿胶汤治的是典型的阴虚的脉——细数脉，会出现心烦、失眠，维生素 B_{12} 缺乏导致黏膜炎，出现舌上的黏膜脱落，表现为镜面舌，而且维生素 B_{12} 有神经系统的镇静作用。"心烦不得眠"，用黄连阿胶汤，有轻度大细胞性贫血的患者可以表现为细数脉，而不是芤脉。临床上会经常把这种患者辨证为阴虚，阴虚火旺的患者，其实他是血虚。因为他的大细胞性贫血发展下去，最后就能摸到一个显著的芤脉。中医说"精血同源"，肾阴亏虚的人，最后又会导致血虚。

（二）补讲少阳四逆

阳明在经，大热、大渴、大汗、脉洪大，所谓大是脉形很宽，所谓洪是脉搏很有力气。三阳是实证，三阴是虚证，所以三阳的脉共同的特点都是有力，阳明在经脉洪大，就是脉形不仅摸着很宽而且脉搏还很有力气。再比如太阴，太阴的脉是浮大缓虚，脉是没有力气的。比如一个人阳明腑实证，他的脉可以沉，沉实脉，沉而有力；沉细无力那是少阴病的脉。太阳病的脉也是有力的，因为三阳属腑，实证。三阴属脏，虚证。

如果一个人饮食可以，二便调，没有见到太阴病的症状，脉弦而有力，脉弦不在少阳，就在厥阴。如果手脚冰凉，弦而有力那是少阳病，弦而无力那才是厥阴病。"太阴病手足自温之"，那么三阳病也可以表现为手脚凉，那是四逆散证。但是少阳表现的特点是什么？这个人表现为肌紧张，他全身是处于一种紧张的状态，他就会表现为手脚凉，因为阳气不达于四末。

几个月前我看了一个患者，这个患者得了癌症，手脚凉，不能动，躺在床上，吃饭都要人喂，看起来很虚弱了，几天没吃饭，人一下子就没有力气了，结果，我去看他，给他做肌力的测试。首先看他眼神，虽然他的目光不是一个实证的目光，因为他住院一个多星期了，好几天不吃东西了，但是他眼神透出那种刚硬、怨气，说明这个人不是个虚证。然后当你突然去给他做肌力测试的时候，他本能地反应，他比我的力气大。他已经几天没吃东西了，他这个条件反射，还比我的力气还大。说明他是个实证，他的手脚冰凉也说明是个实证，是肝阳郁闭、阳气不达于四末所致。肝气郁积导致了阳气不达于四末，就出现手脚凉，没有力气，躺着不能动。这种人不能补脾也不能补肾，从少阴去治，是没有效果的，而且越治越不舒服。因为他是肝气郁结的人，可以跟他说说话，疏泄情绪，让他大哭一场就舒服了。

我就和他聊了一会儿，大概一个多小时，然后患者一声痛哭，泪如雨下，最后回家了。因为他不认同，他不接受，他不认为他该得癌症，他在精神上处于一种极度的休克，然后否认，但是就没有重塑自我，这就是个典型的少阳病。

我还给大家讲过一个例子，我的老师段光周治的患者，手足冰凉，大夏天穿棉衣，在四川找了好多名医，都没有治好。我们段老师一摸这个人脉弦有力，一看舌红，用龙胆泻肝汤，也是从少阳去治的，段老师一般开3剂药，因为他一周两次门诊，3天后，患者来了，已经把棉衣脱掉。所以，要从各个方面，包括望、闻、问、切去寻找证据，仔细去分析这个疾病。

（三）桂枝十二脉象

1. 芤脉、微脉

芤脉是浮取中空，与浮大脉相似。芤脉是中医所谓的血虚导致的，出现芤脉可以用当归、川芎，如四物汤，也可以用桂枝汤来治疗，因为桂枝汤中有芍药、大枣，方中大枣的量宜加大。微脉是脉没有力气，《金匮要略》中见微脉要加黄芪、人参来治疗，如黄芪桂枝五物汤。"血痹，阴阳俱微，寸口、关上微，尺中小紧，外证身体不仁，如风痹状"，又如《千金要方》云："六脉俱不足……黄芪建中汤主之。"又加人参二两。所以脉微、脉力不够的，加人参或黄芪，芤脉、血容量不足的，加当归、川芎、芍药、大枣之类的补血药。

2. 浮脉、大脉

浮脉和大脉也可以用桂枝来调整。男子，"脉大为劳极虚亦为劳"，"脉浮者，里虚也"，浮大的脉可用桂枝汤或桂枝加龙骨牡蛎汤一类的处方。因为浮大脉是脉管扩张，要用芍药收敛，山茱萸也可收敛，如借鉴张锡纯的办法，可用山茱萸30～60克。

3. 沉脉、迟脉

与浮大脉相对的脉是沉迟脉，沉迟脉也是虚劳脉的一个代表。沉迟脉就是脉位下沉、脉率延后，这类脉可以用金匮肾气丸，附子、肉桂是主药，但要在补肾填精的基础上使用。

4. 细脉、涩脉

"男子脉浮弱而涩，为无子，精气清冷"，此伤及肾精，所以此类脉的主要药物是熟地、山药等补肾填精药。至于厥阴病的脉细欲绝，需用当归四逆汤。

5. 结脉、代脉

脉来缓而时一停，治疗的代表方剂是炙甘草汤，又名复脉汤。

6. 弦脉、紧脉

弦脉通常认为是肝的问题，紧脉一般认为是寒的问题，但在《金匮要略·血痹虚劳病》篇中可以见到弦紧脉。弦紧脉是血管收缩、张力增加，故可用桂枝扩血管。《金匮要略·血痹虚劳病》篇"脉得诸芤动微紧，男子失精，女子梦交，桂枝加龙骨牡蛎汤主之"，"脉弦而大，弦则为减，大则为芤：减则为寒，芤则为虚，虚寒相搏，此名为革。妇人则半产漏下，男子则亡血失精"，此处的弦紧脉是弦大无力，或微紧无力的脉。

治疗虚劳病时，有两对脉是需要特别注意的：浮大脉和沉迟脉。这两对脉的治疗思路是不同的，一个是以桂枝汤类方为主，一个是以金匮肾气丸类方为主。浮大脉常常兼有芤脉和微脉，分别是血不足和气不足；沉迟脉往往兼有细涩脉，这是因为阴阳互化，阴中求阳，阳中求阴。所以，芤脉是血管容量不足故中空，用当归、川芎、芍药、大枣之类的补血药；微脉是脉力不够，可用黄芪、人参补气；浮大脉用芍药、山茱萸收敛，沉迟脉用附子、肉桂温阳；细涩脉为精血不足，以熟地、山药填精补肾；结代脉用炙甘草汤；弦紧脉用桂枝扩血管通经。

附录二　答疑

一、"十二脉法"答疑

1.学员问：老师，临床上有些患者他是很瘦的，特别是老年人，年轻人也能遇到，他的脉管很明显地浮在表面，甚至有时候用肉眼就看到脉搏在抖动。还有些老年人他的脉会形成一坨，类似在寸的地方，有些人的脉摸下去会有个曲状，通常都发生在老年人身上，请问老师怎么去解释这三种状况？

吴师答：第一种，很瘦的人为什么摸着脉搏会很浮？"形体酸削不能行"（《金匮要略》），就是形容这个人像刀劈出来的一样，很瘦，所以我们可以用芍药，小建中汤就治疗这种情况。《金匮要略》中讲："脉大为劳。"还讲阳明在经也是大脉。张仲景在讲虚劳，那肯定是讲脉大无力的，和大而有力的白虎汤证有区别。脉大的人，"形体酸削不能行"，很瘦，这种很瘦的人要用小建中汤，用芍药去收敛他的脉。

第二种，老年人会出现弦软的脉，成团的脉，这是他的血管硬化所致的。有人认为这种弦脉与肝脏没有关系，可以不管它。其实，肝藏血，血管硬化是因为脂肪沉着，肝脏是脂肪代谢的重要器官。现代药理研究证实，黄芩降血脂，郁金降血脂，枸杞子降血脂，这些都是舒肝、清肝、补肝阴的药。所以，这种动脉粥样硬化和肝脏是有关系的，常见于高血压、冠心病，会出现阴虚风动的症状。比如，一个弦软脉的患者感冒了，老年人的弦软脉是长期动脉粥样硬化形成的，这个时候你给他开两剂小柴胡汤是治不了动脉粥样硬化的，所以大家认为这个和肝脏没有关系，其实不是没关系，只是动脉粥样硬化是痼疾，仍然是由少阳所形成的。针对痼疾我们要改变他血管的张力或者说改变他的弦脉，治疗需百日为期。那个薯蓣丸，要吃100天的药，感冒你不可能让他吃100天吧！所以我们常常就把这个脉给忽略了，因为我们中医要快速缓解症状往往是治新感。

第三种，就是老年人的脉摸上去像蚯蚓一样，和成团的机制是一样的，都是管壁的动脉粥样硬化所形成的。

新感和痼疾的关系很复杂，比如，肠道感染、慢性肠炎、痢疾，我们可以用简单方：香连丸，木香配黄连，黄连是中药中的一个特异性杀菌药，肠道感染往往出现腹胀，用木香理气，配上黄连即香连丸。但是，有很多慢性肠炎患者基本看不到热像，就表现为大便稀等，一般的中医会开理中丸，认为是脾阳虚，其实如果他局部有炎症就不应该开理中丸，应该开连理汤。治疗肠道的炎症，急性炎症用木香配黄连，慢性炎症用干姜配黄连，这就是痼疾和新感的区别。你开3剂、5剂连理汤，他的肠炎好了，不再腹泻了，是不是他那个脾阳虚就好了呢？不是，你要纠正他脾阳虚的体质，3个月为一个疗程，应该百日为期。

2.学员问：刚才讲到"长短定升降"比较难掌握，老师可不可以再讲解一下？

吴师答：好！长短定升降，我们讲过"九九制会"，九九制会是在说"人生于地，悬命与天"，所以要法天地，就是传统中医的理论。你把桡动脉立起来是一根血管，划分为寸、关、尺，"寸法天，尺法地"。寸对应上焦，尺对应下焦，关对应中焦，根据全息理论，就可以对上去。如果摸到寸脉比寸要长，这个气机是上升的。寸脉怎么比寸要长呢？我们摸脉时以桡骨茎突定关脉，然后前面是寸脉，后面是尺脉。布指时，当患者的身高和你一样，你的3个手指可自然放下；如果患者比你高，3个手指中间要空一点；如果患者比你矮，3个手指中间稍微紧一点。定下寸、关、尺后摸脉，如果寸脉过寸甚至到鱼际还摸得到脉，就要用潜降的药，如镇肝熄风汤。如果寸脉摸着不清楚，摸着清楚的在寸关之间，靠近关脉的位置，气机下陷，所以寸脉不及寸，那说明要用升提的药物，比如补中益气汤。如果摸着尺脉在靠近关脉的位置，那要用六味地黄丸或左归丸、右归丸等。如果尺脉到尺以下一个手指处还能摸到，那是湿热下注，就是这种人泌尿系统有炎症，或有早泄，或下部有肿瘤等身体下肢这些疾病，用柴妙饮加升麻，就是李东垣升阳除湿的办法，即用柴胡、苍术、牛膝、黄柏、栀子等治下焦湿热，再加升麻提一下。

我们讲过防己地黄汤证，摸着寸脉浮，脉位很表浅，用桂枝；尺脉没有力气，用力按才摸得着，那可用地黄，神经系统还有问题，就可以用防己地黄汤，所以还是比较简单的，就是你怎么去比较。后面我们讲阴阳脉法，在张仲景书中，寸脉是阳脉，尺脉是阴脉。

3.学员问：老师，浮脉是三部都浮吗？

吴师答：不是，浮脉可以见于三部，就是寸、关、尺都可以摸得到浮脉；也可以摸到一部的脉特别浮，比如我们讲的防己地黄汤证。还有尺脉很浮的，就是你单单觉得尺脉摸着浮，少阴脉浮的手指感觉特别明显，那是生殖系统出问题了。浮脉可以见于三部，也可独见一部。

还有沉脉，也可以独见一部，寸脉比尺脉沉应该是肺癌患者的脉。也可三部都很沉，那是阳虚——附子证。因此脉象可以见于三部，也可见于一部的。

4.学员问：老师，少阴是脉微，和太阴脉的无力不一样，到摸不到脉就是厥阴，是这样吗？

吴师答：厥阴有两种脉：一种是弦而无力，我们讲了"弦而无力是厥阴"。另一种是微细欲绝，摸不清楚，"微细欲绝是厥阴"。"少阴之为病，脉微细"，如果一个微细脉在指下感觉不清晰了，那就是厥阴。太阴的脉是无力，浮、大、缓而无力，太阴的脉可以表现为浮脉，可以表现为大脉，还可以表现为缓脉，但是太阴脉的特点是都没有力气，而不是表现为一个微脉。少阴脉表现为脉微或脉细，经常兼迟脉和沉脉，因为他的肾上腺素分泌不足。太阴是个缓脉，少阴是个迟脉，迟脉与缓脉有什么区别？更慢了，60～70次/分钟是缓脉，小于60次/分钟是迟脉，程度不一样。少阴的脉是沉脉，太阴的脉是浮脉，这两种是相反的；太阴的脉可以是个大脉，少阴的脉可以是个微脉，但是太阴的脉一定是大而无力的，因为脾主气，太阴气虚，所以他的脉搏就没有力气，这个道理很简单，理本一贯，反映到各个地方都是那一套理论。

5. 学员问：弦脉和紧脉怎么区别？

吴师答：紧脉常常是在弦的基础上受寒引起，像"如转绳索"，那个脉就是紧脉。如果按照我们的十二脉法来说，是很难区分开的，比如，麻黄汤是一个浮紧的脉，摸着这个脉就像一个转索的感觉，其实就是受了寒，寒性收引导致血管收缩，血管张力增加。当摸到一个浮脉，但是这个血管的张力很高，那就是一个浮紧脉。如果这个人还有虚象，是一个内虚的人，他一旦受了寒之后，他不仅是管壁的张力增加，管腔也严重收缩，就是一个细脉。如果一个体格壮实的人受了寒，因为体格壮实的人他本身脉大，像东北人，受了寒之后血管的张力增加，就是一个浮紧脉。所以一个人受寒以后表现为紧脉，这个是体质壮实的人；受寒以后表现为细脉，这个是虚损的人。如果你摸到一个脉，就明白这个脉背后是什么原因，一旦明白它的机制，你就不需要再往下去区别，十二脉法已经够了。

6. 学员问：老师，十二脉诀中"弦软定阴阳"，弦脉和软脉都是阴脉吗？

吴师答：弦软定阴阳，是指弦而有力的是少阳脉，弦而无力的是厥阴脉，它定的是少阳、厥阴，这些内容出自《伤寒杂病论》的平脉法、辨脉法。

弦而无力是厥阴脉，厥阴有两个脉，第一个微细欲绝是厥阴脉，脉已经摸不清楚了的是厥阴。比如休克患者，血压已经到 30 毫米汞柱了，脉搏已经不明显了，那就是微细欲绝。厥阴病可以到脉都完全没有了，"微续者生，暴出者死"，那个是严重的休克晚期，也可以表现为微细欲绝，欲绝之脉。

第二个是摸到脉弦没有力气，这个也是厥阴病，因为是肝病，所以脉弦没有力气，是个虚证。

7. 学员问：滑涩定气血，是不是说涩脉主血分，滑脉主气分？

吴师答：滑涩定气血，我们说这个滑与涩，滑脉主要是有痰，痰在气分；涩脉主要是有瘀，瘀在血分，这是实证。当然，涩脉还有虚证，就是阴虚之人，血液浓缩也可以导致涩脉。当摸到一个涩脉时，先看舌象，舌上有瘀斑、瘀点即主瘀，或者他小腿上肌肤甲错，这个也是瘀血。如果是一个虚损的人，他必然会出现几个症状：夜热（手足烦热）、盗汗、无子，这是虚损常见的表现。好多办法可以确定他是瘀血还是虚损。

二、"脉学一统"答疑

1. 学员问：少阴脉滑阴中生疮，分左右吗？

吴师答：左右不一样，男人和女人的左右脉是不一样的，男人的脉，常常表现在左手。

2. 学员问：您刚才回答的是少阴脉法吗？

吴师答：不是，我是在说寸口脉。你说的少阴脉是太溪脉，应该摸脚。说尺脉主要是针对寸口脉而言的。

3. 学员问：老师，在《脉经》里面，上、中、下这一部分有太阳、阳明、少阳的关系，太阴、少阴、厥阴的关系，在这个部位上和老师讲的不大一样，是不是这一部分可以按照《脉经》上说的来解释？

吴师答：可以。

　　上焦，左手的寸脉候的是心，右手的寸脉候的是肺，这是太阳和少阴的关系，肺固表的功能在《伤寒论》是归在太阳的。中焦，左手候的是肝和胆、厥阴和少阳，右手候的是阳明和太阴。这样区分之后，你会发现它很简单，"伤寒三日，阳明脉大"，"脉大为劳"，大而有力是阳明，大而无力是太阴。左手少阳、厥阴，脉弦，弦而有力是少阳，弦而无力是厥阴。这样就把阳明、太阴，少阳、厥阴给区分开了。下焦候的是少阴，推筋着骨始得之，那是肾。如果摸到肾脉沉，"沉而有力是腑实，无力而沉附子见"，也就是沉而有力和沉而无力，这样又把沉脉区分开了。

　　这样区分很简单，参见彩图13，心肝肾，肺脾肾，水生木，木生火，火生土，土生金，金生水，左右两手在打旋。用前面讲的三物黄芩汤来说明一下，左手脉，心烦失眠是上焦有热，用苦参，也可以用黄连，如果苔厚就用苦参，苔不厚就用黄连，这有夹湿和不夹湿的区别。木来生火，既然心经有火，可以问一下患者有没有肝胆疾病，如果他说有胆囊炎、胆结石、肝炎等肝胆疾病，你就知道这是木来生火，用黄芩。再一摸尺脉，尺脉不足，水不涵木，可以加地黄，这样三物黄芩汤就出来了。

　　右手脉，肺、脾、肾，寸脉浮，发表用麻黄；关脉没有力气，加白术；尺脉再没有力气，加附子。"先有寒加附子"，那就是《金匮要略》的越婢加术附汤。《金匮要略》有一个方叫越婢加术汤，此方可发表行水，它还有个加减法，越婢加术汤是可以加附子的，所以就叫越婢加术附汤。尺脉不足加附子，关脉不足加白术，寸脉浮用麻黄。看病时用以脉定药就变得很简单，可以用最简单的办法去切入疾病。

　　4.学员问：怎样区别形质和气化上的变化？

　　吴师答：举个例子，一个患者做完手术，脉沉还有力气，我们说过沉脉和肿瘤有关系。那肿瘤都切除了，脉怎么还沉？摸他的手心有没有汗，如果手心有汗，那么他可能是个阳明腑实证，他大便不通。或者你问他"大便好不好解"，患者说"好解，我每天两次大便，成形而且通畅"，但他脉还沉，说明肿瘤没切干净，要复发。如果摸着这个沉脉跳得还躁，脉又沉又躁，说明肿瘤已经复发了。

《金匮要略》讲："脉来细而附骨者，此积也。"在寸脉出现，积在上面；在尺脉出现，积在下面。积，积聚，就是身体长东西了，上面的脉上面积，下面的脉下面积，脉来细而附骨者就是个积证。

5.学员问：临床上看到多囊卵巢综合征的患者，有些人表现为脉滑数，有些人脉细，同一个疾病却有不同的证，请老师帮我们分析一下。因为我们在书上看到这个病属于阴阳易的问题，不管是从雌激素或者是雄激素水平来治疗，脉不一样的时候，我们该怎么去考虑？

吴师答：我们阴阳易专门讲到这个多囊卵巢综合征的问题，所以多囊卵巢综合征是阴阳易的范畴。人都是阴阳合体，不论是男人还是女人，体内都有雌激素和雄激素，但是男人重阳，女人重阴。男人是雄激素占主导，而女人是雌激素占主导。女人体内有3种激素：雌激素、孕激素、雄激素。雌激素是维持性征的，第一性征和第二性征都受激素的控制。所以你判断一个人雌激素水平高不高，你一望她就知道了。假如你在肿瘤科，诊室进来一个女患者，她的皮肤非常光滑，白里透红，红里透白，这个人多半是个乳腺癌、甲状腺癌或者子宫癌。为什么？因为她高雌激素水平，雌激素导致毛细血管扩张，所以她的皮肤白里透红。又因为雌激素水平高，她的皮肤代谢水平很快，皮肤都很嫩，所以她皮肤显得非常光滑。这样的人如果专门来看肿瘤，就可以判断她是乳腺癌或子宫癌。还有孕激素，孕激素是管生产的，如果女性孕激素水平低，她就容易流产，怀不上孩子。还有一个雄激素，雄激素在女性体内是维持性欲的，所以雄激素水平高的女性表现为性欲强。

说到多囊卵巢综合征，它有一个特点就是女性多毛、女性男性化、月经量少或者闭经，这个病就属于阴阳易范畴。阴阳易的治疗，需要调节内分泌。调节内分泌的方法很多，可以补肾，还可以发表，发表用麻黄。为什么要用麻黄发表？她多毛、毛孔粗大，那是个麻黄证，面白皮细那是个桂枝证。麻黄不仅能够发表，还能够通督脉和催经。补肾不见得要用枸杞子、熟地、山药，办法很多。多囊卵巢综合征是卵巢形成的囊性占位，形成囊性占位的囊腔病理表现为痰和瘀，囊腔有积液为痰，单纯的囊腔是瘀，因为局部痰瘀互结，所以她表现为一个滑脉。她内分泌紊乱可以表现为阳虚、肾虚，从局部病灶的痰瘀互结这个病理产物来讲，治疗上需要化痰活血，这也是她的脉可以表现为滑脉的原因。

对于良性肿物或囊性肿物治疗，我们自己有一个验方叫化血煎，也可治疗恶性肿物。囊性肿物有一个囊腔，囊腔的周围是纤维组织构成的囊壁，比如卵巢囊肿，囊腔里面有积液，那么我们就要活血来治疗这个纤维组织构成的囊壁，囊腔里面的积液要通过化痰来治疗。瘀可以表现为涩脉，痰可以表现为滑脉。所以又有人说三子养亲汤都可以用进去，因为它治疗皮里膜外之痰，白芥子、紫苏子这些都可以与化血煎合用的。

6.学员问：如果多囊卵巢综合征患者出现细脉的时候，我们该如何考虑？

吴师答：形成细脉有两个原因，一是阴虚，血容量不足；二是阳虚，阳虚受寒。阳虚的细脉，大家见过吗？当归四逆汤的脉就是，"脉微细欲绝者，当归四逆汤主之"。如果当归四逆汤内有陈寒，加吴茱萸和生姜。如果患者不表现为肢体症状，单纯表现为内部症状，用当归四逆汤的一个变方——温经汤，当归四逆汤是厥阴的外证兼有内证，厥阴外证表现为手脚冰凉。如果她就表现为一个内证，就用当归四逆汤的一个变方，即温经汤。温经汤由吴茱萸、桂枝、当归、生姜、芍药等组成，它是一个复形质的处方，是一个内证的处方。这些方变来变去，其实就是这些药物，如果是阳虚脉细，温经汤就可以治疗，但是要化裁，要考虑她局部痰瘀的问题，不能照搬原方。这是多囊卵巢综合征最常见的情况。

我们再讲一下另外一种细脉，即阳虚的细脉，阳虚没有受寒，仍然可以表现为脉细。阳虚的细脉，第一种就是阳虚有寒的人，可以表现为细脉。第二种是寒象不重的人也可以表现为细脉。临床上有这样的情况，患者吃完附子上火，口舌生疮，大便不通，小便不利，出现这种情况的人是他肝胆不好，因为附子温的是少阴雷火，结果导致厥阴的龙火升腾，那么这种人肝脏有问题，就是肝阳出来了，所以用了附子后咽喉痛、口苦、咽干，少阳病。再举个与细脉有关系的原因，脉弦，虽然他的脉沉迟微弱，没有力气，但是脉见弦象，你摸着他左手的关脉，有弦脉，那么吃了附子就容易上火。"阳常有余，阴常不足。"很多阳虚的人都兼有阴虚，这种人脉细，需要用肾气丸（六味地黄丸加桂附），好多人其实是阴阳两虚。阳虚的人，没有明显的寒象，你摸着他的脉细，首先你要考虑他是不是阴虚，这种人吃了附子会上火，所以金匮肾气丸里有生地、山药、山茱萸、茯苓、泽泻、桂枝和附子。这种用药方法和扶阳派的理论不矛盾。我的一个学员得了荨麻疹，用麻黄附子细辛汤，一吃皮疹退了，但有的人吃了就上火，怎么办？加地黄、首乌，然后好了。所以，阴和阳的关系很复杂，阴中求阳、阳中求阴都要有指征。阳虚的人你摸着他脉细，是要在养阴的基础上温阳的，或者阳虚的人耳鸣，就得从养阴的基础上温阳，从肾气丸去加减。金匮肾气丸有人说它养阴的力量弱，吃了还上火，怎么办？加牛膝、车前子。因为火降血下，车前子能清肝利湿，既能够加强茯苓、泽泻利湿的作用，同时还能帮助丹皮清肝明目，这就组成了济生肾气丸。

三、"左手脉法""右手脉法"答疑

1.学员问：桂枝定膻中穴，膻中穴是凸出来还是凹下去？

吴师答：膻中这个区域的疾病用桂枝，在定"奇经八脉"的时候，定的不是一个穴位，不是指针灸针下去的针尖的那一点，而是指沿着那个穴位的区域。这个穴位所主的区域都可以用桂枝，都归它所管。

2.学员问：左关脉大定白芍，脉大的机制应该是交感神经不够兴奋，或是肾上腺素分泌不够，或是血管加压素分泌不够，应该反映在左尺上面，不应该反映在左关上面。如果患者虚还表现脉大，代表收缩力量不强，用芍药配伍桂枝是让桂枝的力量不要太强，芍药治疗平滑肌痉挛与脉大不相符。

吴师答：左关脉大定白芍，可以带弦脉。芍药有两个作用，第一，缓解平滑肌的痉挛，可治疗与平滑肌相关的症状。第二，增强平滑肌的收缩，所以它可以治疗脉大，这是少阳病，少阳主疏泄，双向调节。脉大为血管扩张，血管的亢奋有两种：一种是实性亢奋，一种是虚性亢奋。实性亢奋，比如阳明在经，精神病的亢奋；虚性亢奋，阴虚的人就虚性亢奋，阳虚的人也可以虚性亢奋，虚阳上浮的人都是这样子，本质是一个虚证。与少阳相关的系统有3个，第一个是肝胆，肝和胆归到少阳和厥阴经，第二个是边缘系统，边缘系统管情绪，边缘系统和下丘脑交通，边缘系统下面就是下丘脑，它发出指令控制下丘脑，下丘脑控制垂体，垂体控制性腺。女性一生气就把乳房气痛了，月经也气没了。第三个平滑肌系统，能够缓解平滑肌的痉挛和增强平滑肌的收缩，这就是肝脏的特点，肝主疏泄，一会儿疏泄不及，一会儿疏泄太过，责之肝脏的月经，一会儿前期，一会儿后期；肝病的大便，一会儿便秘，一会儿便溏，就表现为双向调控的特点。

芍药是治少阳的药，可以直接调控平滑肌系统。寸脉短的用黄芪，可以表现为高血压，也可以表现为低血压。补中益气汤可以治疗低血压，也可以治疗高血压，有的人血压高，他的脉是没有力气的，寸脉是短的。脉弦，上循鱼际，气机上升太过，用镇肝熄风汤，加大剂量牛膝，降下来——火降血下。如果寸脉不够的，加黄芪，气升水布，用了之后那些痰湿的症状会减轻。

学员问：药物剂量与疗效有什么关系？

吴师答：疗效一是和药物剂量有关系，一是和患者的体质有关系。第一，如果是一个血管痉挛的患者，"少阳之为病，脉弦细"，那个脉为什么细？就是因为血管紧张素分泌增加以后，导致脉管的收缩，这时用芍药可以扩张血管；当脉浮大，没有力的时候，芍药又可以收缩血管，就是因为直接作用于平滑肌，就可以起到这个作用。第二，芍药可以治疗腹泻，老想解大便，用芍药缓解平滑肌痉挛，治腹泻，黄芩汤就可治腹泻。芍药还可治便秘，桂枝加芍药汤就可治疗便秘。桂枝加芍药汤和黄芩汤的区别是芍药剂量翻倍，大剂量的芍药才能够治疗便秘，所以芍药治疗便秘一开就是30克,50克。"设当行大黄芍药者，宜减之，以其人胃气弱，易动故也"，也就是说用桂枝汤时，若想加芍药或大黄，你要注意剂量，桂枝汤证是脾虚的人，胃气弱，容易动，动就会导致他腹泻。比如用桂枝汤，要增强解肌的作用，加点芍药。比如时腹自痛、夜间痛、空腹痛、肌肉痛，用小建中汤，就重用芍药。重用芍药的时候，要问一问，大便好不好。如果患者说"我大便是稀溏的"，那么重用芍药，开30克吃了之后，腹泻了，"胃气弱易动故也"，这个就和剂量有关系。

中医的双向调节作用主要就是与剂量和人的体质有关系。不只是芍药的使用呈现这个状态，其他的药也是这样。黄芪的升糖作用和降糖作用与剂量有关系，也与体质有关系。小剂量白花蛇舌草增强免疫力，可以扶正；大剂量白花蛇舌草可抑制免疫，患者吃多了，越吃精神越不好，100克白花蛇舌草，200克白花蛇舌草，吃1个月，饭都吃不了。15 克白花蛇舌草，配合一些补气的药，患者越吃越有精神，这是与剂量有关系，也和体质有关系。

3. 学员问：寒水石在《神农本草经》里面说是芒硝，后世用的是石膏，右寸脉定的寒水石和右关脉定的石膏是一样的东西么？

吴师答：不一样，寒水石更偏重于清肺，石膏更偏重于清胃，滑石更偏重于清肾。

学员答：后世的寒水石不是用红石膏吗？

吴师答：很多中药现在已经不再使用《神农本草经》里的中药了，从古代的使用到现在的使用，它的种属发生了很大的变化，好处是常常还是同一科的药物，同一科的药物意味着含有相似的化学成分。比如泽漆，泽漆是大戟的苗，大戟是根，泽漆是苗，有人说是，有人说不是，那么现在用的泽漆其实是泽漆的苗。有人说泽漆的苗不是大戟的苗，不是一个药。不对，同一种属的药含有相同的化学成分。同一种属药物在物种进化上最近，物种进化最近的动、植物，具有最相似的代谢方式，所有中药的有效成分都是合成代谢的中间产物，它的种属越近，代谢方式越相似，相似种属的药物就有相似的药理活性。我们不用这味药，用那味药，没有关系。作用虽然不能完全一样，但是基本相同的，中医上很多药都表现这个特征，时代在变化，你使用的药现在挖不到了，或者各种原因，或者加上《神农本草经》撰写书的原因，我觉得这个不是关键性的因素。

4. 学员问：脉三部有不同吗，如果脉影响三部怎么办？

吴师答：脉有三部不同，脉也有三部相同。第一，阴阳脉法，脉位、脉性定阴阳。脉位：寸脉微，阳不足；尺脉弱，阴不足；阳不足则恶寒，阴不足则发热。寸脉下不至关者为阳绝，寸脉比尺脉明显是阴不足，阴不足的脉摸不着是绝脉，是死症，阴阳离绝，阳气要从上面脱了，这种人是死症。这个思路反映在很多的条文上，阴不足和后世讲的阴不足不一样，上半身为阳，下半身为阴，阴不足不是代表阴虚的问题，阴不足是下半身不够，和后世讲的阴阳有所区别。"诸阳浮数为乘腑，诸阴迟涩为乘脏""在尺为关，在寸为格"，都是脉位定阴阳。把阴阳脉法这段话读懂了，"寸脉微，阳不足，尺脉弱，阴不足，阳不足则恶寒，阴不足则发热"，这段话的基本精神，运用在整个《伤寒论》里面。

第二，五行脉法，最后是气运脉法，阴阳一定要平衡，三焦也要平衡。比如脉浮，就可以用桂枝，但是尺部弱，要么用潜阳的药龙骨、牡蛎，要么就用补肾的药。

第三，脉有时候会影响三部，只要抓住一部就可以。比如洪脉，就是阳明腑实证的洪脉，寸、关、尺摸得都比正常大，但是关脉最明显。其实摸洪脉可以不分寸、关、尺，你指下摸到脉管是扩张的，关脉摸得是最明显的。你也可以不去体会细微的差别，我一摸这个脉大，它是影响寸、关、尺的。也有只影响一部的，比如肺癌寸脉比尺脉长，明显就是寸部出问题了。为什么洪脉都大？因为全身炎症反映综合征，整个器官系统都扩张，摸得寸、关、尺都是大的，所以它反映在三部。如果反映在一部，那个寸脉不一样，完全沉而没有力气，寸脉小，关脉大，尺脉小，但是寸脉要比尺脉大，寸脉很沉，那就是问题了，尺脉应该是更沉的，而寸脉是非常有力的脉，说明肺上有肿瘤，如果这个脉还跳得快，这个肿块还在长，那就是癌症。当然摸得一个肺脉又沉又有力，也可能是个良性的肿瘤，但一定是长东西了，就只反映在一部。

5. 学员问：阴阳为何以弦软为代表？

吴师答：这里阴阳指的是少阳和厥阴。弦而有力在少阳，无力而弦是厥阴。厥阴篇没有脉，在平脉法里把弦微脉归在阴脉里，弦微脉是一个厥阴病的脉。

6. 学员问：左尺和右尺都主水，可有的书上说左尺为肾阴，右尺为肾阳，如何理解？

　　吴师答：在涉及命门学说的时候，左和右就区别开了。右脉主水，气升水布；左手主血，火降血下，就是说阳气反映在左手的脉，君火、命火、相火的脉，都在左手的脉上。左手脉反映阳气，入营血怎么办？要看左脉在火降血下里有地黄，左手的脉肾不足用的是地黄，右手的脉肾不足用的是山药。关于这个左右尺哪个是肾，哪个是命门的问题，有很多分歧，有的人说两个都是肾，命门在肾中间；有的人说这个是肾，那个是命门；还有人说命门是眼睛。在中医的学说上一直就是存在分歧。大家可以自己去体会。

　　举个例子，有一天我看了一位女性患者，手心都是汗，手背冰凉；手心有汗用桂枝，手背冰凉用附子，就是一个桂枝加附子汤证，因为她关节疼痛。第二周我又出门诊了，又来一个患者，手心都是汗，手背也冰凉，学员说桂枝加附子汤，我说这不对，手心都是汗用桂枝，手背冰凉用附子，还可以用吴茱萸。因为四逆从少阴开始，虚证的四逆，太阴病手足自温，少阴病才手脚冰凉，厥阴病手足冰凉，少阳的四逆散是实证。虚证可以用附子，也可以用吴茱萸，这个人是来看卵巢癌的，生殖系统疾病，应用吴茱萸，唇口干燥，就是温经汤的独证，显然应用温经汤，温经汤用桂枝配吴茱萸。

　　这个例子是告诉大家，看病不能教条，这个人表现的是弦而无力的脉，要是区别不了用附子还是用吴茱萸，不知道是治少阴还是厥阴，可以摸一下脉，脉弦就用吴茱萸，就是个温经汤证。如果不会摸脉，可通过疾病的诊断，看是卵巢癌，生殖系统疾病，用温经汤。如果不知道她是卵巢癌，看其嘴唇都爆皮了，这是温经汤独证，还是用温经汤。

四、"奇经八脉"答疑

　　学员问：耳朵的皱褶线怎么看？

　　吴师答：正常人耳垂是饱满的，没有深陷的沟痕。如果有很明显深陷的沟痕，说明心肌有缺血。

学员问：从生理解剖来看，耳部的皱褶线，为什么与心肌缺血有关系？

吴师答：这个国外有人做过研究，最早是外国人观察到的。他说可能在心肌缺血的时候，影响心输出量，导致平常血供很丰富的、又柔软的组织供血减少。之前人的耳垂很饱满，但是由于血供不够了，软的组织缺少营养，耳垂就不那么饱满了，皮肤就会形成皱褶。但是为什么他的皱褶对应着血管呢？西医的生理学就说不清楚了，中医有个说法，即全息原理。生物原理里面就有全息原理，局部反映整体，也是脉象的原理。因为血管怎么形成的？物理原理都能解释。我们可以知道弦脉怎么形成，浮脉怎么形成，沉脉怎么形成。为什么寸、关、尺就和心、肝、肾对应上了呢？这个物理原理就不好解释，只能够用全息理论来解释。外国人解释了为什么心肌缺血时耳垂会出现下陷的沟痕，但是这个沟痕为什么对应着不同的血管，他解释不了，那只能够用全息的理论来解释。

五、"血证脉法"答疑

1.学员问：童便和鲜生地找不到，怎么办？

吴师答：第一个童便，现在我们也取不到，之前讲的那个人他不是直接跳进马桶嘛，马桶里就是小便嘛，大便是不进马桶的，农村的马桶只装小便，不装大便的，就是尿桶，但这个尿以童便为佳。我家有个治疗肺结核的验方，要用到童便、地黄、人乳，最好是人的初乳，用来治疗结核的虚证。还有就是熟地——五制熟地法，熟地要经过5种炮制法，然后用童便去炒熟地，要用童子尿去炒。

再一个问题是生地、熟地和干地的问题，一般来讲生地易变质，药房一般就是干地黄。干地黄熬药了之后，它的作用是减退了。干地黄效果最快、最迅速的方法是榨汁，把干地黄拿来榨汁，那个是见效最快、最迅速的。同样用生地黄绞汁其养阴凉血的效果也特别迅速。大剂量的地黄有活血的作用，四物汤用它，大黄䗪虫丸也用它，所以大剂量的地黄有活血的作用。

2.学员问：整个脸红的是不是阳明火旺？

吴师答：患者脸红有很多原因，肝阳上亢可以红，阳明有热也可以红，唯独面红如妆不是整个脸都红，你见过女人涂腮红吗？就是只有小脸蛋这两边红，其他地方不红。突然出现面红如妆，伴有气促心烦，就是呼吸很表浅，烦躁，这是阴阳要离绝了，就这个不能治了。

六、"脉学·上"课后答疑

1.学员：老师，我们是什么时候需要用到这种截断法？比如糖尿病截断法，是不是见到糖尿病都要用？

吴师答：也不是啊，要深刻理解截断法的特点。因为单纯从证上讲，是不需要截断的，有啥证用啥药。清代的医案有很多，如《王孟英医案》《吴鞠通医案》《叶天士医案》等，你会觉得它像写小说一样，先写一个卫分证，吃了几天药就开始变成气分证——大热、大渴、大汗、脉洪大，再过几天就是神昏、谵语、动血，那么你再一看没有了，医案不写了，为什么？人死了。所以，我们提出了治疗疾病要截断，你要截断，首先就要知道这个疾病传遍的规律，如果你单纯从证上来讲，其实你是不知道疾病的传遍规律的。证看的就是当下，所以你要知道疾病传遍规律，首先要有病的思想，才知道这个病发展的规律，了解病的发展规律，你就可以提前去用药，那么病的思想，我们最完善的是病证症有机结合。

病具有的思想有3种病。第一个是我们的六经病。第二个是我们的内科病，也就是后世病，以《医学心悟》为代表的症状，那个后世病它说咳嗽是个病，其实咳嗽就是个症状。第三个是西医病，西医病我们通过形、气、神，把它拉入了我们的中医体系。

我们讲了六经病的4种传变规律。如果这个人是脾虚的人，生病后可以是一个柴胡桂枝干姜汤。小柴胡汤为什么有时候用人参？你要注意人参的量，因为用了人参补气之后，如果这个人正邪相争太过他就是个大柴胡汤。你知道疾病传变的规律，你就知道小柴胡汤的人参该用多大量，该用人参、党参还是太子参，或者干脆不用。大柴胡汤和小柴胡汤有啥区别？大柴胡汤用大黄，大柴胡汤没有人参。为什么没有人参？"实则阳明"，正邪相争太过了，它才传阳明。"虚则太阴"，那就用柴胡桂枝干姜汤。你知道疾病传变规律，你就会知道提前用药。

我给大家举个例子，我们说中风最常见的死亡原因是感染。慢性支气管炎、肺气肿发生病毒感染之后最常见的并发症是什么？并发肺炎导致呼吸衰竭、心衰。肺癌最常见的一个合并症是阻塞性肺炎。很多肿瘤患者就是因为咳嗽去找中医看，吃几剂药好了，过两个月又咳嗽，又好了，这第三个月咳血了。拍CT，结果显示肺癌。所以慢性支气管炎、肺气肿的患者怕感冒。感冒本身是个病毒感染，感冒之后不久细菌感染又来了，可能是一个星期，可能是3天，也可能是10天，患者就住院了，然后发生心衰，或者肺癌反复发作，肺部感染，死了。

我们为什么非得要等这个中风的患者出现大热、大渴、大汗、脉洪大等严重的急性炎症反应呢？他本身是卧床，卧床就容易发生坠积性肺炎，他本身排痰就不好，就应该及时治疗。所以你看张仲景中风的治法，他治疗寒性的中风，一派温药里面有截断的药物，比如治疗面神经麻痹里面有石膏。

对于慢性支气管炎、肺气肿合并感染，《伤寒论》的条文，没什么区别。"咳而脉浮者，厚朴麻黄汤主之。"厚朴麻黄汤里面有石膏。他讲蓄血证，他说"大便色黑反易"，一个人的大便是成形的，成形的大便颜色黑是什么原因？大便在直肠、乙状结肠里面停留过久，水分过度吸收，细菌繁殖大便才会黑，阳明腑实证才会是一个成形的大便而黑。如果大便黑成形又好解，那是瘀血，不是阳明腑实证。如果说大便不成形，那是一个活动性出血，柏油样便。所以他的条文写得很细。"咳而脉沉者，泽漆汤主之"，泽漆汤有黄芩，应该是脉沉数吗？他是告诉你脉数与否，都可以用黄芩，因为它合并阻塞性肺炎。一个用石膏，一个用黄芩，因为肺癌容易咳血，所以它要清肝，因为肝藏血。这里就可以看到张仲景的截断法的思想。

而且他还说了，这个太阴病发汗以后，要传阳明。要防止这个病传阳明，应该针刺阳明，"针足阳明则愈"，这也是截断的方法。你就可以去理解张仲景的治病思路。

比如糖尿病的消渴，先是胃热，然后是阴虚，然后是气阴两虚，然后是阴阳两虚，最后合并瘀血。所以，不要让疾病顺着胃热、气虚、气阴两虚、阴阳两虚这么传变下去，最后脏器功能衰竭，人死掉。那个中医理论上的出处，从《黄帝内经》我就可以找出理论来，所以截断法就告诉大家，如果你有这个疾病的传变思想，你就会用截断的方法。

有的时候他出现的那些症状，比较固定，你把这些症状一个个缓解就完了，它不需要截断。你把当下给它解决就完了。比如他腹泻，他吃西瓜吃多了，加上本身胃就凉，导致腹泻，你把腹泻给止了就完了，不需要截断。那么还有一种腹泻，是你需要截断的，即轮状病毒感染。他腹泻你不及早地用葛根汤去发表，伏下之后就是病毒性心肌炎，喘而汗出，脉促。因为轮状病毒可以引起病毒性心肌炎，就需要截断法，疾病就要传变。吃西瓜吃得多了，凉到肚子，可用温药法，把大便止住也就完了，它不吃药过3天也会好的。这些疾病你可以不考虑截断的思想。实际上小孩秋泻，好多都是由轮状病毒引起的，发生在秋天，如果小孩是秋季轮状病毒引起的腹泻，你首选想到的第一个方是葛根汤。葛根汤是治疗病毒的处方，能够防止出现病毒性心肌炎。如果患者还没有表现严重的出汗、心慌、气短、脉促，葛根芩连汤就可以去用，不是非要等《伤寒论》那些条文的症状都出来了再使用，如果症状都出来了再使用，那效果就慢了。他吃了两个西瓜吃坏了，治不治都那样，你就不需要去鉴别他的这个传变的问题，当然他长期吃西瓜，吃多了为寒凉刺激，寒邪潜伏也需要治疗。

学员问：老师能不能再讲一讲伏邪脉以及伏邪的治法？

吴师答：伏邪温病的特点第一个脉微弱，微是他肾阳虚，弱是他气虚。气虚，正邪不争，所以邪气才能够潜伏下来。微是"冬不藏精，春必病温"，它有肾阳虚的基础，阳虚的基础上再加气虚，气虚它就正邪不争，所以那个小柴胡汤用人参，人参就是促进正邪相争的。

症状常常表现为咽喉不舒服，因为咽部有淋巴结，那是我们机体的第一个免疫器官，有伏邪的人常常会出现咽部不舒服。例如红斑狼疮一发作，他咳嗽，咽喉痛。为什么它要发自咽喉呢？因为是少阳。"冬伤于寒，春必病温"。为什么春天呢？春天为少阳，所以它就表现为咽喉不舒服，因为是气虚，所以他就常常表现为大便稀软，或者腹泻。这个下利，不是说他坐在那个马桶起不来，但也有人大便稀，次数多，程度不同而已。但你会发现有的人不稀，不稀他怎么会发生温病了呢？"病患旧有微溏者"，他都发病了，都有热了，就可能一发烧有热，大便就可能干了嘛，他好了之后它还可能是稀的。"病患旧有微溏"，旧，就是说他发生在栀子汤证前，发生在炎症之前，那个叫旧，眼下他是栀子汤证。"溏"，大便稀，"微溏"，不是哗哗在那坐着腹泻。所以这个条文要去细读。这个发生腹泻的病都是肝肾两端，实际上是三端——肝、脾、肾，因为气虚，正邪不争，它就转出少阳，肝脏有病，你可以看舌，它舌两边是肿胀的。病毒性肝炎它属伏邪，自身免疫病有时发作，有时缓解。

　　肿瘤还有胃溃疡患者都有炎症，所有伏邪的共同特征都是有炎症的。为什么炎症有时发作，有时缓解？肿瘤有炎症吗？有的。病毒感染有炎症吗？有的。自身免疫病也有免疫性炎症。炎症一活跃就表现为热证，炎症一缓解就表现为寒证。我再给你讲为什么本质是寒的，那个肾阳虚的人，肾上腺皮质激素分泌不足，肾上腺皮质激素分泌不足的人他就容易发生炎症，那个皮质激素是个炎症的拮抗剂，所以"冬伤于寒，春必病温"。你把机制弄清楚了，你就知道他得了些什么病，你就知道它是不是伏邪。他必须具备这些条件，比如两个眼睛的内眦发红，内眦红是病的指征，是厥阴病的特点，那种人容易患红斑狼疮，还有的人头发枯，容易折——狼疮发。为什么？少阴虚寒，所以一看这种发质，特别是女性，容易得自身免疫病，通过去查她的自身免疫的抗体就可知道。

附录三　彩图

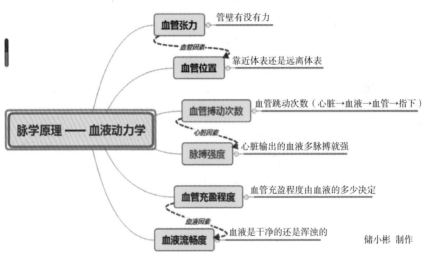

彩图1　脉学物理原理示意图

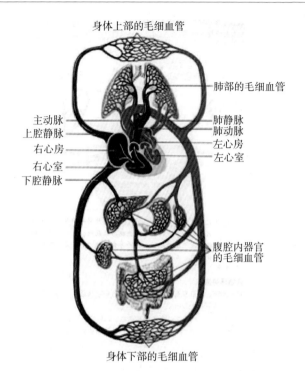

身体上部的毛细血管

肺部的毛细血管

主动脉
上腔静脉
右心房
右心室
下腔静脉

肺静脉
肺动脉
左心房
左心室

腹腔内器官
的毛细血管

身体下部的毛细血管

彩图2 血液循环模式示意图

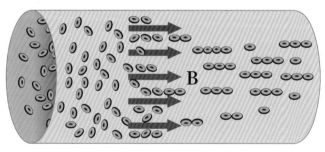

不稳定的血流　　　层流　　　稳定的血流

彩图3 血液流动示意图

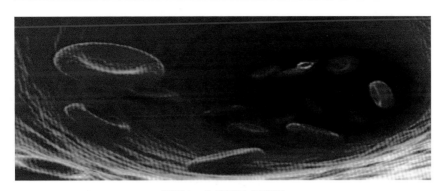

彩图4 血液层流示意图

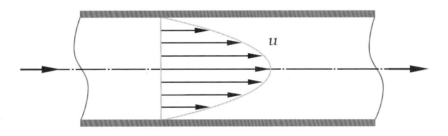

彩图5 血管流动示意图

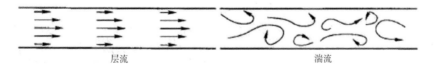

层流　　　　　　　　　　　　　　　　　湍流

彩图6 血流层流、湍流示意图

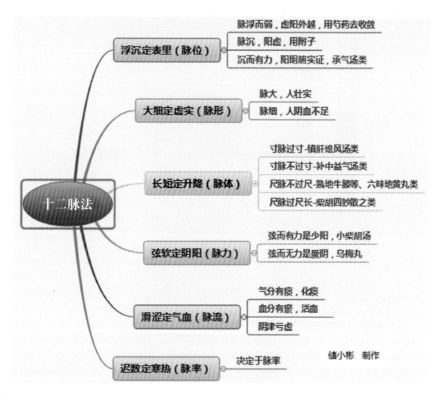

彩图7　十二脉法示意图

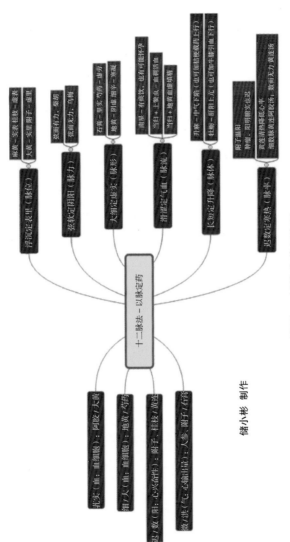

彩图8 以脉定药示意图

储小彬 制作

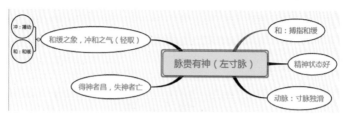

彩图9 脉贵有神示意图

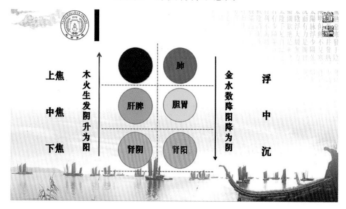

彩图10 脉与人体三焦关系示意图

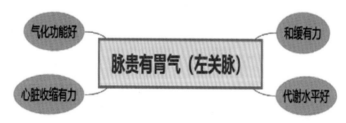

彩图11 脉贵有胃气示意图

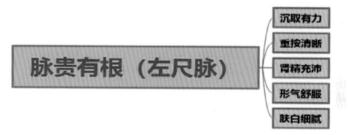

彩图12 脉贵有根示意图

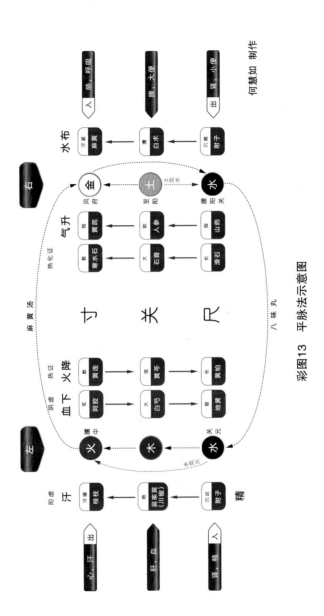

彩图13 平脉法示意图

寸	·人迎·浮 来·出 升 表·阳·	心 君 肺	火 金	上焦 …… 太阳 …… 少阴 …… 卫
关	·寸口·中 至· ·平·	肝 相 脾	木 土	中焦…阳明/少阳·太阴/厥阴…气
尺	·少阴·沉 去·入 降 里·阴·	肾 命 肾	水 水	下焦 …… 阳明 …… 少阴 …… 营/血

彩图14　寸、关、尺所候疾病示意图

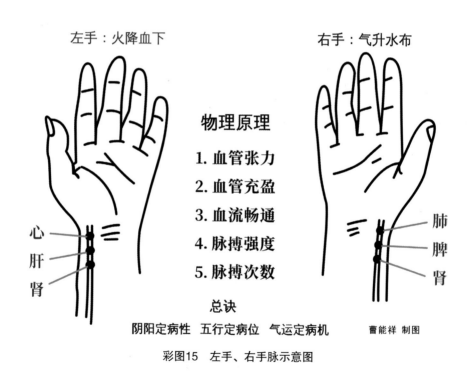

左手：火降血下　　　　右手：气升水布

物理原理

1. 血管张力
2. 血管充盈
3. 血流畅通
4. 脉搏强度
5. 脉搏次数

心
肝
肾

肺
脾
肾

总诀

阴阳定病性　五行定病位　气运定病机

曹能祥 制图

彩图15　左手、右手脉示意图

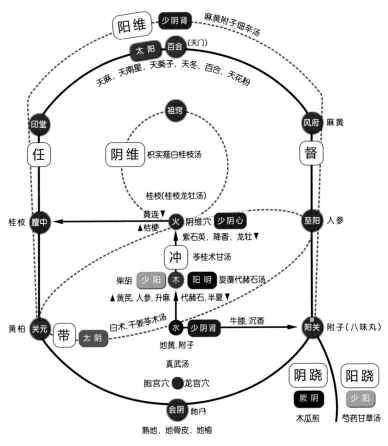

彩图16 奇经八脉示意图

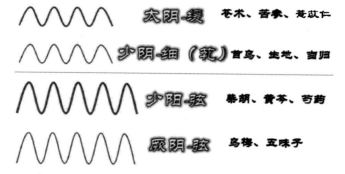

彩图17　六经分治皮肤病示意图

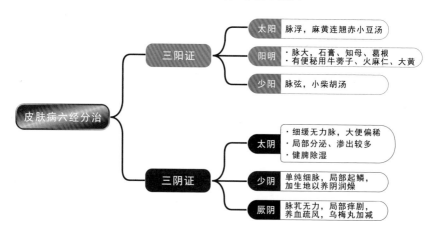

彩图18　皮肤病六经分治示意图

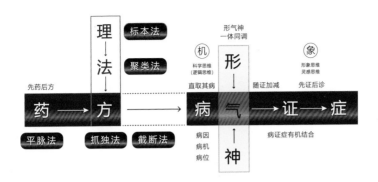

病证症有机结合，形气神一体同调
直取其病，随证加减
先药后方，先证后诊

彩图19　五法归一示意图

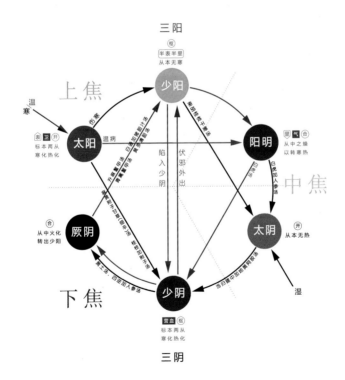

彩图20　六经传变示意图

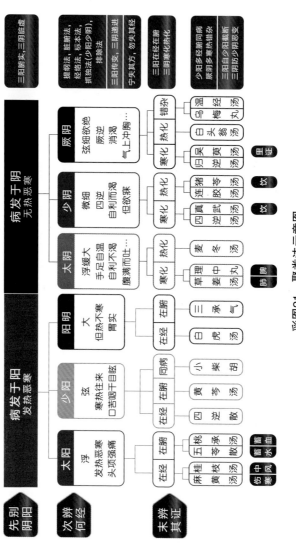

彩图21 聚类法示意图

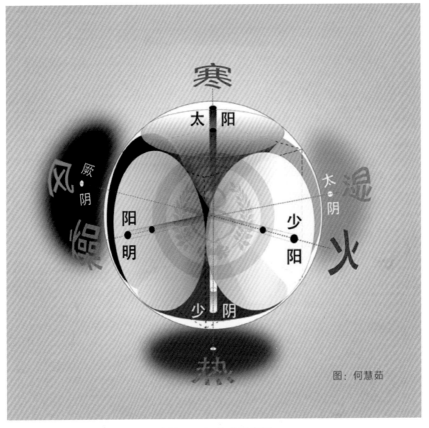

彩图22　标本法示意图

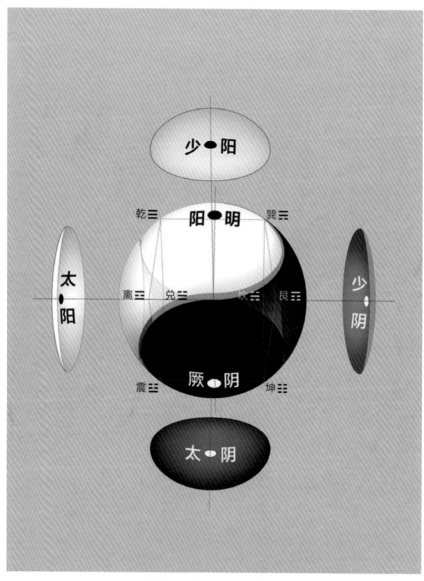

彩图23 阴阳六经八卦示意图

	太阳（寒）	少阴（热）
脉	浮 （紧则为寒，缓则为风）	沉 （微为阳微，细为阴细）
证	恶寒发热，寒化热化	寒化热化
	蓄水	夹饮
	蓄血	动血

	阳明（燥）	太阴（湿）
脉	大而有力（经证）	脉大而无力 （脉大为劳，建中）
	沉而有力（腑证）	脉浮缓无力（建中）
开合	合：秘	开：利；腹满而吐，食不下
气化	燥：渴、秘	温：自利，不渴 （自利而渴属少阴）

	少阳（降）	厥阴（升）
脉	弦细	微细欲厥，微弦濡弱
证	咽干 （或渴，去半夏，加天花粉）	消渴心慌
	心慌	心中疼热
	默默不欲饮食	饥不欲食
	喜呕	吐蛔
特征	经腑同病	寒热错杂
病机	正邪相争	厥热胜复
气化	上焦得通，津液得下	气上冲胸

彩图24　六经开合示意图

书稿整理说明

本书是依据吴雄志老师在一路健康 App 讲解的"脉学"课程和天津线下"脉学实践"课程整理而成。本书分为上、下两篇，上篇为脉学的基础，主要在于明理取象，明其理，观其象。下篇以脉学临床为主，举例讲述临床疾病的常见脉象。此书为讲课内容的文字整理版（删减了部分内容），众多师友利用业余时间，整理讲课文字、进行出版校对，受时间与水平的限制，书稿难免会有问题，与讲课不符之处，请以一路健康 App 里的课程为准。读者如发现问题，请发送邮件至 603356107@qq.com，以便重印时改正。

本书参与整理人员名单如下：

一、文字录入

杨光、田慧、王兴胜、王玉荣、董欢、晏闯、张炜、胡荣顶、毛彦泽。

二、出版整理

出版校对组：李侠、沈佳、李毓秋、贺雁、袁平、孙迎春、牛永宁、王稳。

全书统筹及统稿：李毓秋。